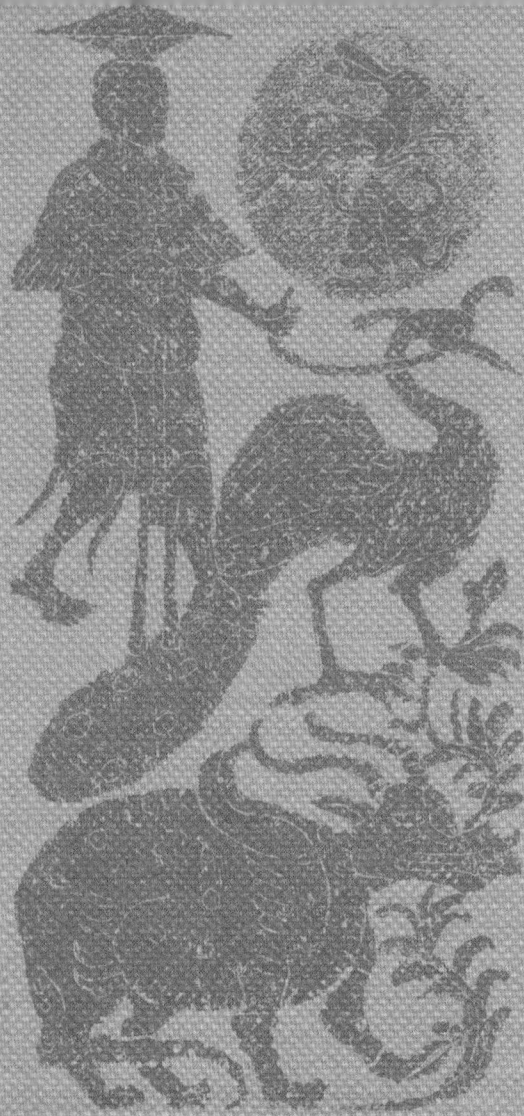

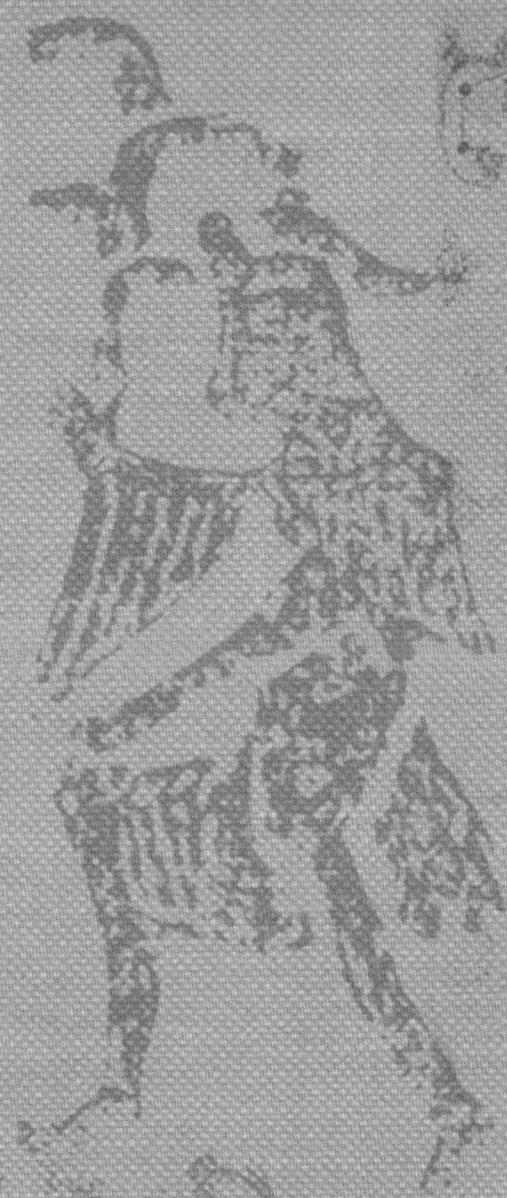

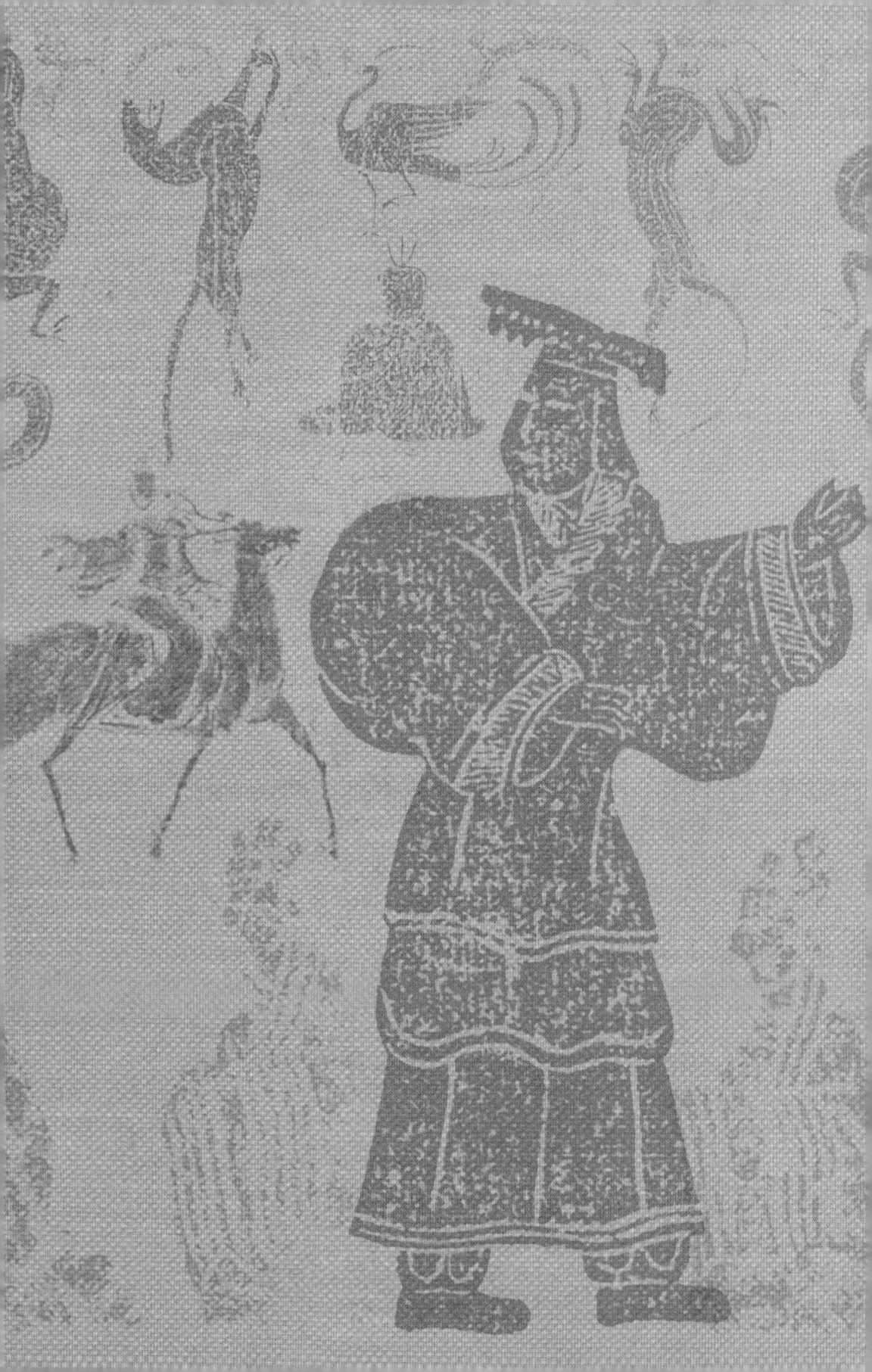

中国古医籍整理丛书

古今医诗

清·张　望　著

朱德明　校注

中国中医药出版社

·北京·

图书在版编目（CIP）数据

古今医诗/（清）张望著；朱德明校注．—北京：中国
中医药出版社，2015.1（2024.7重印）
（中国古医籍整理丛书）
ISBN 978 - 7 - 5132 - 2178 - 8

Ⅰ.①古… Ⅱ.①张…②朱… Ⅲ.①方歌—汇编
Ⅳ.①R289.4

中国版本图书馆 CIP 数据核字（2014）第 280552 号

中 国 中 医 药 出 版 社 出 版
北京经济技术开发区科创十三街 31 号院二区 8 号楼
邮政编码 100176
传真 010 64405721
北京盛通印刷股份有限公司印刷
各地新华书店经销

*

开本 710×1000 1/16 印张 33.25 字数 208 千字
2015 年 1 月第 1 版 2024 年 7 月第 2 次印刷
书 号 ISBN 978 - 7 - 5132 - 2178 - 8

*

定价 86.00 元
网址 www.cptcm.com

国家中医药管理局
中医药古籍保护与利用能力建设项目
组织工作委员会

主 任 委 员 王国强

副 主 任 委 员 王志勇　李大宁

执行主任委员 曹洪欣　苏钢强　王国辰　欧阳兵

执行副主任委员 李 昱　武 东　李秀明　张成博

委　　　员

各省市项目组分管领导和主要专家

（山东省）武继彪　欧阳兵　张成博　贾青顺

（江苏省）吴勉华　周仲瑛　段金廒　胡 烈

（上海市）张怀琼　季 光　严世芸　段逸山

（福建省）阮诗玮　陈立典　李灿东　纪立金

（浙江省）徐伟伟　范永升　柴可群　盛增秀

（陕西省）黄立勋　呼 燕　魏少阳　苏荣彪

（河南省）夏祖昌　刘文第　韩新峰　许敬生

（辽宁省）杨关林　康廷国　石 岩　李德新

（四川省）杨殿兴　梁繁荣　余曙光　张 毅

各项目组负责人

王振国（山东省）　王旭东（江苏省）　张如青（上海市）

李灿东（福建省）　陈勇毅（浙江省）　焦振廉（陕西省）

蔡永敏（河南省）　鞠宝兆（辽宁省）　和中浚（四川省）

项目专家组

顾 问　马继兴　张灿玾　李经纬
组 长　余瀛鳌
成 员　李致忠　钱超尘　段逸山　严世芸　鲁兆麟
　　　　郑金生　林端宜　欧阳兵　高文柱　柳长华
　　　　王振国　王旭东　崔 蒙　严季澜　黄龙祥
　　　　陈勇毅　张志清

项目办公室（组织工作委员会办公室）

主 任　王振国　王思成
副主任　王振宇　刘群峰　陈榕虎　杨振宁　朱毓梅
　　　　刘更生　华中健
成 员　陈丽娜　邱 岳　王 庆　王 鹏　王春燕
　　　　郭瑞华　宋咏梅　周 扬　范 磊　张永泰
　　　　罗海鹰　王 爽　王 捷　贺晓路　熊智波
秘 书　张丰聪

前 言

中医药古籍是传承中华优秀文化的重要载体，也是中医学传承数千年的知识宝库，凝聚着中华民族特有的精神价值、思维方法、生命理论和医疗经验，不仅对于传承中医学术具有重要的历史价值，更是现代中医药科技创新和学术进步的源头和根基。保护和利用好中医药古籍，是弘扬中国优秀传统文化、传承中医学术的必由之路，事关中医药事业发展全局。

1949 年以来，在政府的大力支持和推动下，开展了系统的中医药古籍整理研究。1958 年，国务院科学规划委员会古籍整理出版规划小组在北京成立，负责指导全国的古籍整理出版工作。1982 年，国务院古籍整理出版规划小组召开全国古籍整理出版规划会议，制定了《古籍整理出版规划（1982—1990）》，卫生部先后下达了两批 200 余种中医古籍整理任务，掀起了中医古籍整理研究的新高潮，对中医文化与学术的弘扬、传承和发展，发挥了极其重要的作用，产生了不可估量的深远影响。

2007 年《国务院办公厅关于进一步加强古籍保护工作的意见》明确提出进一步加强古籍整理、出版和研究利用，以及

"保护为主、抢救第一、合理利用、加强管理"的方针。2009年《国务院关于扶持和促进中医药事业发展的若干意见》指出，要"开展中医药古籍普查登记，建立综合信息数据库和珍贵古籍名录，加强整理、出版、研究和利用"。《中医药创新发展规划纲要（2006—2020)》强调继承与创新并重，推动中医药传承与创新发展。

2003～2010年，国家财政多次立项支持中国中医科学院开展针对性中医药古籍抢救保护工作，在中国中医科学院图书馆设立全国唯一的行业古籍保护中心，影印抢救濒危珍本、孤本中医古籍1640余种；整理发布《中国中医古籍总目》；遴选351种孤本收入《中医古籍孤本大全》影印出版；开展了海外中医古籍目录调研和孤本回归工作，收集了11个国家和2个地区137个图书馆的240余种书目，基本摸清流失海外的中医古籍现状，确定国内失传的中医药古籍共有220种，复制出版海外所藏中医药古籍133种。2010年，国家财政部、国家中医药管理局设立"中医药古籍保护与利用能力建设项目"，资助整理400余种中医药古籍，并着眼于加强中医药古籍保护和研究机构建设，培养中医古籍整理研究的后备人才，全面提高中医药古籍保护与利用能力。

在此，国家中医药管理局成立了中医药古籍保护和利用专家组和项目办公室，专家组负责项目指导、咨询、质量把关，项目办公室负责实施过程的统筹协调。专家组成员对古籍整理研究具有丰富的经验，有的专家从事古籍整理研究长达70余年，深知中医药古籍整理研究的重要性、艰巨性与复杂性，履行职责认真务实。专家组从书目确定、版本选择、点校、注释等各方面，为项目实施提供了强有力的专业指导。老一辈专家的学术水平和智慧，是项目成功的重要保证。项目承担单位山东中医药大学、南京中医药大学、上海中医药大学、福建中医药大学、浙江省中医药研究院、陕西省中医药研究院、河南省中医药研究院、辽宁中医药大学、成都中医药大学及所在省市中医药管理部门精心组织，充分发挥区域间互补协作的优势，并得到承担项目出版工作的中国中医药出版社大力配合，全面推进中医药古籍保护与利用网络体系的构建和人才队伍建设，使一批有志于中医学术传承与古籍整理工作的人才凝聚在一起，研究队伍日益壮大，研究水平不断提高。

本着"抢救、保护、发掘、利用"的理念，该项目重点选择近60年未曾出版的重要古医籍，综合考虑所选古籍的保护价值、学术价值和实用价值。400余种中医药古籍涵盖了医经、基础理论、诊法、伤寒金匮、温病、本草、方书、内科、外科、女科、儿科、伤科、眼科、咽喉口齿、针灸推拿、养生、医案医话医论、医史、临证综合等门类，跨越唐、宋、金元、明以迄清末。全部古籍均按照项目办公室组织完成的行业标准《中医古籍整理规范》及《中医药古籍整理细则》进行整理校注，绝大多数中医药古籍是第一次校注出版，一批孤本、稿本、抄本更是首次整理面世。对一些重要学术问题的研究成果，则集中收录于各书的"校注说明"或"校注后记"中。

"既出书又出人"是本项目追求的目标。近年来，中医药古籍整理工作形势严峻，老一辈逐渐退出，新一代普遍存在整理研究古籍的经验不足、专业思想不坚定等问题，使中医古籍整理面临人才流失严重、青黄不接的局面。通过本项目实施，搭建平台，完善机制，培养队伍，提升能力，经过近5年的建设，锻炼了一批优秀人才，老中青三代齐聚一堂，有效地稳定了研究队伍，为中医药古籍整理工作的开展和中医文化与学术的传承提供必备的知识和人才储备。

本项目的实施与《中国古医籍整理丛书》的出版，对于加强中医药古籍文献研究队伍建设、建立古籍研究平台，提高古籍整理水平均具有积极的推动作用，对弘扬我国优秀传统文化，推进中医药继承创新，进一步发挥中医药服务民众的养生保健与防病治病作用将产生深远影响。

第九届、第十届全国人大常委会副委员长许嘉璐先生，国家卫生计生委副主任、国家中医药管理局局长、中华中医药学会会长王国强先生，我国著名医史文献专家、中国中医科学院马继兴先生在百忙之中为丛书作序，我们深表敬意和感谢。

由于参与校注整理工作的人员较多，水平不一，诸多方面尚未臻完善，希望专家、读者不吝赐教。

国家中医药管理局中医药古籍保护与利用能力建设项目办公室
二〇一四年十二月

许 序

"中医"之名立，迄今不逾百年，所以冠以"中"字者，以别于"洋"与"西"也。慎思之，明辨之，斯名之出，无奈耳，或亦时人不甘泯没而特标其犹在之举也。

前此，祖传医术（今世方称为"学"）绵延数千载，救民无数；华夏屡遭时疫，皆仰之以度困厄。中华民族之未如印第安遭染殖民者所携疾病而族灭者，中医之功也。

医兴则国兴，国强则医强。百年运衰，岂但国土肢解，五千年文明亦不得全，非遭泯灭，即蒙冤扭曲。西方医学以其捷便速效，始则为传教之利器，继则以"科学"之冕畅行于中华。中医虽为内外所夹击，斥之为蒙昧，为伪医，然四亿同胞衣食不保，得获西医之益者甚寡，中医犹为人民之所赖。虽然，中国医学日益陵替，乃不可免，势使之然也。呜呼！覆巢之下安有完卵？

嗣后，国家新生，中医旋即得以重振，与西医并举，探寻结合之路。今也，中华诸多文化，自民俗、礼仪、工艺、戏曲、历史、文学，以至伦理、信仰，皆渐复起，中国医学之兴乃属必然。

迄今中医犹为国家医疗系统之辅，城市尤甚。何哉？盖一则西医赖声、光、电技术而于20世纪发展极速，中医则难见其进。二则国人惊羡西医之"立竿见影"，遂以为其事事胜于中医。然西医已自觉将入绝境：其若干医法正负效应相若，甚或负远逾于正；研究医理者，渐知人乃一整体，心、身非如中世纪所认定为二对立物，且人体亦非宇宙之中心，仅为其一小单位，与宇宙万象万物息息相关。认识至此，其已向中国医学之理念"靠拢"矣，虽彼未必知中国医学何如也。唯其不知中国医理何如，纯由其实践而有所悟，益以证中国之认识人体不为伪，亦不为玄虚。然国人知此趋向者，几人？

国医欲再现宋明清高峰，成国中主流医学，则一须继承，一须创新。继承则必深研原典，激清汰浊，复吸纳西医及我藏、蒙、维、回、苗、彝诸民族医术之精华；创新之道，在于今之科技，既用其器，亦参照其道，反思己之医理，审问之，笃行之，深化之，普及之，于普及中认知人体及环境古今之异，以建成当代国医理论。欲达于斯境，或需百年欤？予恐西医既已醒悟，若加力吸收中医精粹，促中医西医深度结合，形成21世纪之新医学，届时"制高点"将在何方？国人于此转折之机，能不忧虑而奋力乎？

予所谓深研之原典，非指一二习见之书、千古权威之作；就医界整体言之，所传所承自应为医籍之全部。盖后世名医所著，乃其秉诸前人所述，总结终生行医用药经验所得，自当已成今世、后世之要籍。

盛世修典，信然。盖典籍得修，方可言传言承。虽前此50余载已启医籍整理、出版之役，惜旋即中辍。阅20载再兴整理、出版之潮，世所罕见之要籍千余部陆续问世，洋洋大观。

今复有"中医药古籍保护与利用能力建设"之工程，集九省市专家，历经五载，董理出版自唐迄清医籍，都400余种，凡中医之基础医理、伤寒、温病及各科诊治、医案医话、推拿本草，俱涵盖之。

噫！璐既知此，能不胜其悦乎？汇集刻印医籍，自古有之，然孰与今世之盛且精也！自今而后，中国医家及患者，得览斯典，当于前人益敬而畏之矣。中华民族之屡经灾难而益蕃，乃至未来之永续，端赖之也，自今以往岂可不后出转精乎？典籍既蜂出矣，余则有望于来者。

谨序。

第九届、十届全国人大常委会副委员长

许嘉璐

二〇一四年冬

王 序

中医学是中华民族在长期生产生活实践中，在与疾病作斗争中逐步形成并不断丰富发展的医学科学，是中国古代科学的瑰宝，为中华民族的繁衍昌盛作出了巨大贡献，对世界文明进步产生了积极影响。时至今日，中医学作为我国医学的特色和重要医药卫生资源，与西医学相互补充、相互促进、协调发展，共同担负着维护和促进人民健康的任务，已成为我国医药卫生事业的重要特征和显著优势。

中医药古籍在存世的中华古籍中占有相当重要的比重，不仅是中医学术传承数千年最为重要的知识载体，也是中医为中华民族繁衍昌盛发挥重要作用的历史见证。中医药典籍不仅承载着中医的学术经验，而且蕴含着中华民族优秀的思想文化，凝聚着中华民族的聪明智慧，是祖先留给我们的宝贵物质财富和精神财富。加强对中医药古籍的保护与利用，既是中医学发展的需要，也是传承中华文化的迫切要求，更是历史赋予我们的责任。

2010 年，国家中医药管理局启动了中医药古籍保护与利用能力建设项目。这既是传承中医药的重要工程，也是弘扬优秀民族文化的重要举措，不仅能够全面推进中医药的有效继承和创新发展，为维护人民健康做出贡献，也能够彰显中华民族的璀璨文化，为实现中华民族伟大复兴的中国梦作出贡献。

相信这项工作一定能造福当今，嘉惠后世，福泽绵长。

国家卫生与计划生育委员会副主任

国家中医药管理局局长

中华中医药学会会长

王国强

二〇一四年十二月

王序

二

马序

　　新中国成立以来，党和国家高度重视中医药事业发展，重视古籍的保护、整理和研究工作。自 1958 年始，国务院先后成立了三届古籍整理出版规划小组，分别由齐燕铭、李一氓、匡亚明担任组长，主持制订了《整理和出版古籍十年规划（1962—1972）》《古籍整理出版规划（1982—1990）》《中国古籍整理出版十年规划和"八五"计划（1991—2000）》等，而第三次规划中医药古籍整理即纳入其中。1982 年 9 月，卫生部下发《1982—1990 年中医古籍整理出版规划》，1983 年 1 月，保证了中医古籍整理出版办公室正式成立，中医古籍整理出版规划的实施。2002 年 2 月，《国家古籍整理出版"十五"（2001—2005）重点规划》经新闻出版署和全国古籍整理出版规划领导小组批准，颁布实施。其后，又陆续制定了国家古籍整理出版"十一五"和"十二五"重点规划。国家财政多次立项支持中国中医科学院开展针对性中医药古籍抢救保护工作，文化部在中国中医科学院图书馆专门设立全国唯一的行业古籍保护中心，国家先后投入中医药古籍保护专项经费超过 3000 万元，影印抢救濒危珍、善、孤本中医古籍 1640 余种，开展了海外中医古籍目录调研和孤本回归工作。2010 年，国家财政部、国家中医药管理局安排国家公共卫生专项资金，设立了"中医药古籍保护与利用能力建设项目"，这是继 1982～1986 年第一批、第二批重要中医药古籍整理之后的又一次大规模古籍整理工程，重点整理新中国成立后未曾出版的重要古籍，目标是形成并普及规范的通行本、传世本。

为保证项目的顺利实施，项目组特别成立了专家组，承担咨询和技术指导，以及古籍出版之前的审定工作。专家组中的许多成员虽逾古稀之年，但老骥伏枥，孜孜不倦，不仅对项目进行宏观指导和质量把关，更重要的是通过古籍整理，以老带新，言传身教，培养一批中医药古籍整理研究的后备人才，促进了中医药古籍保护和研究机构建设，全面提升了我国中医药古籍保护与利用能力。

作为项目组顾问之一，我深感中医药古籍保护、抢救与整理工作的重要性和紧迫性，也深知传承中医药古籍整理经验任重而道远。令人欣慰的是，在项目实施过程中，我看到了老中青三代的紧密衔接，看到了大家的坚持和努力，看到了年轻一代的成长。相信中医药古籍整理工作的将来会越来越好，中医药学的发展会越来越好。

欣喜之余，以是为序。

中国中医科学院研究员

马继兴

二〇一四年十二月

校注说明

张望（1738—1808），字棕坛，别字时获，号闰楣，清代江西南昌府武宁（今武宁县）人。张氏本为江西名儒，工于诗文，尤精于文字、音韵之学，品学俱佳，深得时人推崇。《古今医诗》是其作为文人的绪余之作，时作者有感于古今医书千万，学者苦其繁复，又往往不得要领，遂历时数年，博览了上自《内经》，下迄清代诸家之医书、医案百余种，采摭精严，去粗取精，芟繁从简，省之为七字之诗，诗文中间又添加小字注文以通释文义、阐发医理，尽可能保存诸家之要旨，用意颇为精深。全书融理、法、方、药、医案等内容于一身，是一部难得的用歌赋形式编纂的综合性医书，于学于用都颇为便利，对中医药学的普及和发展大有裨益，具有很高的学术价值和文献价值。

《古今医诗》五十三卷，成书于清乾隆四十八年（1783），其中卷一列引据，卷二至四专论本草（本于李时珍《本草纲目》，参入诸家言论），卷五为脉学（依崔嘉彦《四言脉诀》而作），卷六至七列述阴阳、脏腑、气血、经络等医理及诊法，卷八至三十六分述伤寒及内、妇、儿、外、杂等各科疾病及证治方药，卷三十七为灸法，卷三十八至五十三为诸方以及名家方论。书成之后，书稿为王子音（心辇）所得，后由孝感屠南洲（述濂）将其付梓，至嘉庆八年（1803）乃成，是谓"清嘉庆八年（1803）云南刻本"，即初刻（巾箱）本。之后又有清同治十二年（1873）重刻本以及清刻本（年份不详）两个版本。《古今医诗》自成书之后便产生了一定的影响，时人多有以其为检方索剂之用。清末王邦傅的《脉诀乳海》、雷少逸的《灸法秘传》等医学著作也摘录了《古今医诗》的部分诗文。1999年，由中国文化研究会组织编纂、集历代本草文献大成的《中国本草全书》也收入了《古今医诗》卷二至四本草部分的全文以及卷六与本草相关的部分内容。

此次整理选取清嘉庆八年（1803）云南刻本作为底本，清同治十二年（1873）重刻本（以下简称同治本）作为主校本，清刻本作为参校本，同时又结合书中所引用的古代文献典籍如《史记》《本草纲目》《医门法律》《景岳全书》等的相关内容做了大量的他校。整理研究过程中运用的具体方法及注意事项分述如下：

1. 校勘采用"四校"综合运用的方法，一般以对校、他校为主，辅以本校，理校则慎用之。

2. 原书为竖排版，现改为横排，故凡遇"右""左"等表示方位的名词，均相应地径改为"上""下"等。

3. 全书添加现行规范的标点符号，总以医理正确、文理通达、医文兼顾为标准。其中凡涉及书名、简称书名以及某一篇名时，一律加书名号，如《内》《难》《玉机真脏论》等；若书名与篇名连用，加书名号，且书名与篇名间用间隔点号隔开，如《素问·金匮真言论》等。原书引用古代文献，因其往往不是古籍原文，故引文前只用冒号而不用引号。

4. 底本与校本互异，若属底本正确而校本有误，或是底本较校本义胜者，一律不出校记；若显系底本错讹而校本正确者，则据校本改正或增删底本原文，并出校记；若底本与校本义均可通，但以校本义胜而有一定的参考价值者，保留底本原文不作改动，并出校记说明互异之处。底本和校本虽然一致，若按文义确系有误者，据文义改正或增删底本原文，并出校记；若有疑问而未能确定是非者，保留原文不作改动，并出校记存疑。

5. 凡属繁体字、古今字、异体字及俗字等，一律径改为现代通行简化字。

6. 原书引录的古代文献典籍，每有剪裁省略，凡不失原意者，一般不据他书改动原文；若对所引之文窜改较多而与原意有悖者，则予以校勘，并出校记说明。

7. 书中的药名有前后不一或与现代通用名称不合者，均予以规范，径改为现代通用药名，如：伏苓—茯苓、兔丝子—菟丝子、黄檗—黄柏。

8. 凡属难字、僻字、异读字等，均注明字音，注音采用汉语拼音加直音的方法，加括号书于被注音词之后，如：橐（tuó 驼）、陛（bì 壁）。凡属本有其字的通假字，费解的字、词、古证名、古药名以及部分专用名词或术语等，均予以训释；对于书中引用的成语、典故等则考证其出处，辨明语义。注释采用浅显的文言句式，力求注文、引证准确而简明。一般以整书为一单元，于首见处加注，凡重出则不再出注。

9. 原书仅在每卷之前有分卷卷目，为了方便起见，此次整理将各分卷卷目一律提前并整理成完整的目录；又原书各卷卷目有与正文标题不符者，则根据卷目及正文标题相互订正之；若正文标题有错漏者，则根据正文内容订正并补入。

10. 校本比底本多出的跋，根据同治本补入。

11. 原书尚忠直"序"、屠述濂"序"、张度"序"、王子音"序"，分别以尚序、屠序、张序、王序为题别之。

尚 序

　　武宁张子棕坛纂《医诗》五十三卷成集。乾隆丁未，王子心辇判州云南，实藏弆①焉。王子固非医人，其材可以治民。尝试问之，得旧游棕坛之绪论，录装其所著书橐中。予取集读之，医而曰诗可谓奇矣，乃知斯事粗疏。一代以名者不过数人，因缘邂逅，检方学剂，陛陛②有功。约丈为尺，变石成斗，万不得已也。召匠锓木③，未事。会予进秋卿④，且行，聊具大旨，起夭札而福天下也，后之人乎！

　　乾隆五十八年诰授资政大夫兵部侍郎兼都察院右副都御史巡抚云南等处地方提督军务兼理粮饷南丰谭尚忠古愚氏撰

---

①　弆（jǔ 矩）：收藏，保藏。
②　陛（bì 壁）陛：犹比比，众多貌。
③　锓（qǐn 寝）木：刻书版，也指刻版印书。
④　秋卿：《周礼》以秋官司寇掌刑狱，后世因称刑部长官为秋卿。

屠 序

洁古老人以医闻于燕赵之间已久，顾不肯著书示后人。然自黄帝之君，扁鹊、仲景之民、臣，皆尝著论。晋唐以下千余岁，韬椟①古先，补苴罅漏②，各树伟义以名其家者，何止百人，未始不著书也。即洁古亦有《保命气宜》③之作，其无乃郑重于此，与唐之时有巫咸，宋之时有文挚，汉之阳庆、淳于意诸人，记姓名于策而已，又何为者哉！盖上世气化醇密之时，而又一其聪敏以司命，自程不欲以无术苟且，故不用之则已，用之则必起而有功。古之人有所不及言而后人补之，夫事固有待也。然而由前创，后不能无千虑之一失，遂有是非驳正之纷纭。其卷集固已千万烦多，而后之学之者难可以岁计月数暗诵而会通之，故斯道往往粗而不精，疏而寡当。武宁人有张望字棕坛者，穷巷之录录④也，平居慨然悯时俗之无志自程，目前偷取，故不能多闻守其约，多见守其卓⑤。不守卓约，故苟且粗疏，以人为戏，以便其生。

---

① 韬椟（dú 渎）：用柜珍藏，引申为包容、蕴含。《论语·子罕》："有美玉于斯，韬椟而藏诸？"

② 补苴（jū 居）罅（xià 下）漏：补好裂缝，堵住漏洞，比喻弥补事物的缺陷。唐·韩愈《进学解》："补苴罅漏，张皇幽眇。"

③ 保命气宜：即《素问病机气宜保命集》三卷，金·刘完素（守真）著。

④ 录录：通"碌碌"，谓平庸之人。《史记·平原君虞卿列传》："公等录录，所谓因人成事者也。"

⑤ 多闻守其约多见守其卓：语出扬雄《法言·吾子》："多闻则守之以约，多见则守之以卓。"谓博闻广识要能掌握要领，要有高明的见解。

天子仁覆天下，虽有罪，必三覆①然后行刑。彼以微权匹夫，温曀不醒而成杀人之事矣，其可哉！于是博考前载，遵述旧闻，辟奥晦而亮日月，平其鸟道羊肠而为康衢四达，人皆刭刭②起屦，履视昭然。读七字之诗，损厥岁年，功力寡鲜，亦何殊于卷集千万也。平彝令王子七宣，棕坛之夙游，藏是书草稿行箧③者有年，昔中丞谭公尝有意于《医诗》而欲刻之，卒卒未暇。今吾取付剞劂，以布之天下学者，亦犹登宝山而不空归，同人之志也夫。

嘉庆三年仲冬月云南迤南兵备道管辖普镇元临等处地方
驻扎普洱府孝感屠述濂南洲序

---

① 覆：审察，核查。

② 刭（yǎn 眼）刭：起行貌。《礼记·玉藻》："弁行，刭刭起屦。"《孔颖达疏》："刭刭，身起貌也。急行欲速，而身屡恒起也。"

③ 箧（qiè 妾）：小箱子。

张 序

　　《古今医诗》，武宁家闻榻先生作也。裒①集百家，去其非而取其是，精华盖尽得之。缩为韵语，犹之代学人诵读，所以事半而功倍也。苟能熟此，百家之书尽在矣。古今之时，阴阳之理，名贤之产，儒门之资，皆于是乎具。王仲七宣携是书滇来，藏箧中久矣。七宣不以医名，而其处方得力于是书者，洵②良。余以善病知医，恨得是书之晚。闻先生茅屋清流，居棕山之下，白云自怡，顷寄七宣书。君子之学以无成为成，盖有味乎其言之。于是寄语曰：古不皆有，今不可无。苟非斯人，其孰能当哉！其孰能当哉！

　　　　　　　　嘉庆七年某日知云南大理府事夏邑张度春田序

---

　　① 裒（póu 抔）：聚集。《尔雅》："裒，聚也。"
　　② 洵（xún 寻）：通"恂"，诚然，确实。《诗·陈风·宛丘》："洵有情兮。"

王 序

先正①之言二良者，子音无一焉。到官后笼行，不能多载书，平日处方闻于闺榻者，记其一二，自视子音之肱臂如故也。乘间致意，上以奉之大僚，下以推之同位，则无不中。盖百人有余论者，比之丞相之读檄②，公子之闻发③。传之人，人谓子音之于斯事也，洵良。闺榻闻而恐惧，作书戒远。他日君子有问焉，以友言进，怃然④嗟叹其慎。然虽许其慎，而未止其用，遂不得辞之。居无善状文字，奔走十余年。又自军兴以来，百务丛蚕⑤，尝恐有一之不得，当孤负朝廷，以下及其身，为此懔懔⑥风发两须之中，何尝一日据案读书。南洲先生以濯黄泥⑦，两同挂幕⑧，一日偶见闺榻《医诗》而喜，流连而不置。闻此家贫，不得付剞劂氏，惜其抱云自爱，私老山中，使州县间阁之民早夜仓皇，赴汤蹈火而无从被其泽，将遂锓版行世。

---

① 先正：先君长也，后泛指前贤。《礼记·缁衣》引逸诗："昔吾有先正，其言明且清。"

② 丞相之读檄：东汉·陈琳作《为袁绍讨曹操檄》，檄文传至许都，时曹操方患头风，卧病在床，读之不觉毛骨悚然，惊起一身冷汗，头风顿愈。典故见陈寿《三国志·袁绍传》。

③ 公子之闻发：楚太子闻吴客之言而疾愈。见西汉·枚乘《七发》。

④ 怃（wǔ 五）然：怅然失意貌。

⑤ 蚕：犹任也，负担，担当。

⑥ 懔（lǐn 凛）懔：戒惧、畏惧貌。

⑦ 濯（zhuó 卓）黄泥：谓清除世尘，保持高洁。濯，洗涤。

⑧ 挂幕：担任幕僚。

南洲见善若不及，从善如转圜①，方敬事勤民之不暇，而从于间散寥寞之道，其可谓迂阔士矣。子音之于斯事，将终身不得竟其业耶。欧阳子②云：不敢缓也，盖有待也。

知云南平彝县事武宁王子音心挲书

---

① 见善若不及从善如转圜：谓见善即急于追求，唯恐不及；听取谏言就像转环一样的顺畅自然。

② 欧阳子：即欧阳修，后说见《泷冈阡表》。

原 序

望于汤剂之事本浅穷，处①不闻圣人之道，自分中材以下，抑天之所以与我者，有执也。牖下无所用心，泛览古人之集，满家书千万道，路人十百轮蹄②，其孰为长途之老马乎。是用缩尺以为寸，芟③繁而从简，规为七字，以韵行焉。要腹之间，发明小字添颐颊上毫④。假如成诵之子，过目不再读，无事于此。藏弄十年，何足与天下相见。

乾隆四十八年月日武宁张望棕坛自序

---

① 处：隐居，居家不仕。

② 轮蹄：车轮与马蹄，代指车马。唐·韩愈《南内朝贺归呈同官》诗："绿槐十二街，涣散驰轮蹄。"

③ 芟（shān 山）：本意指割草，此处引申为删削、除去。

④ 添颐颊上毫：比喻文章经润色而更加精彩，有成语"颊上添毫"。

纂、梓、校、缮姓名

武宁张望棕坛　纂

孝感屠述濂南洲　梓

夏邑张度春田　梓

黎平赵世模范庵　梓

后学孝感屠之申可如　校

后学夏邑张日珩完甫　校

男英变菢子　缮

男英笥蓬子　缮

目 录

第二十五卷

顿踣朋入声,偃也,僵也

第二十九卷

第三十九卷 诸方

第四十卷 诸方

第四十一卷 诸方

第四十二卷 诸方

第四十三卷 诸方

第一卷

引　据

黄帝、岐伯《内经·灵枢·素问》

周

秦缓越人扁音辨鹊《难经》

和视晋平公疾《左传·昭公元年》：和视疾，曰：不可为也，是为近女室，如蛊。非鬼非疾，惑以丧志

崔氏八味丸

理中汤

汉

长沙太守张机仲景《伤寒论》《春温论》《金匮杂证》

谯今颖州府亳州人华佗元化

晋

太医令王叔和《脉经》

黄门侍郎刘景先传辟谷方

皇①甫谧士安《甲乙经》谧，音密

句阤令句容葛洪抱朴子《肘后方》句，音沟。句容，江宁府辖

刘宋

徐文伯钱塘人疗妇人癥杭州府钱塘县

雷敩《炮炙论》敩，音效

胡洽居士

---

① 皇：原作"黄"，据《晋书·皇甫谧传》改。

南齐

侍中褚澄齐贤《精血论》

徐嗣伯治将军房伯玉

北齐

野王今怀庆府河内县马嗣明治宰相杨愔痈

梁

吴兴今湖州府姚僧①垣法卫太医正《集验》

隋

太医令巢元方《诸病源候论》

唐

甄②立言治尼明律

孙思邈音莫《千金翼方》《千金备急方》

王焘音悼《外台秘要》

张鷟文成高宗朝《朝野佥载》鷟，士角切，音涩

同州刺史孟诜所臻切，音莘《必效方》

侍医洛阳张文仲武后时尚药奉御《随身备急方》洛阳，今河南府县

王冰启玄子《玄珠密语》

三原县尉四明陈藏器《本草拾遗》三原，西安府辖；四明山，在宁波、绍兴二府之间

---

① 僧：原无，据本书第二十二卷及《旧唐书·经籍志》补，又《北周书》有姚僧垣传。

② 甄：此下原衍"权"字，据本书第二十九卷删。又《旧唐书·甄权传》载："有尼明律年六十余，患心腹鼓胀，身体羸瘦，已经二年，立言诊脉曰：'其腹内有虫，当是误食发为之耳。'因令服雄黄，须臾吐出一蛇，如人手小指。"则治尼明律者为甄立言而非甄权。

李珣《海药本草》珣，恤平声

刘禹锡梦得中山直隶定州《传信方》

崔元亮《海上集验方》

忠州别驾陆贽敬舆《积德堂经验》忠州，四川直隶。德宗贞元
十一年乙亥贬陆贽为忠州别驾

李绛《兵部手集方》

南唐

筠州即瑞州刺史王绍颜①《续传信方》

宋

太宗《太平圣惠方》

庐陵欧阳修永叔暴下服车前子

尚药奉御孙用和《秘宝方》

太医丞钱乙仲阳《小儿直诀》乙，神宗元丰中赐紫金鱼②

《惠民和剂局方》

奉议吴兴朱肱《活人书》

眉山苏轼子瞻疟方四川直隶眉州有峨眉山

乌程湖州附郭贾收耘老疟方收隐居不仕，与苏轼称莫逆交

苏辙子由食栗诗

《圣济总录》

楚州杨介吉老

道士林灵素辨梵书浮萍

李防御匮灰散

---

① 王绍颜：《通志·艺文略》及《医籍考》均作王颜。王绍颜，五代
时医家，因冒刘禹锡《传信方》而辑成《续传信方》。
② 紫金鱼：即紫衣、金鱼袋。宋代官制，四品以上才能穿紫袍，佩金
鱼袋。钱乙因治愈皇子瘛疭病有功，特赐紫衣金鱼。

金华方勺仁声乌程《泊宅篇》泊宅，乌程村名

通直郎寇宗奭《本草衍义》

政和中张锐子刚《鸡峰备急方》

钦宗靖康初吴内翰开①

秘书张叔潜

许学士叔微《本事》

张师政《倦游录》

辛弃疾稼轩薏珠子方弃疾，字幼安，著《稼轩集②》

程可久沙随服薏珠子沙随，亭名。《春秋·成公十六年》：会于沙随。注：宋地，在梁国宁陵县北。宁陵，归德府县也

上蔡汝宁府辖张先生不愚方

临川陈自明《妇人良方》

庞元英《爱竹谈薮》载医官孙琳路钤治案

乐平洪迈《夷坚志》载秀州今宁国府进士陆迎病案

陈文仲文秀

吴仙丹

度宗重舌涂蒲黄干姜

钱塘周密公谨弁山义乌金华府辖令著《齐东野语》

三山杨士瀛《仁斋直指》

张杲《医说》

公安严用和子礼《济生方》公安，荆州府辖

王璆即球《百一选方》

以上杨、张、严、王四人，未详何代叙次。

① 吴内翰开（jiān 坚）：名开，字正仲，宋翰林学士，撰有《吴内翰备急方》。

② 集：原作"疾"，据本书第十九卷及文义改。

金

河间刘守真完素著《宣明论》《运气要指》《伤寒直格》《原病式》

易州直隶张元素洁古称易老著《活法机要》等书

东垣真定府附郭，改名真定县李杲明之《十书》

张从政子和戴人《儒门事亲》。

元

吴中罗天益谦甫太无《卫生宝鉴》

王隐君珪均章滚痰丸

医学教授古赵即邯郸，广平府辖王好古《医垒元戎》、序东垣《此事难知》

鄱阳张恺治跌下瞳人倒视

李仲南碧山《永类钤方》

杭州宋会之水肿方

萨谦斋《瑞竹堂方》

义乌朱震亨《丹溪心法》

陶九成《辍耕录》

沧州今属天津府辖吕复元膺治鬼胎

以上李、萨、陶三人未详代次。

明

吴郡倪维德仲贤《原机启微》

许昌今河南直隶，称许州滑寿伯仁撄宁生

周宪王诚斋[①]《普济方》《袖珍方》

---

① 周宪王诚斋：此系沿《本草纲目》之误，《四库总目·子部·医家类》载《普济方》的作者为周定王朱橚，当是。

刘纯宗厚《玉机微义》

余杭即杭州陶华尚文节庵《伤寒六书》

浦江戴元礼复庵《证治要诀》浦江，金华府辖

宣德中宁献王①臞仙《乾坤生意》

王纶节斋《明医杂著》

徐春甫东皋

院判吴仁斋

花溪虞抟天民《医学正传》

邵以正真人

韩懋懋省飞霞《医通》

南京太医院院使长洲苏州府辖薛己新甫《立斋医案》

《保幼大全》②

罗田黄州府辖万全密斋

太医院吏目李言闻月池治和王妃案

蓬溪令蕲州李时珍东璧号濒③湖《本草纲目》《集简方》《医案》

陆一峰方

会稽张介宾会卿《景岳全书》绍兴府会稽县

南丰李梴《医学入门》梴，切彻母，葳平声

刘复真治语谵语脉伏

金坛镇江府辖王肯堂宇泰《证治准绳》

太医院吏目金溪龚廷贤子才《云林神彀》

缪希雍仲醇

西昌喻嘉言征君《尚论篇》《尚论后篇》《医门法律》《寓意

---

① 宁献王：即朱权，明太祖朱元璋第十七子，晚号臞仙。

② 保幼大全：宋代儿科著作，作者不可考。

③ 濒：原作"平"，据本书第二十卷及文义改。

草》西昌，即新建，南昌府辖

云间李中梓士材《医宗必读》云间，即华亭，松江府辖

休宁徽州府辖汪昂讱庵方论

王氏①《外科正宗》

姑苏吴有性又可《瘟疫论》

徐思学②《古今医统》

杨起《简便》

张令韶治发狂脉绝下法

杭州叶文龄《医学统旨》

王玺《医林集要》

《孙氏仁存堂经验》③

杨拱《医方摘要》

张杰《子母秘录》

夏子益《奇疾方》

刘昉《幼幼新书》

赵公《经验》

刘长春《经验》

周守真治案

《摄生妙用》④

傅滋《医学集成》

万表《积善堂方》

---

① 王氏：诸本同，存疑。按：《外科正宗》的作者系明代医家陈实功。

② 学：诸本同，存疑。按：《古今医统》的作者徐春甫字汝元，号东皋、思鹤、思敏。

③ 孙氏仁存堂经验：一作《仁存堂方》，是我国古代民间的一部方剂类著作，作者及年代均不详，《医籍考》认为其系元代著作。

④ 摄生妙用：当是指《摄生众妙方》十一卷，明·张时彻辑。

赵宜真①《济急》

《医方大成》

寇平②《全幼心鉴》

余居士《选奇》

天台李内翰

金陵药室治哮

王执中《资生经》

太师陈北山

邓才《笔峰杂兴》

王祯《农书》

以上自徐至王二十五家均未详时代叙次。

清

廖文英百子疝病灸法

古吴蒋士吉《医宗说约》古吴，即苏州吴县

贵池夏鼎禹铸《幼科铁镜》贵池，池州府附郭

长洲褚人获《坚瓠集》

郯城令黄六鸿《福惠全书》郯城，直隶沂州府辖

南昌刘宏璧廷实删补《伤寒三注》

塞外神僧金创铁扇散

---

① 赵宜真：赵，原作"李"，据《本草纲目·序例·引据古今医家书目》改，下同。赵宜真，道号原阳子，元末明初江西安福人，精通医术，著有《仙传外科秘方》十一卷。

② 寇平：平，原作"衡"，据本书第三十卷及中国中医科学院图书馆所藏明刻本《全幼心鉴》改。寇平，字衡美，明代著名医家，以儿科擅长，著有《全幼心鉴》四卷。

汀郡宁阳张琰①逊玉《种痘新书》

洪金鼎《医方一盘珠》

罗浮道人陈复正飞霞《幼幼集成》惠州府博罗县有罗浮山

周宗颐虚中

新城孔毓礼以立《痢疾论》

进贤舒诏驰远《伤寒杂著》附书八种

献县纪昀晓岚《如是我闻》《槐②西杂志》

《医门普度》③

福山王械《秋灯丛话》械，即缄；福山，登州府辖

吴县王维德洪绪《证治全生》

武宁张旅盖仙《孺子篇》

武宁余生性茎自治案

赵葵《行营杂录》

《食医心镜》④

熊氏⑤《补遗》

以上《杂录》《心镜》《补遗》未详代次姓名。

慈溪柯琴韵伯《伤寒翼注》⑥

---

① 张琰：琰，原作"避"，系避清嘉庆皇帝颙琰名讳，今据中国国家图书馆所藏清刻本《种痘新书》改。张琰，字逊玉，山东宁阳县人，清代医家。其晚年所撰之《种痘新书》为我国早期种痘方面的专书，内容丰富，影响颇广。

② 槐：原作"淮"，据本书第三十六卷及《阅微草堂笔记·槐西杂志》改。

③ 医门普度：清·陆以湉《冷庐医话·卷二·今书》称其作者为孔以立（毓礼）。

④ 食医心镜：又名《食医心鉴》，唐代成都名医昝殷著，原书在宋代后就已散佚，后来流传的为该书的辑佚本。

⑤ 熊氏：当是指明代福建建阳刻书名家熊宗立，熊氏曾自编自刻医书多种，其中有《妇人良方补遗大全》一卷。

⑥ 慈溪柯琴韵伯《伤寒翼注》：原无，据同治本及正文内容补。

第二卷

天　部

盘收秋露煎如饴音怡，糖硬饴软。饴，软糖也，可使延年腹不饥。以烹润肺杀邪崇药，调末虫疮癣疥施。柏菖蒲叶上露洗之，并明目，韭菜高头露，涂白癜颠去声，白癜风斑片也宜。

谭古愚曰：此以下本之李氏《纲目》，参入诸家。

腊雪洗目红拂暑月痱非去声，热生小疮良，疫瘟丹石堪解毒。密封阴处淹藏诸果，不怕旱蝗取浸谷。

水　部

甘烂水即东流水，置大盆中勺高扬。万遍时有沸珠沸，非去声。沸珠涌而凝也逐，火取芦柴不用强。甘轻转可益脾胃，不使重咸落肾乡。阳盛阴虚难瞑目，秫米助成半夏汤。

新汲之水灌洗头身也伏热，汉华陀、齐徐嗣伯二子意通神。煤炭附乌烧酒毒，初生不哭饮之勤。眼睛突出时淋洗，坠损肠拖噢音冀，口含水喷也。《后汉书·乐巴传》注：《神仙传》曰：巴为尚书，正朝大会，巴独后到，饮酒西南噢之面身。

地浆黄土掘三尺深，水入其中搅浊取清。肉鱼菜药疗毒中，中暍音谒，热也，注详后猝昏饮一升。

滚水即热汤、百沸汤通经调脏腑，解邪散结时时取。风寒酒食都无论，连饮揉脐汗且吐。或煅锅红水七投，饮而被盖发汗才杯处区处①。绞肠中恶浸手、足与摩以器盛摩，赤眼闭目肿痛频洗去上

---

① 区处：处理，筹划安排。《汉书·循吏传·黄霸》："鳏寡孤独有死无以葬者，乡部书言，霸具为区处。"

声。其有阳虚挟里寒，频频洗浴于庭庑音武，廊也。风寒湿痹音庇坐坎①中，淋之被盖出汗愈。或更加艾煎寒湿除，或更加桂枝风虚辅。

浆水炊粟米冷水那囊何切，多也。《诗·小雅》：受福不那。言冷水多于粟米，故能浸，浸五六日生白花。性凉善走渴烦解，化滞调中尿坲轲坲，即坎。《庄子·秋水篇》：坲井之蛙；车行不利曰坲轲。《七谏》：坲轲留滞。

磨刀水服通便小，耳中猝痛滴而好。产肠不上脱肛门，痔吐水涂音荼缩女媪音袄，女老称。

火 部

桑火炙蛇则见足，箕星②之精是此木。利关节以养津液，风寒痹痛减其酷。喜去腐肉生新肌，补药诸膏火所独。凡疮不起瘀肉不腐，以及溃烂痊不速。燃火吹灭日炙一溃烂不痊，接补阳气不起不腐拔郁毒。

灯火正宜焠崔去声痉如擎，上声，详后家，麻油点爝墙入声。《庄子·逍遥游》：日月出矣，而爝火不息醮斩去声灯草。仰向后者先焠其囟门焠囟门。囟，音信，两眉之际上下好焠两眉。眼翻不下之用则于脐，脐上脐下焠脐上下知道了。不省人事在五心心、两手心、两足心，心之上下焠两手、足心及心之上下要分晓。手拳不开口往上，百会手心焠百会及两手心不可少。若夫撮口白沫音末，涎沫也流，水沟承浆焠水沟、承浆两头剿焦上声，征剿。其次两手看中方焠两手心，其次涌泉焠两涌泉称法巧诸穴详后。

---

① 坎：坑穴。《说文》："坎，穴也。"
② 箕（jī机）星：星宿名，二十八宿中东方青龙七宿的末一宿，有星四颗。

白炭棺边辟蚁虫，竹木之根自回退。金银铜铁误吞时，刮末井水堪调对。

土　部

东壁之土先见日，衣污油垢立浣除。喜吃缁①泥并霍乱吐泻，调水下咽病以祛去平声，逐也。

伏龙肝乃灶心土，吐衄带崩血气疼音腾。横生逆产子死腹，胞衣不下道胥②能。重舌肿舌臁疮烂，颠狂谬乱夺其形。

古砖烧热布来包，坐之医白痢关元关元，即丹田，详《太乙神针》冷。寒湿脚气火中红，陈臭米泔淋未一顷。亦用布包两膝筘，覆之棉被三回整。

土蜂房在地中居，色红而黑其形大。此蜂却亦能酿蜜，螫音释，蜂尾毒人至死须防害。

蠮音谒螉③蜾蠃④罗上声细腰蜂一物三名，醋调窠土医痈肿。蜘蛛蜂蚕音近钗，去声，蜂垂芒在尾能伤人，蛷螋⑤音廋尿疮都管总。

釜脐墨好吹䐈耳，有血口疮不住庸连连涂上。酒涂舌胀何其大，酒服转筋入腹中。

灶突墨即百草霜，阳毒发狂诸窍失血。结块满咽物不通，新汲水调一再啜。动胎下血或死胎，棕皮烧灰以次列。伏龙肝要为君主，童尿白汤酒相悦。

---

① 缁（zī 资）：黑色。《说文》："缁，帛黑色。"
② 胥：都，皆。《集韵》："胥，皆也。"
③ 蠮螉（yēwēng 耶翁）：一种腰细长的蜂，俗称细腰蜂。
④ 蜾蠃（guǒluǒ 果裸）：即细腰蜂。
⑤ 蛷螋（qiúsōu 求搜）：即蠼螋，俗称裳衣虫，多生在潮湿的地方。

金　部

自然铜出铅山县广信府辖，青黄如铜不矿寡磺切炼。散瘀排脓止痛疼，续筋接骨见书传去声。

铜绿酸平取其毒，金刀损血烂弦目。口鼻牙疳众等疮，吐风痰矣祛虫族。

铅性甘寒禀壬癸上声，水底之金肾脏里。安神解毒坠痰次即涎，虫杀须乌眼光炜①。

粉锡即铅粉、水粉之性制硫黄，能入酒中去酸味，接骨续筋瘀血消，疮痈肿烂一时贵。此物中藏豆粉蛤粉，知其气分所能至。

铅丹即黄丹之内杂盐矾，体重性沉本辛寒。因走血分痰可坠，因重去怯镇心肝。解热拔毒疏停瘀，长肉常从膏子看。

倾银炉底密陀僧，古出银坑焉用谈。下焦直走镇惊怯，疮肿腋臊阴汗堪。又且含诸香口气，明周宪王书千载覃及也。《诗·周南》：葛之覃兮。

铁锈沉沉入煎服，坠热开结有神与。蜘蛛虫咬蒜汁傅，蜈咬则将醋与糊。风瘙音噪，即疥疮瘾疹形如麻粟水磨刷，疮癣麻油亦庶乎。脚腿肿红如火炙，磨刷之方瘾疹符。

铁秤锤烧红淬崔去声酒饮，其人竹木有误吞。咽生瘜肉舌肿胀，女人血晕紧牙关。胎漏猝然血不止，并淬醋中饮一樽。

石　部

紫石英心肝走血分，甘温无毒休劳问。温以去枯补肝血，重而去怯心魂镇。胎宫若有虚寒者，服之即怀无郁闷。火烧醋淬连更七，庶能成粉丸散进。

---

① 炜（wěi伪）：鲜明，光亮。《玉篇》："炜，明也。"

丹砂研末，水飞制铁烂如泥，所畏慈石与咸水。离魂之病化两入，参苓同煎忽然喜。夜多恶梦带寝中，辟祟安魂真有以。心虚下部遗其精，丹砂纳入猪心里水煮食之。打扑惊心血入窍，不能言语状如此。雄猪心血和而成，枣汤七粒如麻子。黑发乌须更有方，小雌鸡用数个止。黑麻同水日饲之，初放一卵便拾起。打窍填砂紧紧糊，众卵同抱鸡出矣。取卵细研蒸饼丸，如绿豆大酒吞七枚耳。

水银辛寒制五金，痰涎上涌反音翻其胃。产母颠连下死胎其母欲死，二两吞之立出，恶疮顽癣白癜避畏药。此其变化于丹砂，名汞读洪上声谓。汞本澒①称从昔者，卤②查此物先今际。

轻粉一名腻粉本是水银作，青盐矾石明矾炼而成。以彼纯阴化燥烈，走而不守故名轻。劫痰杀疮称善品，若还内服要兢兢。

银朱乃是汞水银硫炼，功过相同一秤称。收疮二铢四累一钱够，五分石灰采坟陵。一两香油松香半五钱，摊贴良方昧③姓名。

雄黄苦平厥阴至，诸疮杀毒破结气。不怕积次蛇虺④伤，化血为水辟邪异。醋入萝卜汁煮干，雌黄仿佛制不二。

石膏肺胃气家去，甘辛色白解肌肤胃主肌，肺主肤。甘又缓脾而益气，化热生津口渴除。壮热晡潮汗点点，发斑牙痛口如炉。尝之又淡上声权秤锤之重，赤尿凭伊通水渠。

滑石色白滑利窍，本从肺部走膀胱。此乃甘淡微寒药，益气渗湿泻火狂。气轻解肌质重降，利尿通淋止渴勷音禳，走貌，言家人因渴忙也。荡除食积去留结，结去津回自顺昌。伏暑吐泻阴间

---

① 澒（gǒng拱）：即汞，水银。《说文》："澒，丹砂所化为水银也。"
② 卤：借用作"匆"，急遽也。宋·陆游《读胡基仲旧诗有感》："卤卤去日多于发，不独悲君亦自伤。"
③ 昧：不明也，谓不明传此方者为谁。
④ 蛇虺（huī辉）：泛指蛇类。虺，古书上载有的一种毒蛇。

汗，趾缝烂热疮水出黄。

赤石脂酸辛气大温，生肌长肉痈疡音羊，毒也门。入下焦血分收崩漏，脱肛疡癣到圊音清，粪屋勤。重可去怯能镇固，此与禹余粮相等伦。

桃花石即赤石脂，坚不粘舌花点啙音咨，问也。张机桃花汤号治痢，至今人昧物东西。

炉甘石，火煅，童便淬七次，飞别署炉先生，甘温无毒入阳明。磨瞖退红除湿烂，止血生肌肿毒平。

石炭石墨煤炭重重名，人中煤气冷水解。锡有晕而金误吞，刀疮出血皆可采。

石灰散血杀疮虫，蚀胬灭瘢音盘已痛疼音彤。阴开阴挺熬黄后，水沦澄清洗可庸。温温炒热釜里脱肛坐，帛包更递照旧开弓肛已收上，弓开而矢出也。

浮石一名海石江海中，水沫凝聚结轻松。入肺消痰止嗽渴，色白体虚质玲珑。气味咸寒工润下，清彼上原淋秘通。

阳起石齐州除阴湿痒，男势子宫有冷威。轻松倏然能没雪，烧淋淋，犹淬也以酒水中飞。

慈石煅，醋淬，飞引肺气下肾经，肾虚恐怯果神灵。心脏怔松音征钟，心动也彼可镇，明目慈朱丸子行。

代赭石之寒尝之苦，肝包络血分非夸诩吁上声，大言也。《前汉书·扬雄传》：奢丽夸诩。怯则气浮镇虚逆，汗下吐上声法无寒暑。其人之心下痞鞕即硬，噫乌界切，饱食息也气不除旋覆花赭煮。

禹余粮涩下焦驰，血分重剂先知姓李，名先知诗。下焦有病人难会，须用余粮赤石脂。大肠咳嗽遗矢即屎者，粮脂《洁古家珍》①之。石中细黄粉如面，留心记取莫差池。

石胆似矾呼胆矾，鸭嘴之色方为上。涂上铜铁烧之红，乃是的真无伪状。酸冷带辛入胆经，收敛上行风火放。

礞石坚细黑而青，打开中有白星点。重坠下临厥阴肝，风木太过脾有歉。积滞生痰堵上中，木平气下行冉冉②。

花乳石平而涩酸，凡跌打、金刃、箭镞、狗咬、兽抵所伤血盐音艳，详后香木丁香注而舍即舍其余。恶血攻心昏在床，胎死腹中胞不下。心头微温急以一钱，童便来调吾意写除也。《诗》：写忧心。写，皆谓我心输写而无留恨也。

白石红炉水七落火煅，水淬，热饮几回后道廓大便开廓也。下二句叙证。鱼鲙瓜外切多餐成胀满，有瘕于腹渐羸弱。类推瘾疹时爬搔，背肿如盘二证洗肉恶。

河上白沙何细细，石淋霍乱筋挛音恋，手足曲病也。《史记·蔡泽传》：瘈瘲膝挛。瘈，子跋切，精母；瘲，即颊字瘸音庇。炒红浇酒石淋饮，淬酒澄清霍乱谛音帝，审也。痹挛瘫缓湿兼风，六月晒之如火炽。伏坐其中冷即更，片时汗出方才弃。

硇石

食盐之功亦大哉，转筋霍乱叫他来盐填脐，灸盐上七壮。脱阳阴痛二便闭，下痢脱肛炒熨偕。煅用血痢投粥止，晒申上声，笑也病煅赤，煎沸搅吐热痰开。狗咬忙趋取庋阁庋，音诡，阁也。木板为之，庋藏食物，今庖厨也。《礼·内则》：大夫七十而有阁，擦之止痛血能排。药苓枣蜜更调和去声，白浊遗精拔本荄音该，根也。

硝石苦辛气大温，阴中之阳性上撞。升散三焦郁火邪，以此煅制礜石分升硝升降石降，一升一降，制方之妙。不比朴硝性下行，直折其邪以冲濛士绛切，水所冲也。

硇音铙砂破积烂人肌，消除瘀血平目翳。咽哽鱼骨鼻瘜鼻中肉出谓之鼻瘜生，噎膈不通真者许。

蓬砂甘缓微咸寒，色白质轻走上天。能愈口臭去垢腻，柔金焊银接骨筋。眼翳喉疼目生翳，噎膈阴㿉音颓，肿大不消。蓬砂一分，水研，涂之大效骨哽咽。

硫黄打碎绢袋装，酒煮一时晒竹筐。坠痰除冷祛虫癣，冷秘风秘疏广肠大肠下口。反胃则同铅汞桂，气鳖血鳖酒调觞①。打呃烧烟嗅可止，末傅女人牝户疮。玉门宽冷煎水频浴，酒齇庄加切，音渣，红晕似疮浮起。宋主子业入庙指世祖像曰：渠大齇鼻擦鼻杏仁裹。

矾石之功有几种，吐风热痰酸苦湧即湧。阴挺脱肛收涩故，收而燥湿痢崩宂茸上声，忙也，俗作冗。喉痹音庇蛇伤虫并痫，取其解毒出于桶。皮破血出合黄丹，也将干用窒其孔。耳聤恶水谓之聤耳吹枯矾，记在心头无懵懵蒙上声，无知也。

绿矾酸湧而涩收，燥湿化涎消食积。胀满黄肿皆所凭，其力差缓于矾石。

---

① 觞（shāng 伤）：古代盛酒器。《说文》："爵实曰觞。"

第三卷

草　部

山草

甘草生用泻心火，炙之补胃散表寒。缓正气而养阴血，邪热能祛去平声，逐也咽痛宽。和诸药味解百毒，所反大戟海藻甘遂芫花。中满呕吐酒客病，不喜其甘要弃捐。草梢以去茎中痛，加酒煮玄胡楝子贤。

人参补元除烦渴，破积利痰行气血。益土生金而泻火，肺家自生之火独无设。若是心移火于肺，又当用之救肺保命诀。肺实脉实家火起，肺虚脉虚邻火瞥篇入声，过目暂见也。

黄芪气薄而味厚，可升可降阴中阳。手足太阴气分药，又入胃家与命乡。益气补脾工收敛，肌热肤痛彼能当。生血活血泻阴火，止痛排脓叫取康器也。伤寒尺脉按之绝，自汗脉弦咸作汤。

沙参泄肺体轻虚，皮间邪热此般摅抽居切，音樗，散也。脏腑认真无实火，肺经寒客且于于于于，缓也。

荠苨音祢一名甜桔梗，甘寒清热毒解省。饵丹纵欲病强中，能制肾中锢热猛。

桔梗辛平走华盖，鼻患喉殃都慷慨。消痰下气排脓血，胁胸烦疼痛痿赖。

萎蕤萎，音委；蕤，如锥切，音绥。萎蕤性柔多须，如冠缨下垂之绥。本作葳即玉竹叶如竹平甘，止消渴润肺心龛音堪，浮图塔下室，犹言肺心之室。腰痛茎中寒眦烂泪，中虚尿数气频谙频，慭平声，坠也；谙，音庵，熟悉也。风温自汗身重等证，《活人》之示北传南宋朱肱著《南阳活人书》，南阳在吴、楚之北。

知母消痰而损咳，滑肠利水都无碍。浮肿伤寒颇热烦，有汗骨蒸医士贵。

肉苁蓉暖大兴阳，润脏补精兼益血。汗多便秘之人宜，冷秘开通间语说。刮去鳞甲稍酒浸，约略洗之炆①而啜。

天麻酒浸，焙入肝风木脏，藏血主筋风有恙。惊痫头旋体不仁，语言蹇滞膝腰强去声。

白术直律切，澄母补脾生胃津，胃中去湿亦除热。肌热忽清痰易消，能利腰脐有滞血。漂后炒之陈壁土，土气助脾亦假窃。

苍术脂、麻同炒湿家之指南，辛温快气剧消痰。发汗解郁真彼事，驱除恶疾殄②山岚卢舍切，音婪，山气蒸润也。若阴虚人患湿热，燥温秘固亦宜谙。

贯众有毒而解毒，肥猪软坚骨哽逐。黄山谷名庭坚，字鲁直，江西义宁州人《煮豆帖》中言，黑豆挼懦平声，两手相摩也皮只取肉。豆以升而众以斤，文火殷勤熬豆熟。日中交晒汁渣干，去众但取五豆七豆服。任草任木之枝叶，尝之有味皆饱足。

巴戟天生巴郡间，劈开紫带微白糁③。强阴健骨益人精，小腹牵阴痛即减。缓用醪④浸急易温汤，待软去心才用敢。

远志苦温原入肾，强志益精医善忘。肾精不足志气衰，不上通心故迷茫。去其心者防烦闷，甘草汤浸焙使尝。痈疽神奇远志酒，饮清附渣陈言言名⑤张。

---

① 炆（wén 文）：微火熬炖。
② 殄（tiǎn 天）：尽，绝。《说文》："殄，尽也。"
③ 糁（sǎn 散）：散粒，碎粒。《说文》："糁，一曰粒也。"
④ 醪（láo 劳）：本义指浊酒，后泛指酒类。
⑤ 言名：言，即陈言，字无择，南宋名医，著有《三因极一病证方论》十八卷，其中载有"远志酒"。

淫羊藿得酒良者强筋骨，阳事衰微空兀兀①。旋小便。《左传·定公三年》：夷射姑旋焉兮不利痛茎中，又指仙灵脾此物。

仙茅助阳填骨髓，宿食旋消腹痛已。肾气上交于南离②，强记通神之所以。

玄参壮水伏阳光，明目除蒸有两长。咽痛斑疮诸咎肺，水虚火亢故披猖。

地榆寒苦沉降状，下焦血证须凭仗。血痢肠风漏与崩，皆其分内无多让。

丹参味苦气微凉，色合心包君主乡。血证一味方四物，未免补短而行长。

紫草痘门凉血炽，宣发痘疹两渠③利。清解疮疡总苦寒，恐怕滑肠休谑戏。

白及微寒色合秋，肺伤吐血建奇猷④。痈肿排脓称要紧，然则其散藏在收。

三七人遭刃与箭，杖血淋漓嚼罨⑤即署羡。温甘肝胃血分归，与骐驎竭⑥书同撰。

黄连苦寒御诸热，痢证目疼痔与疮。女子阴门肿且痛，脏毒酒痔血流肠。轻粉巴霜有误服，药中此旋若生姜若姜之佐使，斡旋诸药也。

胡黄连五心烦热披开衣，久痢骨蒸剂岂歪鸦娲切，不正也。小儿积疳惊共痫，补剂同施庆室斋。折之尘出如烟者，乃为真药拾

---

① 兀兀：昏沉貌。
② 南离：此处指心脏，因心脏属火对应南方，故称。
③ 两渠：即大小肠。
④ 猷（yóu 游）：计谋，策略。《尔雅》："猷，谋也。"
⑤ 罨（yǎn 掩）：覆盖，敷。
⑥ 骐驎竭：中药血竭之别称。

盈筛。

黄芩以苦故燥湿，泄热下气三者及。嗽痰红眼疖疗生，退潮休痢喉腥吸。肺热小腹痛难当，小便如淋此药入。

秦艽养血肝风散，活络舒筋退骨蒸。入胃更除湿搅热，通淋消疸若飞矰①。

柴胡焦胆包肝到，阴中之阳气味轻。血结气聚凭消散，连翘于此一样称。胃部虚羸津小者，银柴寒苦莫炊烹。

前胡降气阳中阴，手足太阴阳明四经所。为热为痰随气行，喘嗽痞呕均毛音模，河朔谓无日毛。《后汉书·冯衍传》：饥者毛食睹。

防风润剂温而辛，风游头面痹其身。眼赤泪多而已矣，肺虚有汗戒书绅。

独活羌活不分辨，筋骨挛疼头掉眩。血虚头痛未敢尝，百节楚楚难专擅。

升麻最得气之清，辟瘴消风杀鬼精。头喉口齿身斑疹，升清之效响摇铃。气陷脱肛淋泻痢，浊遗崩带见零星。

苦参之物纯阴品，湿蒸热阕音遏，壅塞乐高枕。自然水利与牙坚，痈肿疮疡肠癖寝止也。

白鲜音仙其皮寒且苦，专入脾门紧紧拴音近刷，平声，关门机也。湿火之因疮毒见，或则筋挛肌死顽。

延胡索辛温活血气，血晕崩淋效毕真。温腰暖膝破癥癖，心疼小腹痛证纫女邻切，娘母，犹联合而关系之也。旧谓宋真宗名胡员切，避为延。按：真宗名元侃，更名恒，惟淮阳王更始名合耳。

贝母西方功可寻，辛宜归肺苦归心。心清气降故宁肺，润以化痰渐渐上声斛。川产者良开瓣认，去心糯即糯米炒黄色如金。

金灯花是山慈姑，瘰疬疮痍以醋糊之。痈疽疔毒煎将酒，蛇

---

① 飞矰（zēng 增）：即飞矢，犹言药效神速。

犬残伤亦系诸。

茅根白茅根，即丝茅根甘冷肺胃心，消除瘀血解沉吟。承领火气州都达，吐衄如何不宝琛音郴，闭口读，宝也。《诗·鲁颂》：来献其琛。

龙胆苦寒气味厚上声，下泄之功防己耦①。风湿湿热若干证，脐下至足肿痛忧忧上声，舒迟貌。《诗·陈风》：舒懰受兮。胆肝气益火邪泄，上行外行酒浸甄楼上声，瓶也。

细辛辛②温辛能泄肺，风寒喘嗽塞两鼻去声。辛能补肝目疾痫惊须，辛能润燥肾家耳病企。咽喉口齿散浮火，辛香开窍燥烈类。

白微咸苦平无怕，或道大寒言有汉差去声，水岐流也。风温灼热自汗身重上声，鼻塞多眠难出话。肺实鼻塞妇遗溲，妇人血厥胥凭借。

白前辛白相傅之官系繫也，性急从高而下诣音羿，往也。壅实有痰无所妨，嗽脉浮泽漆苦、凉汤张惠仲景《金匮方》。

芳草

当归辛温去旧血，生血舒筋疗肢节。痛止脓排善滑肠，吐血须将醋炒啜。

芎䓖之用多头面，头疼目泪其容变。本是血中之气药，排脓长肉故其善。若病骨蒸出汗多，以及气弱无多咽。辛散能令平声真气走，阴虚愈甚存一线。

蛇床子善除风湿痹，阴汗腰疼尿太利。阳痿带下皆纲维③，拌蒸节胡上声。《尔雅·释草》：节，地黄汁三回贵。

---

① 耦（ǒu偶）：相等，匹敌。

② 辛：原作"温"，据《本草纲目·草部·细辛》及文义改。

③ 纲维：维系，护持。

藁本辛温药纯阳，风家巅顶痛无方。太阳寒湿总为患，阴瘇①疝疼女子行。

白芷辛燥气芬馥，风在头而泪满目。齿痛眉疼肌肤痒，排脓住痛疮家蓄音蓄，积也。

白芍要知能敛肺，喘咳皆停腠理闭。胁疼眼热凉肝血，赤专破恶小肠利。

牡丹寒苦带微辛，少厥四经手足分。使他伏火血中泻，脓瘀排消血安敦。即和血且生除烦热，无汗骨蒸渐转温。

木香降气以平肝，郁则开而中则宽。生用如前熟止泻，血枯肺热疑顾还。

甘松香芳气脾开展，肾虚齿痛同硫黄碾尼展切，娘母，上声，铄物也。漱口移时祷庙庭言神效也，脚气膝浮汤濯洗先上声。

草果气温辛涩嗟，噎膈翻胃痰疟家。吐酸能止又开痞，解鱼肉毒制丹砂。上中寒气痛心胃，酒毒口臭如谢花。荜茇音拨比方气不二，两经肠胃路山河言犹或陆或水也。辛热动挑脾肺火，所虑目昏惹风波。

白豆蔻呼漏切，吼去声除哽医翻胃，肺主胸中散滞气。呃逆酒毒蛋毒均能解，内眦红筋去膜翳。

缩砂蔤，即砂仁肝肾肺脾暖，痰嗽崩中腹痛管。口齿浮热胎动摇，铜铁骨哽功诚亶单上声，信也。

益智辛温而健饭，管摄唾次即涎收小便。心神安好尽夜眠，遗精白浊邪分散。

故纸即补骨脂无毒温辛苦，所忌芸薹与诸血。肤肉痹顽精自流，囊湿下体冷如雪。腰疼肾泻尿何多，以上诸般一味子。

---

① 瘇（zhǒng 肿）：诸本同，疑误，据文义当作"肿"。按：瘇，古指足肿病。《集韵》："瘇，胫气足肿也。"

姜黄辛热多苦味，其力最能消毒痈。风寒湿痹手疼痛，血中之气理脾宫。

郁金苦寒投血病，瘀血于心发狂颠。产后败血冲心急，平居血气心间存。

蓬莪茂，音述，一作莲利气脏腑开，积痛中恶阴阳乖。三棱音棱行血真神异，破癖如消冰更扫埃。

藿香芳烈禀清和，佛经别号兜娄婆。味辛其性微微暖，止呕温中未几何。

泽兰之叶走肝脾，肝脾血分药宜闺。产前通窍养血气，产后水肿防己岐有二药，故日岐。阴门燥热翻花状，四两煮汤熏洗斯。两回三次既云毕，再入枯矾煎澡随。

香附定平气波浪，气痛留痰惊木强强，去声。木强，如木之强，不和柔貌。《汉书·周昌传》赞：周昌，木强人也。本名莎草香附子，香附根名土埋葬。

荆芥治风又治血，解风散热非邪说。清利咽喉目并头，疮疽瘰疬仗伊决。

薄荷性味紫苏比，散热消风头眼轨轨上声，法也。《左传·隐公五年》：讲事以度轨量谓之轨。外理猫咬蛇虺伤，伤寒和蜜舌摩几。

苏叶温中而达表，消痰定喘苏子杪①子在杪。人言苏梗能下气，气虚肠滑子母搅。

隰草②

甘菊禀金风木制，高巅之上惟风至。主用故多依上部上声，头

① 杪（miǎo秒）：树枝的细梢。《说文》："杪，木标末也。"

② 隰（xí席）草：低湿地方所生长的草。隰，低湿之地。《尔雅》："下湿曰隰。"

疼目疾甘寒饵。

蕲艾熟椎①堪冷病，或熏或灸见神通。脐腹常寒兜布袋，寒湿脚气袜中缝。

青蒿寒苦若无补，寒药难入胃之坞音邬，犹胃之村也。惟此芳香喜袭脾，血虚有热骨间取。

茺蔚辛寒叶益母，益精行血偏于走。瞳人散大血崩人，宁可温存悬肘后上声。

枯草夏枯草苦辛寒不烈，苦泄热兮辛散结。独走厥阴瘰疬家，目痛羞明随意设。

旋覆花润咸能软坚，老痰坚硬此当先。其气结乎其痹湿，大肠虚滑正迍邅迍，陟伦切，音屯；邅，哲平声。迍邅，行不进也。

红蓝花本肝包②造，润燥行血冲任到。产后血晕急需之，胎死腹中何骇悼。

续断辛温续筋骨，通关利节功难没。缩约便旋管摄精，宜收痫毒无生发。

漏芦之苦与咸寒，推排脓血不能团。通经下乳生肌肉，麻茎漆黑赝真扪赝，音雁，不真也。韩愈《酬崔少府诗》：前计顿乖张，居然见真赝；扪，音门，摸也。《史记·高祖纪》：汉王伤胸乃扪足。

胡芦巴益丹田炡邪上声，火也，寒湿脚气冷疝瘕音假。茴香桃子齐来佐，膀胱气静似人哑。

牛蒡子，即鼠粘子、大力子、恶实理肺开毛窍，热毒能除痘疹要。咽膈借清痈瘴平，干熬凉滑无偏照。

---

① 椎（chuí 捶）：击打，敲打。
② 肝包造：谓药性达于肝、包。包，即心包；造，到，往。《本草纲目·草部·红蓝花》："血生于心包，藏于肝，属于冲任。红花汁与之同类，故能行男子血脉，通女子经水。"

苍耳子卷耳乡谈①两，皮肤足膝颠顶广。目障鼻渊头齿痛，作汤沐浴遍身痒。

蕉甘蕉，即芭蕉油甘冷烦干赍济平声，持也，持而饮也，癎病吐之于水池。以涂汤火伤并头发，长而不落黑如鹭音衣，黑玉。

麻黄发汗散表邪，痹病以之通阳气。风水里水黄疸家，以及留饮心动悸。治悸半麻蜜作三丸，如绿豆大米汤下之，每服三丸日三次。

木贼擦磨之所事，入肝伐木聊取譬。迎风流泪膜遮睛，去节中空发汗易。月经不断大肠风，崩中赤白脱肛剂。

灯心平淡清心肺，利水偏宜焉得已。将此烧灰喉痹吹，更涂两乳夜啼止。

生地黄去瘀血生新，血主濡音儒之二便遵。心病掌中除热痛，逢人折跌续其筋。道长日久乃干用，熟者封填骨髓真。

牛膝酒洗腰膝愈，强筋壮骨力雄迈。益精通月堕胎儿，破血下行而甚快。

紫菀鸳上声肺虚咳上气，呕脓唾血胸中悸。消痰止渴润肌肤，窃恐旋覆根赤土染为。

冬葵菜子气味薄，甘寒淡滑大小肠。淡滑为阳利两窍，滑胎通乳消肿疡。

款冬花积雪花偏艳，想见纯阳姿禀赡。痈痿无虞金自清，不忧喘嗽化痰验。

决明子号冠马蹄，咸平内障青盲司。翳膜遮睛眶肿烂，泪出羞明信卜龟。

地肤之子甘而寒，热在肠膀小便难。皮肤风热恶疮散，妊娠音震，女妊身动也患淋也莫瞒。

---

① 乡谈：方言土语。

瞿麦破血淋石稀，到喉尊酒一茶匙。一朝三服三朝九，下石须知有尽时。

葶苈苦寒气分泄，肺家喘急卧难任。炒黄捣细蜜弹子，煎入枣汤杀其甚。

车前利水无走气，能清湿热之泻利。目病泪流下部淋，洗阴痒痛焉能废。

旱莲草肠风脏毒去，血淋并车前咬咀咬，音斧；咀，沮上声。咬咀，修药也。二证皆取自然汁，空心服此祈田墅祈，音其，求也；墅，田庐也。求之田塍野庐之间也。痔漏发时热酒交，渣敷患处见功祜①胡上声。截疟椎溶寸口安，要分左右男与女。古钱压定帛包诸，小疱起来驰疟橹音鲁，所以进船。

连翘主手少阴药，热客心经汤液作。痛痒诸疮知是火，血凝气聚痈疽落。

青黛咸寒自向东，波斯国远使人穷。平肝解结任差使，吐血惊疳亦选充。

扁音边蓄浸淫之疥瘑音噪，有虫胃蛀音注，虫食木也阴门注。热淋涩痛小旋通，恶疮痂痒封犹敷也立住。

刺蒺藜温善明目，止尿涩精阴汗除。尿血肿疼身白癜，肌肤搔痒亦须渠。风秘则兼牙皂荚，一主一臣不相如。牙皂酥炙蒺藜炒，盐茶下末略三铢。

沙苑蒺藜即白蒺藜绿肾形，咬作生豆气可征。最喜强阴司闭固，止涩方中一坐增②。

毒草

大黄荡实泻心痞，涤除湿热于下焦。骨蒸痰瘀血痢淋浊，燥

---

① 祜（hù互）：谓功效深厚。《尔雅》："祜，厚也。"
② 一坐增：谓有一席之地。

结肚疼阳火撬牵幺切，窍平声，举也。

商陆苦寒沉降阴，长于下走专行水。大戟苦、寒甘遂苦、寒性都同，功亦相同无彼此。遂则泻肾戟泻肝，遂更能行隧道里。遂戟古之控涎丹，其中还有白芥子。芥子辛温发肺邪，皮里膜外痰气洗。

附子辛热少阴经，非风中寒疝疟灵。脱阳霍乱转筋者，肾厥头痛急安宁。

乌头即是附子母，附子理寒乌理风。行经散风逐诸冷，血痹身瘫痫病通。搜风破毒治疮顽，让却草乌不喜功。

白附子堪将药上行，有疴于面一尊擎。非风常有失音者，消痰去湿胃中清。

南星理中风麻痹，破癖消痈散血痰。破伤风后身强口噤，口眼㖞斜痫病戡音堪，胜也。

半夏涎滑润辛温，呕咳失音痰水淖奴教切，泥淖。眉棱骨痛痰厥头痛两痛衰，目瞑后前二便拗违也。惟辛走气能化液，辛行水气润肾燥。利窍行湿所关津，阴虚劳损毋味冒。

凤①仙花子医哽病，透骨软坚称急性。酒中三宿日中干，酒粘八粒醇醪并。损牙最似玉簪根，不可多投使齿侦丑郑切，逞去声，探伺也。亦根亦子不拘竹筒灌汁，任是铁铜骨哽硬。

蔓草

菟丝子骨壮阴茎强，寒精自出已封藏。燥渴口苦溺余滴，辛以润之疾起床。

五味子收金将肾封，悠悠散大眼中瞳。走精咳渴大肠滑，其汗淋漓气上胸。

---

① 凤：原作"风"，据原书目录及《本草纲目·草部·凤仙》改。

覆盆子强阴又健阳，悦泽肌肤最明目。榨汁涂头发总玄，使其小便自收缩。

使君子甘杀虫死，其味其功同榧子。上旬清早食数枚，恐泻热茶摊冷使。

木鳖子疮痈起厥躬①，肛门肿痛备而供。偏㿗痛极可磨醋，以调黄柏木芙蓉。昨传倒睫拳②毛病，捣烂绸藏鼻孔中。

牵牛子肺之家气药，味辛气热最称雄。水气在肺喘膨胀，郁遏肠膀不下逢。风秘及夫气所秘，二人皆以牵牛通。

凌霄花人道紫葳，血中伏火入深微。经闭带崩出弓③后血，风痒通身醴酒依。

栝楼之子去其油，胸痹不输此项瘳。溰音株，乳汁流肿散大肠润，渴止津生其用丘④大也。

花粉天花粉，即栝楼根消痰解热专，热之退矣渴烦蠲⑤。脓排肿散月家顺，相因而见得牵连。

葛根解表专阳明，火郁发之开闭户胡上声。升散郁火痓泻痢，胃气上行凭鼓舞。

天蘷音门，冬喘嗽肺痿痈，湿热下流骨龙钟竹名，言似竹摇曳不自持。甘寒养阴以润燥，消痰消血喜匆匆。麦冬寒性为差减，咳渴肺心止吐红瀐草，麦门冬 [附]。

百部天门冬野谓野一名天门冬，咳而上气肺火寄。黄肿实脐中虫入耳油调百部，涂于耳门，熏衣同秦艽落虱观人侍侍，犹劝也。

---

① 躬：身体。《说文》："躬，身也。"

② 拳：通"蜷"，屈曲，卷曲。《庄子·人间世》："其棱细则拳曲。"

③ 弓：借用作"恭"，古人俗称入厕为出恭。

④ 丘：原作"邱"，据文义改。按："丘"，因避孔子名讳，清雍正三年上谕除四书五经外，凡遇"丘"字，均改为"邱"。丘，通"巨"，巨大。

⑤ 蠲（juān 捐）：蠲除，除去。《玉篇》："蠲，除也。"

首乌何首乌苦涩温性微，黑髭古发乌须补阴亏。强筋壮骨痊疮疖疠，带崩久疟结巍巍。

萆薢音卑皆湿风腰膝弄，小便频来阴茎痛。或然旋尿面色如油，少时澄下犹膏冻。

土茯苓即仙遗粮，其气平而味甘淡。要强脾胃去风湿，轻粉银朱受毒今陈忏楚监切。陈忏，自言其悔也。

山豆根寒而且苦，其功总在理咽喉。喉中发痈急磨醋，含之涎出马三骉音彪，众马走貌。势重不能言语者，鸡翎数蘸扫涎流。

威灵仙暖味辛咸，泄气走水太疏利。风湿痰饮壮年药，茶面有干辄不济。

茜草肾肝与包络，咸酸以温红灼灼。血走血闭皆堪任平声，酒煮通经欢鹊跃。

防己大苦而大寒，下焦血里除湿热。腰脚痛肿膀胱火，屎尿不行堪饮啜。又云风水与皮水，一病一方仲景挈挈，提挈也，提挈以示人。

通草即木通甘淡泄肺气，肺壅湿热膀胱闭。胸烦燥渴脚软痠，大解艰难须渗利。而且功能泻丙丁①，自使火邪不侵肺。灯芯琥珀泽车瞿，通窍治淋同气味。

钩藤钩甘冷筋气舒，下气宽中客忤音误除。肝可平风心泻热，惊啼眩晕木火庐②。烹成众药钩才下，几沸旋抽泻满盂。

乌蔹莓是五爪龙，五叶藤呼名号重。虾蟆之瘟跌扑损，小解血红疮肿痈。跌扑溺酒肿姜酒，疗瘟不饮捣而蒙涂其上也。

水草

泽泻肾膀利湿热，清风上行足起阴。目暗耳鸣头眩罢，涩精

---

① 丙丁：即小肠与心。中医以十干配脏腑，小肠为丙，心为丁。
② 庐：寄住。《说文》："庐，寄也。"

利水善通淋。

石上菖蒲九节详，带白带红故纸裹。噤口痢疾佐参苓，又能身热浴炊汤。湿痹失音咳上气，脓窠疮毒倚兹匡。散肝舒脾痰湿去，补心通窍不迷忘。

紫背浮萍七月取，将来拣净竹筛贮丁吕切。筛下却安水一盆，映晒易干法自古。轻浮入肺走皮肤，发扬邪汗开其途。昔北宋汴京开河日，掘得石碑有梵凡去声，西域浮图种号书。大篆一诗无能晓，真人林灵素辨诸。去①风丹是方之号，七言古诗下文胪②：天生灵草无根干，不在山间不在岸。始因飞絮柳初春开黄蕊花，至春晚花中结细子，蕊落絮出，因风而飞子入池沼，化为浮萍逐东风，泛梗青青飘水面。神仙一味去沉疴，采时须在七月半。选甚瘫风与大麻风，些少微风都不算。豆淋酒化服三丸，铁幞音仆。幞头，纱帽也头上也出汗。其法浮萍制末成，炼蜜抟丸弹子形。一丸每进不多用，豆淋酒化此为程③。三升大豆黑豆炒锅底，待起微烟入瓶里。陈酒要须以五升，沃之经日可用矣。所医瘫痪并头旋，白癜丹毒癞风顽。口㖞眼邪破伤风，脚气痹麻打扑残。温酒送咽一一丸，肇潮上声，始也覆之汗出微微④。百粒即许为全人，千载用之未懊恼音草老，心乱也。

海藻咸寒试且尝，润下软坚水放塘。瘿瘤结核阴㿉消，海带昆布类挂音卦，悬也墙。

---

① 去：原作"中"，据《本草纲目·草部·水萍》改。
② 胪（lú 卢）：陈述，叙述。《尔雅》："胪，叙也。"
③ 程：规矩，程式。
④ 微：此以下原衍"脑"字，据文义删。

石草

金钗石斛甘咸淡，脾命直行不须阚①。精少湿囊溺沥余，梅师②加法为渊鉴③加石斛于行湿生精药中。

碎补骨碎补勋伐少阴肾，顾名思义折伤敏。去瘀生新令骨强，耳响牙疼肾泻允。

虎耳草耳聤拔石沼④，捣汁滴之传闻老。痔疮肿痛取阴干，桶烧烟熏暂懊恼音袄恼，事物挠心也。

酢浆即酸草、银子草、三叶酸之草盖寒酸，淋带痔头血不干。凡取其浆吞热酒，蛇蚕癣疮摩药安。

地衣此乃阴湿地被日晒起苔藓也，俗谓青苔七月七日与九月九日，薄言采之瓶渍音眥，浸也酒。一天三饮共三杯，雀盲大效莫须有。如或粟疮茎际生，地衣末子遮其丑。更闻犬咬血淋沥，取砖上者敷无咎。

---

① 阚：望，回望，谓石斛主降以补脾肾。

② 梅师：一作"深师"，隋代僧医，号文梅，撰《梅师方》及《梅师集验方》，均已佚。

③ 渊鉴：洞察，明察。

④ 沼：本义指小池，此处引申谓低洼阴湿之地。

第四卷

谷　部

谷麻麦稻

白麻即胡麻之白者，一名脂麻，一名巨胜生嚼头疮布，阴疮煎洗虫焉措。油陈煎膏肌肉长，消痈止痛解毒忤。

麻仁即大麻仁、火麻仁木谷①理风病，关节宣通血脉定。灌输五脏疏大肠，走而不守繄②其性。极难去壳取帛包，置沸汤中沦浸也冷侦逞去声。出之一夜垂井中，日干新瓦掭懦平声干净。簸取其仁粒粒完，寇宗奭之《本草衍义》命之。

小麦润心肝除烦，浮者能收盗汗干。苗退热兮消酒疸，麸凉止汗熨疼安。麦奴麦穗将熟时上有黑霉者也所主天行热，口干瘟疟发狂斑。

荞寒降气等石硙岂去声，磨也，堪硙脏肠之滓音第，犹渣秽。东壁亲身微痛泻痛泻均不多，僧方授我乃其自。

粳即杭，音庚，饭米稻早中晚三认，早多土气脾胃镇。迟晚色白金气多，清热解烦金脏润。

糯米炼成淘汰，百蒸、百晒、百露，石器研粉，汤调服救荒日食一餐，服至三十日止，可一年不食，入药炒用收溲闭汗孔。合得花椒醋打丸，女子白淫无悯悯上声，惧也。脾弱素难转输入，以彼性黏终有壅。试且救荒糯易粳音更，糯神粳应汞即颏洪上声。

---

① 木谷：即肝木之谷。《本草纲目·谷部·大麻》引刘完素曰："麻，木谷也而治风，同气相求也。"

② 繄（yī衣）：犹是也。《国语·吴语》："君王之于越也，繄起死人而肉白骨也。"

谷稷粟

粟米味咸抑且淡，气寒下渗肾之谷。消渴浊痢肾所关，小溲一利肾邪伏。

秫即糯粟米甘微冷肺家谷，益阴气以利大肠。阳盛阴虚眠不得，食鸭成癥娠下黄水。黄水如胶用一半粟米，一半黄芪煮气香。

薏苡仁甘寒益脾肺，去风胜湿而清热。筋急拘挛音恋脉自弦，扶脾抑肝此莫缺。

谷菽豆

黑大豆甘寒走肾脏，男子便血胞不来①。腰胁猝痛身浮肿，炒而酒煮饮之效兼该②。治胁治腰添一法，以水湿豆熬热荡之哉。豆淋酒法中风治，紫背浮萍药下开。晋惠帝永宁之二岁，黄门侍郎奏得奇。景先刘氏其名姓，云逢太白山人兮。臣家七十有余口，辟谷仙方是我师。斗量大豆数维五，淘净三遍蒸蒸之三遍去皮。大麻子以三十升，浸一宿蒸三遍开口齐。捣末作团拳大比，甑蒸戌时至子时。晒燥干服饱一顿，其人得七日不饥。二顿四十又九日不饥，三顿三百日无亏其不饥不减百日之数也。自从四顿今而后，强壮容貌红白肥。口渴大麻子汤饮，若要重吃烟火③买冬葵。子研三合炊冷下，取下药如金色辉。后知随州朱颂者，教民用之如丑时鸡必啼言验也。序其首尾勒诸石，太平兴国寺中归石刻在寺。寺在汉阳大别山，王祯《农书》详载兹。但案永宁是辛酉，却无二岁足可疑。先是元康四年之日，岁在甲寅天下饥。六年关中亦告嗛④，

---

① 胞不来：即胞衣不下，亦称"息胞"。

② 该：通"赅"，完备。《楚辞·招魂》："招具该备。"

③ 烟火：即烟火食，熟食。道家称辟谷修道为不食烟火食。

④ 嗛（qiàn欠）：通"歉"，歉收，不足。《汉书·郊祀志》："今谷嗛未报。"

岂刘乡里在陕西关中，今陕①西西安府，以武功县有太白山故也。

黄卷黑大豆黄卷甘平风湿痹，肌理皮毛光泽细。水肿膨膨女恶血，约长五寸高檐系。

赤小豆为心脏谷，却行降令利溲速。水肿消渴脚气除，散血排脓酢傅足。

绿豆甘平附毒解，作枕头目令清洒。粉糁②痘疮不结痂，性从肝胃两村里。

扁豆白扁豆甘温脾胃补，吐泻腹疼湿热苦。色黄味甘得中和，化清降浊故消暑。

谷造酿

豆黑大豆豉苦寒做蜂午犹杂沓也，得葱发汗盐能吐上声。薤治痢酒治风蒜止血，肿痛脚痛敷之普。

豆腐甘寒宽肠胃，清热散血休息痢。休息酸醯熬以食，赤眼杖疮贴斯地。醉死热腐贴遍身，冷即易之苏乃弃。中其毒者投何药，莱菔作汤微无也所匮。

乌饭陈藏器本之陶弘③景，《登真隐诀》④书炳炳。南天烛叶茎捣汁盛盆内，粳米淘去浮投浸冷汁中。浸蒸曝凡九度该，米形紧小黑光耿⑤。日须一合无饥乏，益色强筋脾胃领补益脾胃。

蒸饼单面不须馅，起发馒头以酵糟。寒食腊天皆可作，蒸之皮裂悬风高。临用取来水浸胀，擂之滤之莫辞劳。以和脾胃三焦药，麦性已过容易消。化滞温中通水道，益气和血功效饶。盗汗

---

① 陕：原作"侠"，据文义改。

② 糁（sǎn 散）：敷，涂抹。

③ 弘：原作"宏"，系为避乾隆皇帝弘历名讳，今从改。

④ 登真隐诀：三卷，梁·陶弘景撰，采撷前代道书中的诸真传诀及各家养生术而成，收入《正统道藏》。

⑤ 耿：光亮，明亮。《集韵》："耿，光也。"

自汗吃一饼，折伤好酒二钱调。

曲由麦做随大麦小麦，日中曝燥先宜淘。六月六日磨之碎，即以淘水作块楮叶包。系悬风处七十日，医门造酒此曲操持也。

神曲辛温陈久堆，化滞解酒目病归。闪挫疼腰煅淬酒，炒研酒送乳能回。

红曲即紫曲甘温行脾胃，大杀山岚之瘴气。血气痛兼打扑伤，擂酒饮之必快利。

麦芽消化同神曲，产后青肿血秒停。麦芽干漆各研细，瓦罐交重平声铺几层。盐泥固济煅红用，酒服二钱即可平。无子食乳乳不散，恶寒发热乍难明。与夫妊娠欲胎去，并将�即炒末服而灵。

饴糖甘美建中乡，止渴消痰止嗽彰。瘀血熬焦和酒服，肠鸣须用水炊汤。

仓米为�三伏日，腹痛心疼肿积实。火灼诸疮痰血病，鱼肉菜虫毒气诘音近，锡韵之吃，问也。诘询何毒原不知，硝黄散瘀酸收窒。

酒之为用亦多乎，去风除湿润皮肤。气下血通行药势，药邪肉毒不胜胪。

菜　部

菜荤辛

韭叶固精暖膝腰，止泻散寒瘀血消。韭子生精阳气辅，浊遗崩带即寥寥。

葱白风湿发头汗，脚气奔豚通解散。皮穿血出傅砂糖，鼻衄溺红捣汁断。葱管吹盐入玉茎，小便不通毋嗟叹。

薤能散结蒜消癥，不经人用那知灵。饭癖越飧越不足，充饥尽饱吐而平。

葫即大蒜通五脏达诸窍，暑滞邪祟疮均是妙。霍乱转筋凭空泻，鼻渊禁口涌泉导桃去声，四证俱捣蒜贴足心。两门俱闭内肛中，肿咽鱼骨鼻门造。

白菜青白别名菘，眼打飞丝点出通。丹毒漆疮捣烂附，子油涂剑不锈音秀红。

白芥子发汗搜皮毛，酒调翻胃餮犹饕餮，音铁，贪食也；饕，音叨，贪财也。《左传·文公十八年》：缙云氏有不才子，贪于饮食，冒于货贿，天下谓之饕餮。肿气痛痰欣利散，安间无事彤弓弨彤，音佟。彤弓，朱弓也。《诗·小雅》：彤弓弨兮；弨，蚩招切，音近彻母之超，弓弛貌。谓弓弛之而反其体也。

莱菔音来匐子温辛定喘，消食除膨堪中选。风痰研吐推墙壁，肿毒醋调一两转。

生姜生散熟和中，禽菜毒成喉痹通。霍乱转筋温酒捣，饮后渣于痛处蒙。口烂癜风频擦末，两耳冻疮汁熬浓。舌胎布染井水刮，摩之姜片更相从。目赤睛痛风热暴，腊天捣汁阴干庸。姜粉铜青淋滚水，澄清温洗泪流松。姜阳茶阴皆散恶，调和阴阳湿热空。热痢留皮冷痢去，好茶同煎一两钟。早路出行含一块，雾露山岚气不冲。

干姜肺肾果堪温，利气散寒燥肾湿。虽则辛温走气分，也曾见彼肝经入。能引血药气分来，血虚发热生之急。炮用守中胃气隆，理中一法所由立。赤眼与夫冷泪痒，少沦干姜洗效捷。捣调以裹足之心，导火下流斯妥贴。

大茴香辛热膀胱走，补命门更温暖丹田。癀疝阴疼腰胁痛，肾消脚气湿与干。

菜柔滑

菠薐菜，薐，音楞冷滑味偏甘，久病肠枯痔漏辈。两等之人常食此，滑能养窍自然利。

马齿苋酸寒且滑，散血消肿利肠能。滑胎通淋诸疮治，产后宜俾虚汗宁。

黄花地丁蒲公英，一物乃有二名焉。与忍冬烹佐少酒，乳痈微汗病即安。丁肿恶核皆同此，亦堪鲜草捣涂痊。

芋滑微寒有小毒，煮汁洗腻衣如玉。头间软疖椎溶敷，身上浮风锅煮浴。

薯蓣音署预甘温脾肾肺，安魂达心多记事。涩精止泻润皮毛，捣贴肿坚杀毒势薯蓣，避唐代宗名豫，改为薯药。又避宋英宗名曙，改为山药。

百合甘温肺嗽可，君王相傅须安坐上声。频多涕泪肺肝责，二便不通肾何躲。

果　部

五果

乌梅敛肺固人肠，嗽渴血痢所由匡。能引诸药入骨里，使他伏热就平康。声响既清恶肉蚀，立消酒毒意飞扬。痈疽愈后肉隆起，取梅烧傅同附叹奇长。口噤擦龈开齿闭，止血能敷刀箭创。大孔如铁淋不通才委顿①，一丸枣大纳阴肛。

杏仁苦温肺大肠，肺有风寒滞气猖狂，骇也。喘嗽宁平到圊易，锡毒狗肉尽消亡。

桃仁之苦重于甘，气薄已将味厚谙。致新甘也推陈苦，大肠蓄血对伊惭。甘缓肝急散血滞，骨蒸男妇阴痒贪。连皮连尖行走故，活血润燥去皮尖炒锅醋足也。

---

① 委顿：衰弱，困顿。晋·干宝《搜神记》："超忧感积日，殆至委顿。"

栗子咸温厚胃肠，耐饥益气煨火煌。生干补肾坚腰膝，嚼罯乌感切，音暗，覆也能除箭刺创。闻说肾虚腰脚软，袋装生栗悬诸梁。每晨略吃十余颗，猪腰煮粥助之强。细嚼连津吞有益，顿饱反令平声脾胃伤。再考古诗言栗者，苏子由名辙，北宋四川眉州人有食栗章。老去自添腰脚病，山翁服栗旧传方。客来为说晨兴晚，三咽徐收白玉浆①白玉浆，谓口津也。

大枣滋脾润心肺，生津悦色调营卫。以此增加和百药，发他脾胃升腾气。

山果

梨润手之太少阴，若吐风痰汁涔涔锄森切，床母，音岑。涔涔，雨多，借作泪下。江淹诗：涔泪犹在目。板烦咳嗽饮茶定渴止，金创乳妇到口噤平声，不宜。

木瓜酸涩脾肺敛，土中泻木助土生金以伐木也转筋验。脚气泻痢水胀宽，湿热无存使人念。

山楂又叫棠梂子，肉积吞酸皆仗尔。儿枕恶露汤翻澜②，略合沙饧音唐有意旨。配作蘹香③疝气瘥，肠风一旦腥膻洗。

柿锄史切，音士，别作𣏂、柿干脾健肺家润，宁嗽兜肠反胃顺。柿蒂能令呃逆好，苦温降气古方信。《济生》加以丁姜入，开郁散痰从治论。

石榴酸涩带崩奓音赊，侈也。张衡《西京赋》：有冯虚公子，心奢体泰，久痢肠虚如往也厕噆去声，粪屋也。《史记·项羽纪》：沛公起如厕多。花合石灰瘥血出，东行根可杀虫耶。

---

① 老去……白玉浆：此四句为苏辙（字子由）诗。
② 汤翻澜：谓恶露不尽。翻澜，波澜翻卷。
③ 蘹（huái 怀）香：即茴香。《本草纲目》引苏颂《图经本草》："蘹香，北人呼为茴香，声相近也。"

橘皮刮白橘红贾卖也，讹卧平声，伪也。《诗·小雅》：民之讹言道音盗，从也。《山海经》：风道北来化州广东高州府辖线缠五片，红线缠，故名五爪龙。真者色红又取陈，疏气燥湿气分橹①。和中理胃白则仍旧，《圣济》经中之规矩。

青橘皮辛苦温沉降，肝胆两家气分归。不似陈皮升以浮，肺脾之气主为之。积坚气滞乳腰胁，或于小腹疝牢持。辛以散之苦以降，经气疏通总莫违。但其性最发人汗，有汗莫投人罕知。说出杨仁斋《直指》书名，术陋几会游其扉音非，犹门也。

橘核功与青皮协，偏坠卵肿如石坚。腰疼以及诸疝痛，皆能酒煎服而捐。

枇杷之叶肺兼胃，苦平未免泄精气。长于降气火随清，火清呕止而痰利。

银杏复名是白果，涩味甘苦须知者。熟食便带喘哮敛，肺气既益人媟媟，窝上声；媟，五果切。身弱好貌。生食下喉解酒醉，功如橄榄无偏颇。

胡桃强阴兼破故，拔白变黑胡分助。固精已嗽服连皮，收敛神功如法度。

夷果

荔枝肉散无形滞，健力生津长益智。核可烧灰和酒吞，诸般疝气先收臂食荔吐核时先以臂收也。

荔枝之实本双结，试观其核肖睾丸睾，音皋。睾丸，肾子也。《灵枢经》：腰脊控睾而痛。癫疝卵肿行滞气，述类象形之义焉。

龙眼补心而长智，可以扶脾悦胃气。健忘不寐心悸怯，不寒不热中和屎丑利切，瓶去声，收丝具。言不寒不热而中和收局也。

---

① 分橹：犹分离。橹，类桨，划船具。

榧子润肺杀百虫，五般之痔一齐空。堪消谷气医喉咳，补骨壮阳亦果蒙。

槟榔辛暖达戊庚[1]，痰癖积虫其地生。已疟降气疏后重，此痊彼应错纵横。

大腹皮腹大而形扁，子似槟榔功不远。能降逆气和脾胃，下水行痰任舒卷。

味果

川椒入肺脾肝命，寒疝冷疼咳嗽病。坚齿通经又明目，涩精收溺杀蛔䘌。

吴地茱萸辛苦热，厥气上逆心胸窜平声。头疼腹痛寒痢疝，痰饮背寒口吐酸。转筋入腹炒烹酒，癥块酒煮布包熨更番。玉门冷甚川椒配，纳入日终换数丸。前阴痒湿煎频洗，口烂醋调足底摊。其人肠痔常流血，痒痛如虫啮锥钻。烧坑掘坑烧红酒淬研末入，板穿一孔坐而熏。

蓏音裸类

瓜蒂甜瓜蒂湿热困阳明，胸膈痰涎皮肤水。风痫额疼黄疸人，吐之嗜即嗅之皆可已。

甘蔗甘寒泄火邪，止渴生津以手㧺揸加切，平声，把之力也。中酒毒人能解得，降逆和中噎膈杷如杷，下也。煎作沙糖紫黑色，扶脾润肺缓肝夸。白沙糖一号石蜜，与紫色者譬乌鸦言相等也。

水果

莲子又号石莲子，霜后坚黑堕泥底。甘涩入脾补黄宫[2]，能媾肾心交火水。坎离既济君相靖，厚肠收滑涩精喜。藕节痢淋吐衄

---

① 戊庚：即胃与大肠。中医以十干配脏腑，胃为戊，大肠为庚。
② 黄宫：即脾脏。脾属土，黄为土色，位在中央；宫，指脏器。

崩，散瘀还新毋色葱音枭，畏惧也。

芡实甘涩开胃脾，入肾益精而强志。止渴尿遗带浊多，腰膝痛疼因湿痹。

木　部

香木

柏子仁肝经气分到，养心而润肾之燥。益智宁神耳目佳，益血止汗肤不糙操去声，粗也。香能舒脾润且平，药向中江脾胃增一棹直教切，短曰楫，长曰棹，以拨水行舟。火蒸日曝籭春仁，炒研入炉汤转貌。

柏叶苦辛其性涩音涩，口鼻后前血断流。汤火灭瘢黄发黑，轻身历节痛疼飕音搜，如风之微吹也。

松节味苦其气温，骨节之间风湿病。大能燥湿血之中，脚弱筋挛酿酒应。

松脂俗名松香性燥其味甘，湿去热除外面临。壮骨强筋肌渐长，逐脓已痛古传今。

肉桂甘辛有大热，益火消阴补命门。阴盛失血泻痢痫，寒痹风喑不能言病腹痛勤。死胎童便乘温送，倒产横生麝酒亲。古方有用水银者，此却功奇不损人。

桂枝发表通营卫，领肠中风出肌稍渐也。且入下焦散蓄血，横行手臂痛风咬。

辛夷味薄工舒散，助胃升清高处惯关去声，习也。胃脉本环鼻上行，味辛通窍肺无患。

沉香辛苦木家身，平肝降气坠痰次即涎。气淋气痢兼癥癖，又兴阳事命门边。

丁香齿𪚥音匿哕反胃，痘疮灰白口作气。腹痛阴酸腰膝寒，此药辛温宜内治。外为末，棉裹塞冷阴瘜肉鼻，乳头破裂盐音艳，以盐腌物也。《礼·内则》：屑桂与姜洒诸上而盐之其际。

降真香辟除瘟怪，痛定血休生肉赖。没药骐驎竭以代之，《名①医别录》陶通明载。周密即崇战被寇刀伤，征剿此番真大败。如折骨筋血涌泉，敷花蕊石散难泰。李高进药没痂痕，罗谦甫亦言效验快。

乌药辛香气大温，中气脚气与疝气。冷气膀胱肾畔冲，冲于腰腹心胸背。

乳香熏陆有双名，消肿断痛顷刻喜。托里护心真定痛，熟水研投痈疽寒颤起。若系囊茎肿与疼，椎涂葱白医有亡奚上声，有所挟藏也。甲疽胬肉血淋淋，煅了胆矾来共止。既肩肩，犹任也疮毒还伸筋，活血生肌折伤美。没药试询其所长，其功火煅乳香比。制乳没时火糠灰，珠子炒成何娓娓。

骐驎竭，即血竭味咸最走血，故入肝包手足厥。血分止疼敛疮口，不同乳没兼气说。欲试其真磨甲透，烧灰本色知的实。

龙脑即冰片辛温能走窜，透骨通关郁火散。耳聋鼻瘜目生云，喉痹舌伸惊痫惯。

阿魏殊常嗅烈哉，仓廪之官痞积颢②碍平声。杀虫破癖除邪蛊，其可犯乎止半衰。

芦荟歪去声气从塞北起，湿中生热折之水。虫三痔五杀称能，热尽眼光张亹亹音尾，不倦也。

乔木
黄柏苦寒走肾膀，燥除湿热子依娘俗称母曰娘。足膝痹疼佐苍术，蜜水浸之漱口疮。

---

① 名：原作"明"，据《本草纲目·序例·历代诸家本草》改。
② 颢（yǐ乙）：平静，安静。《尔雅》："颢，静也。"

厚朴苦温气味厚，冷气雷鸣吐味酸。肺胀膨膨上喘咳，腹痛呕逆无时安。橘苍同用除湿满，大黄枳实偕来实满宽。

杜仲添精筋骨健，遍体机关攸①往善。阴间痒湿沥余旋，亦堪治疗如人愿。

漆之辛温杀虫烈，年深积滞已坚结。化他瘀血都为水，筋断骨伤裨续绝。

海桐木皮无毒苦，行经历络达病部蒲上声。能入血分强腰脚，去风杀虫真有武。

苦楝子金铃名字多，腹痛因虫做曰寮。舒筋善降心包火，通利肠膀顷与俄。

槐角即槐米、槐实苦寒润肝家，目泪肠风痔血注。阴疮痒烂速除之，杀虫堕妊于此遇。孟冬以子溃牛胆，百日之期乃合度。明目除痔医下血，每旦一枚吞下去。

槐花蕊五月采花，四月采蕊可疮疼抽，热毒淫疮从小溲。先日红斑身上烂，猜其毒发心中愁。汤洗且将酒煎吃，方传山叟薛立斋收。

皂荚皂，俗作皂。皂，曹上声；荚，兼入声味辛性浮燥，吹之导之达诸窍。搜风扇湿除喘满，散肿能破结气故也医疮虫无噍樵去声，啮也。《汉书·高帝纪》：襄城无噍类。或损黑皮弦并子，或烧存性各方要。

榆白皮肾腑膀胱两肠滑，利窍能将湿热杀。若胃虚渗下走真气，须要抚而嫌②用伐。

巴豆消痃兼摩癣，腐肉推痰破血工。肠中硬物停寒阻，或时泄痢或不通。耳聋喉痹寒痰喘，疮疥伤寒舌出庸。

---

① 攸：犹所也。《易·坤》："君子有攸往。"
② 嫌：嫌忌，禁忌。

灌木

桑根白皮泻肺之多余，喘嗽口干一刻除。闭滞小肠生肿满，宽膨逐水立时苏。肺气虚而小便利，虽将蜜水炒且徐徐。

枳实枳壳别作壳原一物，小者性速枳实名。因呼老者为枳壳，性寒味苦本同称。攻坚破痞宜于实，泄肺气宽大肠壳有征。

栀子胸中恼不眠，脐下血滞小旋牵。轻飘上达能清肺，寒兮苦也慎冰渊①。

枣酸枣仁胆怯心如恐驱共切，恐去声，惊悸盗汗相舞弄。肝虚其血不归经，虚烦彻夜难成梦。诸般之证皆蒸熟，胆热好眠乃生用。

肉枣即山茱萸，俗名枣皮助阳腰膝旺，闭精缩便多情状。月勤耳响复居恒，温补酸收言匪浪。

卢都叶子不拘咳嗽神，焙研米饮听前云。三十年疴一日愈，酸涩收金耗散存。甚者人参加入服，服后胸上生疱痒已知因知其生疱者因药之效也。

郁李仁尝甘苦辛，脾经气分果为真。水肿癃急能行水，大肠气滞降无存。

五加根皮风湿疝门祟，审厥所由两路通。明目舒筋藏血海，益精缩便蛰藏宫。

地骨皮甘淡以寒，有汗骨蒸担子肩。泻伊肺肾血中火，引导下从扯裤音库。《礼·内则》：衣不帛襦裤旋。

枸杞子填精肾脏补，养营明目功劳普。强筋止渴蠲心烦，能

---

① 冰渊：比喻小心谨慎。语出《诗·小雅·小旻》："如临深渊，如履薄冰。"

利丙庚①更仆数②。

荆沥甘平去热风，化痰经络已开通。牡荆世俗黄荆叫，截取尺余火燎中。

蔓荆气清轻且浮，往上行散树飞鸠。太阳头痛赤目泪，霍然而起步冈洲。

寓木

茯苓气薄阳中阴，发腠生津始上行。泻下不离阳之体，故其入足太阳经。白者由肺而下降，赤者心发而膀迎。利窍行湿此两种，病虚元弱不宜轻。白茯又闻伐肾邪，更降心火交肾庭。

茯苓皮治水肿肤，开发腠理通水道陶上声。茯神惊怒有遗忘，头眩胸坚心部媚莫饱切，好貌。

琥珀淡甘塞可通，颠邪总疗魂魄从。消癥破血金创合，翳障诸淋止空空。

猪苓之淡利空窍，苦以泄滞甘助阳。多服亡津损肾气，昏人眼目亦须防。

苞木

淡竹即水竹叶戡痰热胸，咳逆上气烦无从。煎浓汁漱齿出血，洗收肛脱意融融。竹青刮下茹音如为号，郁土燥金两道㯶音棕，轮也。若将润燥养阴血，寒滑以治风痰竹沥逢。

虫　部

虫卵生

蜂蜜除烦散百毒，润肠调胃止痛啄东入声，鸟啄也。《易林》：

---

① 丙庚：即小肠与大肠。中医以十干配脏腑，小肠为丙，大肠为庚。
② 更仆数：谓详加论列。

凫得出没，喜笑自啄。毛羽悦泽，利以攻玉。姜汁同行痢初成，研匀薤白火疮蹙①。煎胶乘热纳肛门，大便旋来可预卜。

蜜蜡甘温炼去黄，性涩质坚气味薄。断痢脓血又生肌，胎漏酒溶吞可却。

震亨白蜡属于金，收敛坚强宜所任。同合欢皮长肌肉，续筋接骨其意歆②。

露蜂房拔骨中疔，风虫为患齿牙疼。能兴阳道止遗尿，涂洗疬子乳痈萌。

五倍子酸咸收肺散，那愁痰火渴流汗。气寒解热理痢疽，兜摄更能除湿烂。

百药煎差殊五倍诸，因经酿造体轻虚。其性浮收甘味在，上焦含药更佳图。

桑螵蛸，音飘消咸味失精任，阴痿遗溺及诸淋。疝瘕血秘阴疼痛，益气生精大养阴。不真权用他树者，炙桑白皮少佐临。以伊之性能行水，接就肾经其意深。

僵蚕白僵蚕夜啼乳无乳，中风失音喉痹咻音栩。噢咻，病声。噢，委羽切。去痒皮肤男子阴，瘢痕血皯③音秆灭飞羽。简④其白色而条直，烧釜略过当如许。

蚕原蚕沙蒸暖熨风湿，瘫痪音疃痹顽节不随。以洗头身风痒甚，烂眼麻油调上伊。

蝎音歇青属木走东健，抽掣㖞斜头掉眩。半身不遂耳猝聋，瘾疹痫惊当入选去声。

---

① 蹙（cù 促）：本义指迫，紧迫。此处引申为缩减，消灭。
② 歆（xīn 欣）：悦服，欣喜。
③ 皯（gǎn 赶）：皮肤黧黑枯槁。《说文》："皯，面黑气也。"
④ 简：选择，拣选。魏征《谏太宗十思疏》："简能而用。"

虫化生

蝉蜕 蚱蝉蜕咸寒性与味，其气清虚风热利。头风转运破伤风，皮间搔痒目间翳。井华水疗哑既能同，下截用下半截，为末，以钓藤煎汤调灌夜响夜啼闭。除搔拨翳问何因，走窜祛风善自蜕。破哑休啼却为何，昼鸣夜息取其意。

萤火微温其味辛，最能明目有精神。火疮蛊毒逢之退，鬼疰登时即离身。

虫湿生

蟾蜍蟾，音詹；蜍，署平声。蟾蜍，即癞虾蟆枯痔漏疮蔽，猘犬①毒消疳痢既尽也。《尚书·舜典》：既月。蟾酥音苏拔取疗黄好，面糊梧子舌下置。

白头蚯蚓饮寒泉，善解天行疏便旋。长于下走通经络，卵肿足膨绞汁吞。

鳞　　部

龙类

龙骨镇惊安心神，夜梦鬼交无复诌音炒，戏弄也。尿利汗精带崩藏，生肌敛疮肛不掉条上声。

鲮鲤即穿山甲行肝又走胃，通经下乳湿风痹。痛停脓血推排开，不觉肿消痈以溃回去声。

鱼类

鲫鱼胆涂阴蚀疮，又治脑疳鼻子痒。其人黄瘦发作穗，滴鼻之中教平声卧仰。

---

① 猘（zhì治）犬：狂犬，疯狗。

无鳞鱼

乌贼鱼骨即海螵蛸善燥脓，消癥去翳又开聋。血淋肠风阴头蚀，咸涩软坚止滑功。

介 部

龟鳖类

龟甲咸寒骨蒸尪音汪，羸弱也。韩愈：文人固有尪羸而寿考，泄痢漏崩痎疟痎，音皆，二日一发疟。《左传》：齐候痎床。小子囟门开不合，臁疮臭腐不臁疮。

鳖甲咸寒破血瘕①，儿胁石坚劳热差。人咬指烂阴茎腐，痔疮女漏五色葩怕平声，华也。张衡《西京赋》：披红葩之狎猎。

蟹螯集鼠②试烧烟，涂囟合颅同白及捣。续筋化漆壳黄敷，堕孕煎汤以蟹爪。

蚌蛤类

牡蛎咸寒察肾干，虚热去来骨节间。软坚胁满知疏泄，诸凡收摄与镇安。

蚌粉清热又湿行，痢疳浊带肿浮轻。若调姜汁滴瓶醋，反胃援之且碗擎。

真珠下部厥阴榷以木渡水至厥阴也，安魂明目瘳遗浊，置珠豆腐中以绢囊盛煮炷香，我闻其法未能驳。

---

① 瘕：原作"疝"，据《本草纲目·介部·鳖》改。
② 集鼠：《本草纲目·介部·蟹》载："其螯烧烟，可鼠集于庭也。"

禽　部

原禽类

乌骨白鸡雄者以用也，腊冬之月收鸡屎。性冷消癥通二肠，妒乳转筋腹胀理。

鸡脾曰肫音谆若公章公章并妇谓舅也。《汉书·贾谊策》：与公并倨，又曰膍胵①音毗鸱记弗忘。里黄皮鸡内金名美，尿失尿淋反胃粮音张，食米也。《礼·王制》：五十异粮。膈消酒积乳蛾病，疳蚀茎头谷道疮。雌疗音料男人雄疗女，不宜落水阴干藏。

鸡蛋五枚熟取黄，乱发般多釜中央。久熬液出热疮点，苦参加上随以苦参末掩之意劻勷，音攘。劻勷，迫遽也。夜明砂、黄丹水粉厘胥百，炒合蛋油救火汤。

五灵脂甜味温和嗅香仲切，鼻受气，肝经血分理诸痛。血崩经带止长流，胎前产后血气共。

兽　部

畜类

胆猪胆汁苦通脉以入心，其寒补肝而和阴。和去声醋插筒大便出，明眼杀疳发垢淋。

阿井黑驴皮胶咸平走木金，新久痢家必用心。痈痿屏却嗽痰化，强经养血理风淫。

牛黄苦、平君主之官，心将军官肝，化热利痰精力完②。贼风中脏引风出，痘疮黑陷有乱言。

---

① 膍胵（pízhì 皮治）：泛指鸟类的胃。

② 完：充足，充实。《后汉书·隗嚣公孙述列传》："今天水完富，士马最强。"

羊黑羊胫刑去声骨灰摩镜洁，羊头之骨亦消铁。炒末六铢音殊，共二钱五分米饮借依而吞下，取下胸痛如忽失。羊屎烧淋汁沐头，三回头上生黑发。焚灰以合腊猪油，《太平圣惠》调涂说。

兽类

犀角寒酸苦舌怕，胃清心爽窥肝镈化讶切，孔隙也。辟恶安魂止讹言，黑陷痘形里热咤罩驾切，叹也。非风衄吐皮肤斑，血蓄放狂于此咤夸诳之也。《汉书·司马相如传》：子虚过诧乌有先生。

麢羊角麢，俗作羚寒木家事，固握挛音恋筋掣昌列切，阐入声，犹扯拔也。《晋书·王献之传》：幼学书，羲之从后掣其笔不得痛易治也。《孟子》：易其田畴。辟邪散血刮关入声，刮去恶疮肉也。《周礼·天官·疡医》：刮杀之剂睛云，木平风定魂安睡。

鹿茸养血添精髓，健骨强筋大壮阳。羸瘦转肥精转固，聋开眩止目华光。

鹿角霜造法入长流水，三日取刮皮软糜。日之七七日兮桑火炊，旋旋添水日足止。滴醢少许于其中，晒干研碎将霜侪上声，比也。《礼·曲礼》：侪人必于其伦。气弱汗淋频要尿，劳嗽遗精胥慆音耀，疗治耳。

鹿角胶补髓长人肌，扶劳益气好颜色。诸窍出血多汗收，尿数精遗不再迫。

麝香开窍骨筋透，杀鬼祛虫人痫惊。溃疮脓血都消尽，瓜果积填总一倾。

人　部

人尿血行火降凉，鼻口流红折打金创。火烧闷绝杖廷肿，急救连升欲至缸音冈，大瓮。暍死尿脐中恶死尿面，人虫咬破尿其伤。蛇缠人足淋之解，红睛已尿热淋光。

乳汁甘咸热饮娆衾聊切，溺平声，言心不欲而勉强饮，肌肥色白发毛娇。初生不尿煎葱白，失音竹沥友朋交。久闭月经资引路，挑点痛目泪流漂。

张棕坛曰：中有屏不作诗者，以其习知常用，非缺也。

［附］血中之气气中之血药诗

血中之气诚空冥，芎蒌可䡲音吝，辚也木肝之庭。郁金远远喷人鼻，心主肺肝心外城包络。十二经中无不到，气化郁开痰始行。当归惯向木火土，三脏由此得安平。问孰能行气里血，蓬茂入肝纸上登。肝之所患血中气，药坊自有荆三棱。肝途脾路姜黄走，血似风飞气陨星陨，䇏上声，坠也，落也。《春秋·庄公七年》：夜中星陨如雨。行血中气气中血，延胡太阴脾、肺厥阴肝、包络四阴经。

［附］宜陈药诗

狼毒大黄橘半麻黄，芥萸实贼茺槐花。一十一者宜陈久，独惟陈夏传名些。

［附］养充助诗

谷菜与果都有五，五谷为养五菜为充五果为助之。肝心脾肺肾排去，五般之入各相依。脂麻肝谷小麦心谷稷脾谷黍肺谷豆黑豆，肾谷，韭肝菜薤心菜葵脾菜葱肺菜藿肾菜满畦。李肝果杏心果枣脾果桃肺果栗树实肾果，为养为充为助兮。

第五卷

脉

屠南洲曰：修饰崔氏《四言脉诀》。

脉为血海，百骸贯通，大会之地，寸口朝宗。寸口之名，统手六部上声，肺如华盖，覆诸脏腑。各经之气，莫不熏蒸，肺朝百脉，故于此征。

诊人之脉，厥掌仰向，掌后高骨，是名关上。

鱼际大指后近寸脉处有肉高起如鱼，故曰鱼，亦曰鱼际却退也行，至高骨畔，度其短长，名之曰寸。尺泽穴，在肘腕内廉进行，高骨亦断，有尺之名，当于此看。尺寸之间，关名所建，关前为阳，即寸无变；关后为阴，即尺是认。

胞络与心，左寸之应，惟肝与胆，左关究竟。小肠膀肾，左尺为定，胸中及肺，右寸昭然。胃与脾脉，属在右关，大肠并肾，右尺班班①。命门一穴，居两肾间，候之右尺，偏配不安。但地之道，左水右火，相火右寄，于理则可。

左关人迎，肝属风脏。右关气口，水谷之壮。

脉有三候，即浮中沉。浮举中按，沉脉须寻。每候五十，《难经》指南。

四时之分，各有平脉。春之肝脉，弦而且长。春之心脉，弦而浮洪。春之脾脉，弦而兼缓。春之肺脉，弦而微浮。春之肾脉，弦而沉细；夏心脉洪，夏肝洪弦，夏脾洪缓，夏肺洪浮，夏肾大沉；四季脾缓，肝则兼弦，心则兼大，肺兼浮涩，肾兼沉细；秋

---

① 班班：明显貌。

之肺脉，浮涩而短，肝浮弦长，心则浮大，脾则浮缓，肾微而滑；冬之肾脉，沉细而滑，肝沉而弦，心沉而大，脾沉而缓，肺沉而涩。

一呼一吸，合为一息。脉来四至，平和之则。五至无疴，太息所得凡鼓三息必有一息之长。三至为迟，冷寒凝隔。六至为数，火热驱迫。

浮表沉里，冷寒数热。

浮脉轻清，轻手即触，举之有余，按之不足。

沉脉重浊，水底沉石，按之有余，举之不敌。脉在骨间，伏名斯得。

迟脉属阴，一息三至。缓脉和匀，春柳垂曳余祭切，犹拖也。迟滞为涩，全无神气。结则来缓，止数去声参差。代亦来缓，止数均齐。

数脉属阳，息一至六。数时一止，其名为促。数短如豆，中间觉高。两头俱俯，动脉滔滔。

紧脉弦急，不限六至，左右弹手，切绳相类。

滑脉替替①，往来流利，盘珠之形，荷露之义。

短不及本位，长则过焉。弦劲带长，端直如弦。

浮脉主表，腑病所居。有力为风，无力血虚。浮迟表冷，浮数风热。浮紧如何，风寒切切。浮缓如何，风湿可决。浮虚伤暑，暑伤其气。浮微劳极，气衰血匮。浮大虚火，浮芤血证。浮涩血伤，浮软气病。浮弦有饮，是必兼风。浮滑有痰，炎火上攻。

沉脉主里，为寒为积。有力痰食，无力气抑。沉迟虚寒，沉数热伏，沉紧冷痛，沉缓水蓄，沉涩血结，沉牢积坚。沉细虚病，又湿之愆。沉弦主饮，痛亦所系。沉滑主痰，脾见食滞。沉伏寸

---

① 替替：持续貌。

吐，在尺则利。

迟脉主脏，阴冷相干。有力实痛，无力虚寒。然或血少，有若诊焉。迟滑胀满，迟微难安。

数脉主腑，主吐主狂。寸数喘咳，肺痈口疮。关数胃热，火邪内伏。尺为相火，淋癃遗浊。火实力强，火虚不足。

涩脉少血，亦主精伤。尺涩遗淋，血痢相戕。寸涩心痛，怔忪*音征钟*自汗。左关胁胀，右关湿患。上为反即翻胃，下为结肠。*血液枯竭反胃、结肠皆血液枯竭所致，故脉象之涩显扬*。涩而坚大，实热在中。涩而虚软，虚火蕴祟。无问男女，沉涩尺忌。血少精伤，难于后嗣*音饲*。

滑司痰饮，右关主食。尺为蓄血，寸必吐逆。滑数痰火，滑短气塞。滑而浮大，尿则阴痛。滑而浮散，瘫*音滩*痪*湍上声*。*瘫痪，俗名风瘫，即偏枯之病风中*。

弦为肝风，疟痛痰征*验也，因脉之弦可验其为疟、为痛、为痰也*。左寸心痛，右*右寸*胸头疼。肝左关弦痰疟，癥癖所寄。胃右关弦膈痛，有寒在胃。弦逢左尺，饮在下面。弦逢右尺，疝痛足挛。双弦主饮，亦云寒痼。不能食者，土负*堪恶负*，败也。*以左肝木克右脾土，木胜土败*。弦浮支*号号支饮*，弦沉悬*名名悬饮*。弦细拘急，弦大虚称。

实脉有力，长大而坚。诸阳毕备，三候皆然。实为盛满，邪热方刚。血实脉实，积强脉强。实而且紧，寒积羁绊。实而且滑，痰凝为患。

虚合四形，浮大迟软。及乎按之，依稀似远。迟见浮分，气虚生寒。空在沉分，血虚甚焉。更有重按，豁然如无。真寒内隐，假热证外*诬欺也*。附子理中，冰冷一壶。

洪脉极大，状如洪水。来盛去衰，滔滔满指。浮分看之，有力者是。左寸洪大，心烦舌穿。右寸洪大，胸满气冤。右关见洪，脾苦胀热。左关见洪，肝强莫遏。左尺洪兮，水枯便难。右尺洪兮，龙火灼燔。

微脉模糊，气馁血枯。举之似有，按之若无。心则惊怯，肺乃气促。肝则筋挛，胃则冷蓄。左肾精衰，右火倾覆。

细如蛛丝，直软沉在。细主气衰，血亦渐杀去声，降也，减也。左寸怔忪，右呕少气。阴竭于肝，虚胀于胃。左尺若细，泄痢遗精。右尺若细，少火不兴。

濡即软脉自小，但见于浮。中候沉候，杳不可求。浮分主气，气犹未败。沉分主血，血已伤害。老年久病，容或堪衰。少壮新病，已无根荄。

弱小无力，脉得诸沉。浮之不见，阳衰难任。虽小而软，一线阴系。脉弱以滑，是有胃气。脉弱以涩，气血交败。

结为阴冷，凝积所关。少火衰弱，中气虚寒。乾健乾，天也；健，强而不倦也。《易》曰：天行健。喻人身之阳气亦然顿息止也，机缄减平声。主发谓之机，束箧之绳谓之缄。机犹发也，缄犹束也不利。故使气血食痰，互相缠滞而为病也。

革大弦坚，浮取即得。按之乃空，浑如鼓革皮也。表寒有象，中虚是呈。女子半产漏下，亡血失精。长病有死，猝病则生。

芤音枢乃草名，绝类慈葱。浮大而软，中取则空。沉候亦大，血竭于中。各依其部，准有脱失。上下见红，败精流溢。

散脉浮大，有表无里。中候渐空，按则绝矣。右寸之散，汗出腠理。左寸不寐，怔忪而已。散在左关，溢饮流衍。散在右关，胻音杭，足胕肿腹满。居于左尺，比方水竭。右尺得之，阳消命绝。

牢在沉分，大而长弦。浮之中之，皆属杳然。以形主积，以沉主寒。左寸之牢，伏梁心积为病。右寸之牢，息贲肺积可定。左关肥气肝积，肝家血积。右关痞气脾积，阴寒痃癖。左尺牢形，奔豚肾积为患。右尺牢形，痛哉瘕疝。

浮风长火浮长，痫病生焉。沉阴短虚沉短，气滞痞坚。洪为阴伤，火之亢也。紧主寒痛，表里二者。缓则为虚，大则为风。缓大并至，风虚交重平声。缓则湿停，细则气滞。缓细都来，稔①知湿痹。涩本血少，挟缓愈炽。滑本湿痰，兼缓益厉。

阳动汗出，为痛为惊。阴动肾热，崩血肆行。阳盛则促，热毒肺痈。阴盛即结，积郁疝疼音彤。

代则气衰，或泄脓血。伤寒心悸，怀胎三月。七情太过，跌打闷绝。风家痛家，俱有休歇。若夫他病，则危可惊。中寒土败，吐利腹疼。四十一止，肾气不至。三十一止，肝气不至。二十一止，脾气不至。十动一止，心气不至。五动一止，肺气不至。两动一止，三四日死。四动一止，六七日死。六动一止，七八日死。

代散者死，《内经》有载。代本脾绝，散乃肾败。二脉交临，神圣莫爱。

中风之脉，却喜浮迟。坚大急疾，其凶可知。

伤寒热病，脉喜浮洪。沉微涩小，反证必凶。汗后脉静，身凉则安。汗后脉躁，热甚必难汗出不为汗衰者死。阳证见阴沉、涩、弱、弦、微，命必危惫。阴证见阳大、浮、数、动、滑，虽困无害。

火热之证，洪数为宜。微弱无神，根本脱离。

疟脉自弦，风暑所苦。邪之所客，风木之腑。脾失转输，由水侮土。水谷精微，运化有阻。弦应风木，又痰所主。遂多停痰，作疟难去。弦数者热，弦迟者寒。代散则绝，凄恻不欢。

泻痢所宜，沉小涩弱。浮数实大，发热成恶。腹满四肢清手、足指尖冷谓之清，十五日作。

---

① 稔（rěn 忍）：熟悉，习知。

呕吐反胃，浮虚滑痰。是其正象，投补可堪。数弦涩弱，血液怀惭。

噎脉自浮，兼濡将退。沉伏而紧，死期必会。坚急身热，脱形可忌。一气十五日之久，端归冥地。

瑞当浮滑，急疾不应平声，音英，当也。沉涩肢寒，均令人惊。

呃逆甚危，浮缓乃宜。结代元衰，弦急死期。

喉痹寸洪，上盛下虚。尺喜实滑，微伏嗟吁。

骨蒸发热，脉数为虚。若逢涩小，必殒音允，殁也其躯，发热脉静，正谓此欤。

失血芤象，本应去声中空。缓小虚喜，数大邪凶。病加身热，徒有医宗。

蓄血在内，牢大喜征。微涩斯虚，既难自行。又忌峻猛，日留月停。

劳倦伤脾，脾脉虚弱。汗出脉躁，生命无托。

劳极之脉，宜得诸虚。大而无力，阳气易扶。兼数血亏，阴火难除。左右微小，痼冷宜驱。双弦土败，贼邪乘诸。细数而涩，鸣呼其殂丛租切，音租，死也。

三消之脉，数大者生。细微短涩，应手堪惊。便结之脉，沉伏不宜。热结沉数，虚结沉迟。若因风燥，右尺浮来。

小便淋闭，鼻色必黄。实大可疗音了，涩小知亡。

癫乃重平声阴，狂乃重阳。浮洪浅吉，沉急深殃。

痫本虚痰，脉宜虚缓。沉小弦急，去生已远。眩晕之脉，浮风紧寒。暑虚湿细，痰滑而弦。涩芤血瘀，洪数火煎。

头痛之脉，喜其浮滑。短涩斯虚，难以言吉。

心腹之痛，细迟速瘳。浮大弦长，滑数堪忧。

疝属肝病，脉必弦紧。牢紧命存，数弱身殒。

霍乱之脉，洪大为佳音街。清浊混乱，代亦匪乖。厥逆迟微，舌卷囊缩。到此之时，仰天徒祝。

脚气之脉，浮弦而风。濡湿迟冷，洪数热攻。紧则因怒，散则忧冲。细乃悲过，结气所攻。两尺不应，医必无功。

遗浊精伤，微数自晓。亦有心虚，左寸短小。尺迟则生，急疾便夭。

黄疸音旦，黄病。《汉书·严助传》：南方暑湿，近夏疸热湿热，洪数偏宜。浮大邪盛，微涩正衰。立见食少，泻多可悲。

胀满脉弦，脾制于肝。洪数热胀，迟微阴寒。浮大洪盛，有余当然。虚小沉细，咫尺黄泉。

脏积腑聚，实强其本。沉细之来，真气已损。

六郁皆沉，因气见短。若属血郁，涩脉所管。湿郁则缓，数乃热极。痰郁弦滑，滑紧因食。伏结促代，郁甚而得。

中恶腹胀，紧细堪任平声。浮大维何，邪气已深。鬼祟音岁，鬼祸也之脉，左右不齐。乍大乍小，乍数乍迟。

斑脉①沉伏，或散或无。阳浮而数，火见于躯。阴大而实，热蒸在肤。

肺痈脓成，数实交责。肺痿音痿叶焦，数而无力。肺痈面白，脉宜短涩。浮洪相遇，金遭火劫。

肠痈实热，滑数可起。沉细无根，有死而已。

痈疽未溃，脉宜洪大。及其已溃，洪大始戒。

妇人有子，尺脉滑哉。或见左寸，血已结胎。滑疾不散，三月已来。但疾不散，五月可排。左疾为男，右疾为女。女腹如箕，男腹如釜。

欲产之脉，散乱殊常。新产之脉，小缓为当平声。实大弦牢，

---

① 脉：《医学正传·卷之二·斑疹》作"疹"，义胜。

将入鬼乡。

脉行反关，生而固有。别由列缺手太阴穴，络在臂后上声。一手者多，或见两手。覆手诊之，方见其有。

心绝之脉，如操带钩。转豆躁疾，一日可忧。

肝绝之脉，循力责责①。新张弓弦，八日之客。

脾绝如何，雀啄响落。又同屋漏，一点滴洉②当入声。水流覆杯，四朝骇愕。

肺绝何似，如风吹毛。毛羽中肤，三日而号。

肾绝如何，发如夺索。辟辟③弹石，四日而作。

［附］诊四诗虚实微贼四邪诗

脉诊四邪分四诊，微贼实虚是何如？所胜我克彼为微不胜彼克我为贼，我生彼为实生我为虚。春得冬脉更水生木，从后来者虚邪补母肾，得夏脉，木生火，从前来者实邪还泻子心无虞。夏秋冬脉皆如是，春兼四季缓，脾脉，木克土，微邪弦而缓，故不治病自除。至于得秋为浮、涩而短，肺脉，乃金克木贼邪，四时克脉另详诸。

屠南洲曰：四邪出《难经》。

［附］四时克脉诗

春得秋脉肺，浮、涩、短定知死，死在申酉庚辛里。夏得冬脉肾，沉、细、滑亦如之，亥子壬癸为期尔。严冬诊得四季脉脾，缓，干支属土是其厄。秋得夏脉心，洪更同前，巳午丙丁相刑克。季月辰、戌、丑长夏末诊得春肝，弦、长，寅卯甲乙命斯极。

---

① 责责：急劲貌。
② 洉（duó夺）：滴，落。《集韵》："洉，滴也。"
③ 辟辟：象声词，如手指弹石之声。

[附] 伏脉诗

脉伏有因火邪郁，内郁不得外发越。乃为阳极似乎阴，必有大汗解而出。正如久旱天将雨，必先六合阴云欻熏入声，暴起也。少刻自然膏泽降，庶物咸苏复生也欣畅达。

脉伏又有阴证伤寒，先有伏阴在里面。外感寒邪阴内强，阳气衰微肢冷变。急投姜附灸关元，阳乃复回脉出现。若绝太豁与趺阳二脉皆绝，立到泉台空饮恨。

第六卷

脏 腑 诗

五脏肝心脾肺肾，五腑胆小肠胃大肠膀。脏阴里而腑阳表，以五配五恰相方。三焦异论今姑阙，心之腑似乎不以小肠而以包络当之。

五脏所属序

肺合皮，其荣毛，其色白，其味辛，其嗅腥，其喜稻，其恶寒，其藏魄，液化为涕，开窍于鼻。

肝合筋，其荣爪，其色青，其味酸，其嗅臊《月令》作膻，其喜麻、麦，其恶风，其藏魂，液化为泪，开窍于目。

心合脉，其荣色，其色赤，其味苦，其嗅焦，其喜黍，其恶热，其藏神，液化为汗，开窍于舌。

脾合肉，其荣唇，其色黄，其味甘，其嗅香，其喜粱①，其恶湿，其藏意与智，液化为涎，开窍于口。

肾合骨，其荣发，其色黑，其味咸，其嗅腐《月令》作朽，其喜藿、豆，其恶燥，其藏精与志，液化为唾，开窍于二阴。

声色嗅味液五脏分主序

肺主声，自入为哭，入肝为呼，入心为言，入脾为歌，入肾为呻。假令肺邪入心，当谵语妄言。其病身热，洒淅恶寒，甚则喘咳，其脉浮大而涩。

---

① 粱：古同"粱"。

肝主色，自入为青，入心为赤，入脾为黄，入肺为白，入肾为黑。假令肝邪入心，当赤色。其病身热，胁下满痛，其脉浮大而弦。

心主嗅，自入为焦，入肝为臊，入脾为香，入肺为腥，入肾为腐。假令热邪入心，当恶嗅。其病身热，心烦而痛，其脉浮大而散。

脾主味，自入为甘，入肝为酸，入心为苦，入肺为辛，入肾为咸。假令脾邪入心，当喜苦味。其病身热，体重嗜卧，四肢不收，其脉浮大而缓。

肾主液，自入为唾，入肝为泣，入心为汗，入脾为涎，入肺为涕。假令肾邪入心，当汗出不止。其病身热而小腹痛，足胫寒而逆，其脉沉濡而大。

气 味 论

《六节藏象论》云：天食人以五气，地食人以五味。五气者，寒、热、温、凉、平也；五味者，酸、苦、辛、甘、咸也。气为阳，阳不足者，补之以气；味为阴，阴不足者，补之以味。气厚者阳中之阳，薄者阳中之阴；味厚者阴中之阴，薄者阴中之阳。气厚味薄者浮而升，味厚气薄者沉而降。气厚者浮，味厚者沉。辛①甘发散为阳，酸苦涌泄为阴。淡味渗泄为阳②。轻清升浮为阳，重浊沉降为阴。

李杲曰：气象天，温热者天之阳，寒凉者天之阴。天有阴阳，风寒暑湿燥火，三阴三阳上奉之；味象地，辛甘淡者地之阳，酸

---

① 辛：原作"升"，据《本草备要·要性总义》改。

② 淡味渗泄为阳：据文义此以下当有脱文，《本草备要·要性总义》有"咸味涌泄为阴"，可参。

苦咸者地之阴。地有阴阳，金木水火土，生长化收藏下应之。气味薄者轻清成象，本乎天者亲上也；气味厚者重浊成形，本乎地者亲下也。肝属木，味以辛补酸泻，气以温补凉泻；心属火，味以咸补苦泻，气以热补寒泻；肺属金，味以酸补辛泻，气以凉补温泻；肾属水，味以苦补咸泻，气以寒补热泻。是四脏者各属一季，味则逆之，气则从之，以补泻也。至于脾胃属土，寄于四季，无定位，无从逆，故于五味相济，四季均平，以中和为主，而补泻无所偏胜也。况脾喜温而恶寒，胃喜清而恶热，偏寒偏热之气固不可以专用，而积温成热、积凉成寒，虽温平、凉平之药，亦不可以群聚久服也。经云：治热以寒，温而行之；治寒以热，凉而行之。斯为善矣！

密斋①曰：辛甘发散为阳，则用辛凉甘寒之剂，味虽阳而气则阴也；酸苦涌泄为阴，则用酸热苦温之剂，味虽阴而气则阳也。此用寒远寒，用热远热之旨也。

五 味 论

岐伯曰：辛散，酸收，甘缓，苦坚，咸软。

五味生伤论

阴之所生，本在五味；阴之五宫，伤在五味。阴者，五脏也。酸生肝，苦生心，甘生脾，辛生肺，咸生肾。此五脏之生，本在五味也；多食酸则伤肝，多食苦则伤心，多食甘则伤脾，多食辛则伤肺，多食咸则伤肾。此阴之五宫，伤在五味也。酸走筋，苦走骨，甘走肉，辛走气，咸走肾，毋用之甚而使走也。故岐伯曰：五味入

---

① 密斋：明代湖北罗田大河岸人万密斋，著名医家，著有《万密斋医学全书》。

胃，各归所喜。久而增气，物化之常。气增而久，天之由也。

十干配脏腑诗

甲胆乙肝丙小肠，丁心戊胃己脾乡。庚属大肠辛属肺，壬水膀胱癸肾脏。

十二时气血所注诗

子时气血胆经注，肝肺大肠胃脾过平声。心与小肠膀胱肾，包络三焦一路拖。

十二经分手足诗

手足平分各六经，从头说与后生听。太阳膀胱阳明胃，少阳胆是三阳膀胱、胃、胆为足三阳经行。太阴脾与少阴肾，厥阴肝宅三阴肺、肾、肝为足三阴经停。问手太阳肠名小小肠，大肠之号曰阳明。少阳三焦太阴肺，心主却闻少阴名。杀尾①厥阴心包络，六经系手要分清。

手足十二经部位诗

手足前廉侧也属阳明手前廉属手阳明，足前廉属足阳明，后廉则属太阳行手后廉属手太阳，足后廉属足太阳。外廉乃是少阳道手外廉属手少阳，足外廉属足少阳，内廉的确厥阴程手内廉属手厥阴，足内廉属足厥阴。内之前廉太阴得手内前廉属手太阴，足内前廉属足太阴，内之后廉少阴承手内后廉属手少阴，足内后廉属足少阴。前后内外部有六，以臂贴身垂下停。大指居前小指②后，如此定之足可凭。

---

① 杀尾：结尾，收尾。
② 指：原作"子"，据文义改。

十二经穴起止诗

子胆起于瞳子髎音聊，穴起外眦才诣切，音剂。眦，眼角也。目眦决于面者为锐眦，在内近鼻者为内眦五分去不遥。三焦耳门其来路亥时三焦耳门穴止，四趾外侧窍阴穴止窍纲嘲切，深空貌。

丑肝窍阴子穴豚都木切，尾下窍，自足大指行来腹。问其起者大敦名，讯其止者期门啄都木切，以嘴鸽鸽也。鸽，嘲咸切。

平旦肺寅中府穴起观，中府乳上三肋间。循臂下走少商穴止尽，手大指端内侧焉。

大肠当卯发商阳，穴起食指内侧是其乡。由肺少商而有此，傍鼻五分落迎香穴止。

辰胃自大肠迎香而入，目下七分号承泣穴起。头胸腹足厉兑穴止休，次趾端离韭许甲①。

巳分临脾足阴白穴起，隐白大指头内侧。腿腹而升腋下大包穴止，去求子瞻之渊腋。渊液腋下三寸陷，举臂取之斯法则。渊液之下量二寸，大包乃实指其宅。

午心②少阴穴在手，过时大包脾无狃③。腋下筋间动脉是极泉穴起，小指内侧少冲穴止有。相距爪甲看几何，古人比类如叶韭。

小肠属未步高踪，斯时忆午心少冲接心少冲。少泽穴起小指端外视，从肘上行至听宫穴止。

膀胱当向日晡申时征，小肠听宫穴已到睛明穴声④。睛明乃是目内眦，红肉陷中有双名。头颈背腰臀腿足，小指之外侧至阴停至阴穴止。

足少阴肾酉属鸡，膀胱至阴恰逾期。涌泉穴起屈足卷指取，膝

---

① 韭许甲：谓距离趾甲韭叶许。
② 心：原作"手"，据清刻本改。
③ 无狃：不墨守成规。狃，因袭，拘泥。
④ 声：诸本同，疑误，据文义当作"止"。

腹抵胸腧府归腧府穴止。

　　厥阴胞络兴阉茂阉，音淹。戌日阉茂，肾门腧府天池候。肾卸胞交主天池穴，起乳外二寸侧胁究推寻。臂至中指曰中冲穴止，表梢去爪甲角陷中溜水溜下也。

　　手家三焦大渊献①亥日大渊献，实由胞络中冲变。变而关冲穴起四指头，外侧去爪甲角无多如韭叶许辨。臂上轩腾②达耳门穴止，耳前起肉当耳缺处见。

　　上可比《神针》之例，于某时某穴所起处灸之，亦助药力也，即前十二时气血所注。

十二经气血多少诗

　　多气多血惟阳明足阳明胃、手阳明大肠，少气多血太阳足太阳膀胱、手太阳小肠厥阴足厥阴肝、手厥阴心包络经。外此太足太阴脾、手太阴肺少足少阳胆、手少阳三焦、足少阴肾、手少阴心常少血多气，血亏行气补其营。气少破血宜补气，气血两充功易成。厥阴肝少阳胆多相火，若发痈疽最难平。

五脏见证诗

　　肺之见证洒淅寒热，喘嗽皮肤木与麻。缺盆胸背肩上及脐右，五处叫痠音酸，痛也子细查。

　　心之见证心热烦关，跳动善忘多笑颜。消渴无宁舌破绽，心胸之地汗流泉。

　　脾之见证身怠惰，四肢不得自收持。足间肿起面黄色，痛其

---

　　①　大渊献：太岁指向亥宫之年称大渊献，后亦用作十二支中"亥"的别称。

　　②　轩腾：飞腾。

大腹正当脐。

肝之见证怒惊洁①，眩冒筋挛音恋耳听聋。胁痛吐酸肿左颊，黑珠小腹睾丸疼。

肾之见证目冥冥，坐而欲起未举趾。两胫之间有肿浮，两足之下热痛矣。阴下湿痒多遗泄走精，嗜卧耳鸣骨骹骸音委靡，屈曲也。《枚乘传》：其文骹骸。其人常有痛之处，腰膝股臀诸下体。

五脏发热当其旺时愈甚诗

作烧五脏莫模糊，各以旺时烧益甚。寅卯当肝旺巳午心旺，日西肺旺主夜脾旺任。肾临亥子旺正昏沉，暖气炎炎总不禁。肺热在皮毛心热在血脉取皮毛之下肌肉之上，脾热在肌肝热在筋肾热在骨，五脏之烧手下验。

相外热部位知脏腑内热诗

胃居脐上胃热则脐以上亦热肠居脐下肠热则脐以下亦热，肝胆并居胁之间肝胆热则胁亦热。肾居腰肾热则腰亦热而肺居胸背肺热则胸背亦热，里热外征无可瞒。

察 色 诗

五脏精明面上窥音阃，看也，假如肝病面青时。三春白气金克木如形见，此候须亡余仿依心、肺、脾、肾皆依此推。

察面之容又有五，黑劳青痛赤风苦。微黄定知二便难，黄色鲜明看鼻所主积痰，同鼻诊。

鼻头之色正当明，白斯亡血损于营。微赤非时秋令见，克金

---

① 洁：诸本同，《素问·金匮真言论》有"肝，其病发惊骇"，故疑为"骇"字误。

脏燥命凋零。鼻青而冷痛加其腹，暴病亡阳大讶惊鼻青已见厥阴横逆，况挟肾水寒威而为冷痛。盖以肝家之木色，挟肾寒威上下横。鼻如烟煤兼喘汗，肺家垂将及也绝丧豪英。烟煤之外无两证，大肠燥结欲待行下之。

看病须知目色黄，不过湿与热之乡。最怕久病决生死，面目无黄他色戕。

黑见天庭额也红两颧音权，大如拇音牡，大指指有真传。红虽少愈必猝村入声，猝，暴也死，黑则忽然犹逝仙。

闻 声 诗

肝怒声呼心喜笑，脾为思念发高歌。肺金忧虑形为哭，肾主呻吟啾唧，细声也恐亦多。

疾本缄默间去声惊呼，骨节之间明有病骨节间病。声出不扬大气阻胸中气阻，病藏胸膈知途径胸膈间病。啾唧细长起下焦，本曰呻吟肾所定。少阴太阳相表里，肾气行随膀胱并。达于颠顶属头中，头中之疾头中疾如开镜①。

审 味 诗

肝酸心苦及脾甘，肺爱于辛肾合咸。所好即知其脏病，更将色脉与心参。

息 诊 诗

呼出摇肩火之故，要知此火属心邪。胸中上气咳由肺，火在本经收降蠡音醴，齿跌不齐也。病人张口短其气，肺痿之愆唾沫

---

① 开镜：谓明显，明白。

多。金受火刑斯火甚，疾难瘳音抽①矣其奈何。出气之粗此三证，但论呼兮吸未耶未及吸。

呼出上归心肺高，吸入下为肾肝司。此亦但言其常理，上焦也有候吸时。在上焦者其呼促，在下焦者其吸迟。真阴虚损从阳火，上升不下促口吹。一线微阳阴制伏，猝难上升迟可知。

久病诊外应知里属诗

何缘得知五脏热，各因其色肺白、心赤、肝青、脾黄、肾黑五行推。又将毛败应在肺，络脉溢汗也兮心与期。爪枯肉动肝脾应，肾之齿槁音考，干也见真机。

食填脉道诗

脉如蛛丝过指无，食填关窍有时遇。虽其神识有昏迷，不可仓皇急遽貌而错误。

原 梦 诗

病人得梦问于余，五脏各分实与虚。次第心肝脾肺肾，实虚先后试陈胪。惊忧幻怪心山林茂肝，歌乐脾刀兵斗枝梧小柱为枝，斜柱为梧，取相抵之意。肺。腰脊忽然成解软肾，此为实证奚咨诹音娵，问也。《诗·小雅》：周爰咨诹。烟火茫茫心草细细肝，饮食争分脾原野趋娶平声，疾走也。肺。一旦水涯岸也身堕落肾，虚证分明载在书。

合色脉诗

右颊音劫，侧面两旁属肺左颊肝，心额肾颐音怡，口角之后脾鼻端。色脉相生知可愈，色脉相戕音墙，害也却实难。色生脉者病

---

① 抽：此下原衍有"也"字，据文义删。

痊音近穿，痊，病除也速，脉生色者疾盘桓回旋不去。假如色克音克，杀也危昏旦，脉克犹未即伤残。

心脏绝证诗

面黧音黎，黑也肩息喘息抬肩直视看，或兼掌上没纹斑肿极故也。狂言乱语心烦热，壬癸之期赴冥官。

肝脏绝证诗

蓝叶横颜颜面舌卷而青，四肢力乏凡入声，无也眼如穬[1]言眼甚细也。目泣不止是肝绝，其日庚辛嗟借平声，叹也命倾侧而欲倒。

脾脏绝证诗

脐趺音孚，足背也肿满面浮黄，泻痢不觉污音乌衣裳大便失禁。口张难合兼唇反，期临甲乙恐为殃祸也。

肺脏绝证诗

色如枯骨气难回喘，鼻扇动也汗流嘴似煤。皮毛焦槁声间哑，日在丙丁室里啼。

肾脏绝证诗

颜黑耳煤齿豆黄色如黄豆，骨疼自汗腰痛强。目无光彩发无泽无光润，戊己之期命必亡。

发眉鬓髭髯须分经诗

头上之发颏音孩，详后身上下名注上须，各管两经肾与胃发、须均肾、胃。耳前曰鬓胆三焦，髭音咨居口上大肠会。目上为眉胃

---

① 穬：清刻本作"盲"。又《脉经》卷四载："绝则目视而不见人。"

大肠，髀冄平声生两颊音劫，与额并详后身上下名注胆之际。

百会囟会水沟三穴属督脉诗

百会顶中容一豆，横量直两耳之尖。直量发际齐前后，双折秆心前后俱止发际，取其中为准法并兼。囟音信会即囟门入发际，才云一寸又一添入发际二寸。水沟在鼻下俗以人中叫之，三穴皆于督脉瞻。

手脉绝诊足脉诗

手脉既亡人但哭，快寻三脉于其足。太冲太溪冲阳穴，肝太冲肾太溪胃冲阳家是住屋。太冲行间肝之上些，二寸动脉书熟读。太溪内踝后五分，跟骨陷中脉所伏。冲阳内庭胃上五寸，骨间动脉按肤肉。劳心记念脚之跗，止死动生凭射鹄。

十二经图

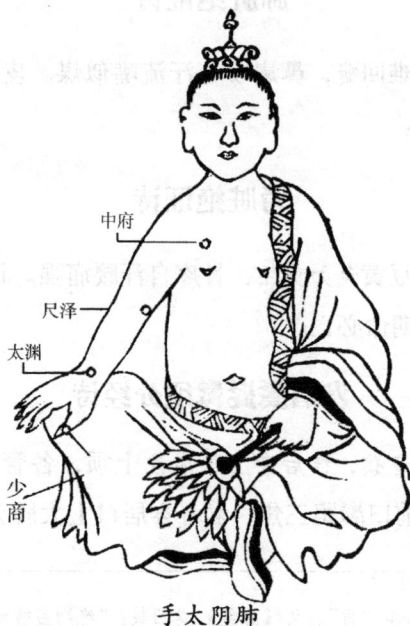

中府

尺泽

太渊

少商

手太阴肺

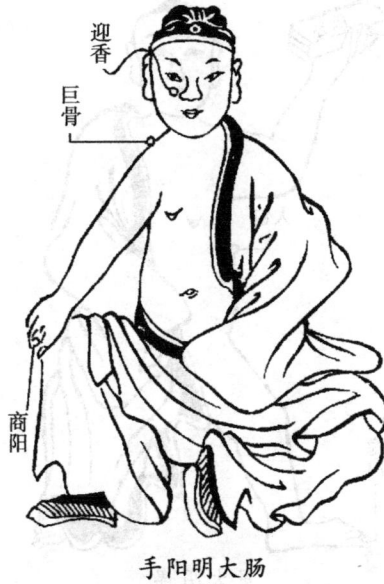

迎香
巨骨
商阳

手阳明大肠

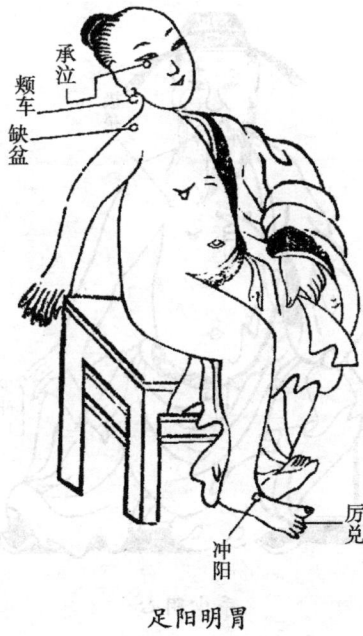

承泣
颊车
缺盆
厉兑
冲阳

足阳明胃

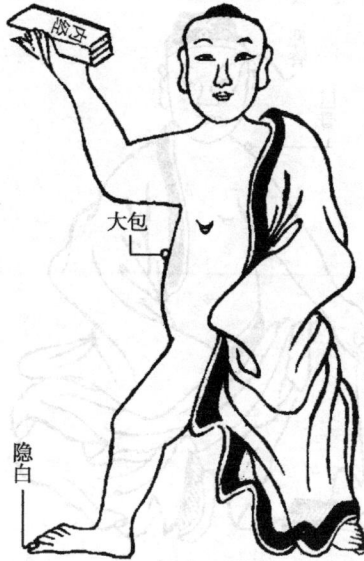

足太阴脾

大包

隐白

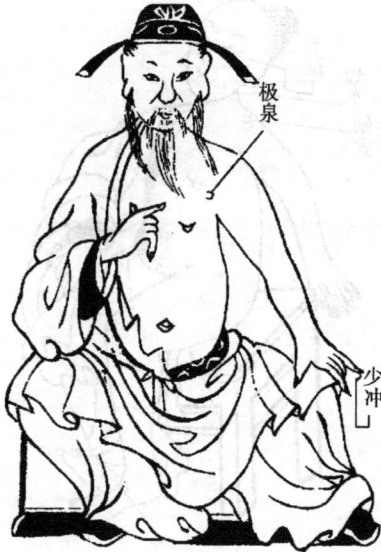

手少阴心

极泉

少冲

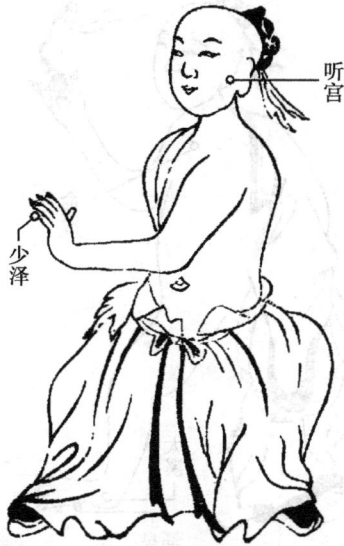

听宫

少泽

手太阳小肠

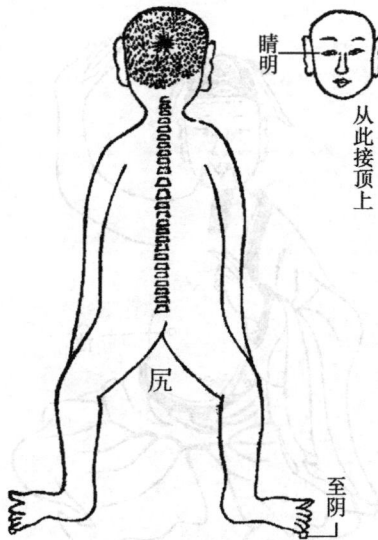

睛明

从此接顶上

尻

至阴

足太阳膀胱

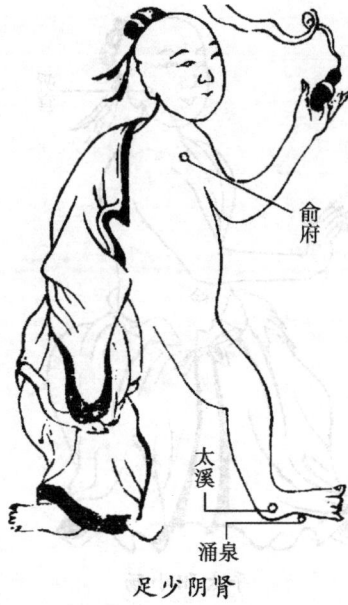

俞府

太溪

涌泉

足少阴肾

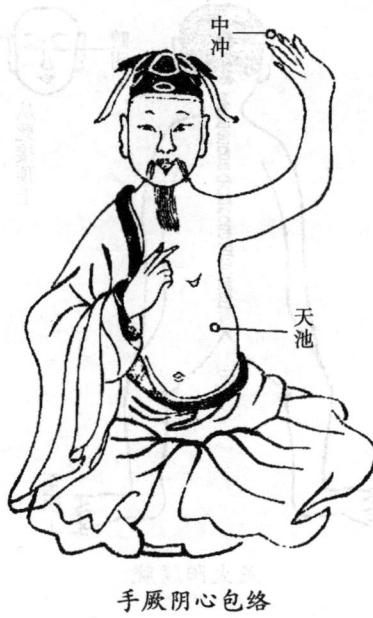

中冲

天池

手厥阴心包络

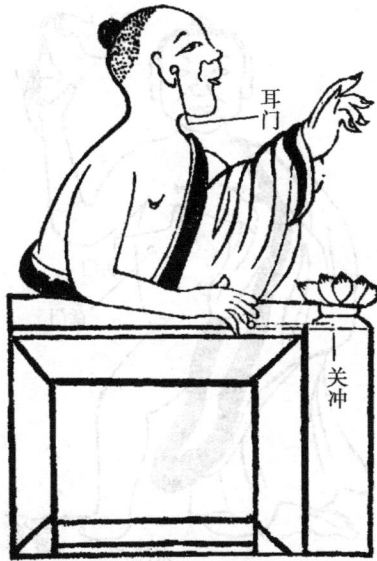

耳门

关冲

手少阳三焦

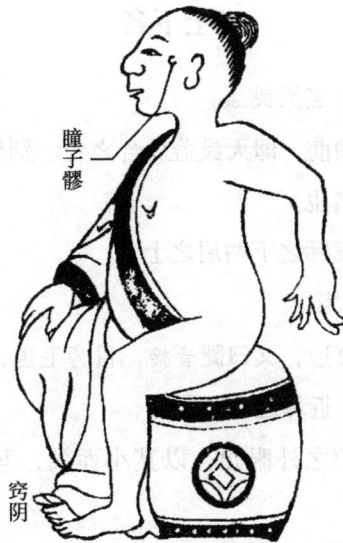

瞳子髎

窍
阴

足少阳胆

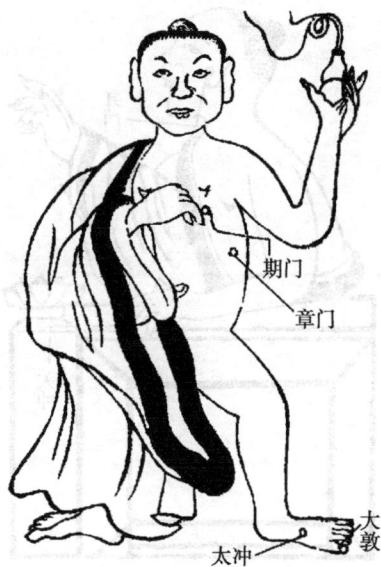

期门
章门
大敦
太冲

足厥阴肝

身上下名

颠者，顶也，骨名天灵盖。

囟音信者，在颠前，即天灵盖后合之骨。别作顖、顋。

颜者，眉目间名也。

额，亦称颡，发际之下两眉之上。

鬓音摈，即两太阳。

目纲，两睑音检边，又曰睫音接，目旁毛也，俗谓之眼弦。

目内眦齐去声，近鼻之内眼角。

目外眦，近鬓前之外眼角，以其小而尖，又称锐眦。内外眦互详前经穴起止。

目框，四围也，上眉棱骨，下颐音拙骨，颐骨之外为颧骨頯，音权。

頄音求，颊间之骨。

頞乌葛切，影母，安入声，即鼻梁山根也。

颔音撼，即腮也，口旁颊前肉之空软处。

颊兼入声，耳前、颧侧、面两旁之称。

颊车，下牙床骨总载诸齿，故名。

吻音抆，口之四周。

颐音怡，口角后颔之下也。

颏音孩，下唇至末之处，俗名下巴[1]。韩愈诗：我手承颏时柱座。

悬雍垂，小舌也，视咽悬物如乳头。

喉咙，喉也，肺之系在前。

嗌音益，咽也，胃之系在后。

会厌[2]，覆喉管之上窍，发声则开，咽食则闭。

缺盆，人乳房上骨名。

胸，缺盆下有骨之处。

肊音忆，即臆，胸骨。

膺，胸前两旁高处。

乳，膺上突起两肉，有头。

膈，胸下腹上之界内之膜也。

臂，肘之下腕之上，一名肱。

髆音博，一作膊，脊骨之两旁近肩处，即胛。

鱼，掌后隆起，其形如鱼，故名。

臑那到切，猱去声，肩膊下内侧对腹处高起软白肉。

腋音液，左右胁之间

季肋音勒，胁之下小肋骨也，俗名软肋。

---

① 巴：原作"把"，据文义改。

② 厌：原作"压"，据文义改。

完骨，耳后棱骨。

膂，夹脊骨两旁肉。

髑骬音曷于，胸众骨。

臀音豚，尻考平声，注详后下两旁大肉。

髀卑上声，即臀股本也。

髀骨，即股之大骨，上接髀枢，下接骭音杭，即胫。胫，刑去声骨。

髋骨，即两股骨。

骭骨，俗名廉胫骨。

伏兔，膝之上起肉似伏兔，故名。

膑音牝，膝上盖骨。

连骸音谐，膝外侧二高骨。

腘音帼，膝后屈处，俗名脚膝湾。

腨船上声，一名腓肠，俗名脚肚，亦名廉包腿。

核骨，大指本侧后内侧圆骨形突者。

踵音肿，足后跟音根。

尻，即尾闾，即长强也，俗名尾脊骨。其骨男子者尖，女人者平。

七　方

岐伯七方：大、小、缓、急、奇、偶、复也。

十　剂

徐之才十剂：宣、通、补、泄、轻、重、滑、涩、燥、湿也。宣可去壅，通可去滞，补可去弱，泄可去闭，轻可去实，重可去怯，滑可去着，涩可去脱，燥可去湿，湿可去枯。李时珍曰：滞，留滞也。湿热之邪留于气分而为痛痹、癃闭者，宜淡味之药上助，肺气下降，通其小便，而泄气中之滞，木通、猪苓之类是也；湿热之邪留于血分而为痛痹、肿注、二便不通者，宜苦寒之药下引，通其前后，而泄血中之滞，防己之类是也。经曰：味薄者通。经云：不足者补之。又云：虚则补其母。生姜之辛补肝，炒盐之咸补肾，甘草之甘补脾，五味子之酸补肺，黄柏之苦补肾。又如茯苓之补心气，生地黄之补心血，人参之补脾气，白芍药之补脾血，黄芪之补肺气，阿胶之补肺血，杜仲之补肾气，熟地黄之补肾血，芎䓖之补肝气，当归之补肝血，皆补剂也。重剂有四，有惊则气乱而魂气飞扬、如丧神守者，有怒则气逆而肝火激烈、病狂善怒者，并铁粉、雄黄之类以平其肝；有神不守舍而多惊健忘、迷惑不宁者，宜朱砂、紫石英之类以镇其心；有恐则气下、精志失守而畏如人将捕者，宜慈石、沉香之类以安其肾。大抵重剂压浮火而坠痰涎，怯自去矣。着者，有形之邪留着于经络脏腑之间也，便尿、浊带、痰涎、胞胎痈肿之类是矣，皆宜滑药以引去其留着之物。此与木通、猪苓通以去滞相类而不同。木通、猪苓，淡泄之品，去湿热无形之邪；冬葵子、榆白皮，甘滑之类，去湿热有形之邪。故彼曰滞，此曰着也。大便涩者，菠薐、牵牛之属；小便涩者，车前、榆白皮之属；精窍涩者，黄柏、蜀葵花之属；胞胎涩者，黄蜀葵子、王不留行之属；引痰涎自小便去者，则半夏、茯苓之属；引疮毒自小便去者，则五叶藤、萱草根之属。

五　运

五运者，土、金、水、木、火也。甲己年化土为土运，乙庚化金为金运，丙辛化水为水运，丁壬化木为木运，戊癸化火为火运。

六　气

六气者，风、火君火、相火、湿、燥、寒也。巳亥年为厥阴风木，子午为少阴君火，寅申为少阳相火，丑未为太阴湿土，卯酉为阳明燥金，辰戌为太阳寒水。自大寒至惊蛰为风木之气，自春分至立夏为君火之气，自小满至小暑为相火之气，自大暑至白露为湿土之气，自秋分至立冬为燥金之气，自小雪至小寒为寒水之气。

每年主气诗

主气开初木万年，二君三相火排连。四来是土常为主，五炁即气金生六水天。此地气兮总不易，静而守位古人言。

每年客气诗

年支退数二支，即与客气来将去声，子午之年做式样。每岁初气大寒厥阴风，主气千年一定放主气之下排定。客气初气辰戌太阳寒，岂非退二子、午退辰、戌原无诳。二三四五六客气，挨支顺进抬头望如初客气，辰、戌即二客气，巳、亥如此而去。主气若来克客气，客气受伤谓五行相克，为所克者受伤何怅怅。客气若来克主气，主气受伤诚怨谩谩，责望也。如其主客原同气，遭所克者见情状如主、客皆金，则木气受伤。主如生客则客去克他，总有受伤者相向如主气金生客气水，则火气受伤。客如生主则主去克他，又使受伤而魄丧如客气金生主气水，则火气受伤。

司天在泉 司天，天客气；在泉，地客气

子午年少阴君火司天，则卯酉阳明燥金在泉。寅申少阳相火天，巳亥厥阴风木泉。辰戌太阳寒水天，丑未太阴湿土泉。卯酉

巳亥丑未年，司天在泉交换两头番。

厥阴司天，风淫所胜；少阴司天，热淫所胜；太阴司天，湿淫所胜；少阴司天，火淫所胜；阳明司天，燥淫所胜；太阳司天，寒淫所胜。厥阴在泉，风淫于内；少阴在泉，热淫于内；太阴在泉，湿淫于内；少阳在泉，火淫于内；阳明在泉，燥淫于内；太阳在泉，寒淫于内。

李时珍曰：司天主上半年，天气司之，故六淫谓之所胜，上淫于下也；在泉主下半年，地气司之，故六淫谓之于内，外淫于内也。

天和脉不应

天和，乃平脉也。诸阳为浮，诸阴为沉，故不言三阳司天、在泉。南政以天道言，甲己二岁论脉，则寸在南而尺在北。三阴司天，则两寸不应；太阴司天，右寸不应；少阴司天，两寸不应；厥阴司天，左寸不应。三阴在泉，则两尺不应；太阴在泉，右尺不应；少阴在泉，两尺不应；厥阴在泉，左尺不应。北政以地道言，乙丙丁戊庚辛壬癸之岁论脉，则寸在北而尺在南。三阴司天，则两尺不应；太阴司天，右尺不应；少阴司天，两尺不应；厥阴司天，左尺不应。三阴在泉，则两寸不应；太阴在泉，右寸不应；少阴在泉，两寸不应；厥阴在泉，左寸不应。不应者，皆为沉脉也。《绀珠经》①曰：五行君火不用事，故南政少阴司天，君火在上，则两寸不应；司泉，君火在下，则两尺不应。厥阴司天，君火在上，故左寸不应；司泉，则左尺不应。太阴司天，君火在右，故右寸不应；司泉，则右尺不应。北政少阴司天，君火在上，则

---

① 绀珠经：即《心印绀珠经》二卷，综合性医书，元·李汤卿撰，作者生平不详。

两尺不应；司泉，君火在下，则两寸不应。厥阴司天，君火在左，故左尺不应；司泉，则左寸不应。太阴司天，君火在右，故右尺不应；司泉，则右寸不应。凡不应者，谓脉沉而细，不应于手也。反之则沉为浮，细为大也。尺寸反者死，左右左右，原文阴阳易者死。

君火相火论

太极动而生阳，静而生阴，阳变阴合而生水火木金土，各一其性。惟火有二，曰君火，曰相火。火内阴而外阳，主乎动者也，凡动皆属火。以名而言，形质相生，配于五行，故谓之君；以位而言，生于虚无，守位禀命，因动而见，故谓之相。天主生物，固恒于动；人有此生，亦恒于动。其所以恒于动者，皆相火之所为也。见于天者为雷，则木之气；见于海者为龙，则水之气也；具于人者，寄于肝肾二部，肝属木，肾属水也。胆者，肝之府；心包络者，肾之配；三焦以焦言，而下焦司肝肾之分，皆阴而在下者也。天非此火不能生物，人非此火不能有生。

君火者，静而守位，故不主岁而相火代之。相者，行君之令者也。所以流行变化、生长万物者，皆相火主之也。在人之身，心为君火，胆与三焦为相火，故经云：十一脏皆取决于胆。又曰：火游行乎其间。可见心为君主，其位至尊，而胆与三焦则皆禀受而行者。火虽有二，其实一也。自其寂然不动者，则曰君火；其感而遂动者，则相火之谓焉。水之胜火，五行之理也。有不能胜者，岂水之罪哉。故以卦言之，坎属肾水，坎外阴而内阳，水中之真火也；离属心火，离外阳而内阴，火中之真水也。一水一火，互为其根；以六气言之，手少阴心火，足少阴肾水，肾之配心，火中有水也；以五脏言之，五脏各一，惟肾有二，左为肾属水，右为命门属火，左右相对，水中有火也。心包络之从心，三焦之从肾，水火相荡，阴阳相对，初无彼此之分；水升而上，火降而下，以成既济之功。盖心曰帝君，肾曰帝后，君后常为一身之主，而神脏形脏皆听命焉。经所谓主明则下安，以此养生则寿者是也。

血凝为痰气散为火论

气以呴吁去声，吹之也之，血以濡之。故灌溉乎身者，血也。血不归经，则凝聚而成痰；流行乎身者，气也。气不归元，则散越而成火。

本气喜恶不宜

阳虚者，食不喜乎酸寒；阴虚者，食不喜乎辛热。伤寒恶寒，伤热恶热，伤湿恶湿，伤燥恶燥，伤食恶食。素寒胜者，不宜于冬；素热胜者，不宜于夏；素湿胜者，不宜于阴雨；素燥胜者，不宜于燠①亢。

三　因

病有三因：外因者，六气也；内因者，七情也；不内外因者，饮食劳倦也。

四时所伤

春伤于风，夏为飧泄；夏伤于暑，长夏伤于湿，秋为痎疟痎，音皆，疟二日一发；秋伤于燥，冬为咳嗽；冬伤于寒，春病为温。

五虚五实

《玉机真脏论》曰：脉盛，皮热，腹胀，前后不通，闷瞀，此

---

① 燠（hàn 汗）：燥热，干燥。

谓五实。自汗，得后利，则实者活；脉细，皮寒，气小，泄利前后言二便也，饮食不入，此谓五虚。浆粥入胃，注泄止，则虚者活。

正经自病论

忧愁思虑则伤心，形寒饮冷则伤肺，恚怒气逆、上而不下则伤肝，饮食劳倦则伤脾，久坐湿地、强力入水则伤肾。

九　气

怒则气上，喜则气缓，思则气结，悲则气消，恐则气下，惊则气乱，劳则气耗，寒则气收，热则气泄。

泻南补北解

主闭藏者，肾也；司疏泄者，肝也。二脏皆有相火，而其系上属于心。心，君火也，为物所感则易于动，心动则相火翕然①随之，虽不交会，亦暗流而渗漏矣。夫火炎水涸，则肺金益衰，肺金衰则肝木寡于畏，反来侮肺而乘其脾土矣。此越人所谓东方实西方虚，宜补北方以泻南方者也。惟用六味地黄丸，使肾水渐升，心火渐降，则肺金清肃之令行，得以平其肝木也。肝木平，则脾土无克贼之害，谷气自生，谷气生则精足，精足则元气斯充矣。

治脾胃伤大法论

胃乃脾之柔，脾乃胃之刚。饮食内伤则胃先病，不喜饮食，食入即饱，脾无所禀，则脾后病；形体劳倦则脾先病，怠惰嗜卧，四肢不收，脾不能为胃行气，则胃后病。东垣之法，柴、羌、升

---

① 翕（xī希）然：一致貌。《汉书·杨敞传》："官殿之内翕然同声。"

麻助阳益胃以升清，参、苍、芪、草益气除湿以调脾，此固然之事矣。然脾胃既虚，而十二经之邪亦不一而出，假令不能食而肌肉消，此本病也。右关脉缓而弱，本脉也。或本脉中兼见弦脉，本证中兼见四肢满闷、淋溲便难、走痛转筋、夜梦亡人，此肝之脾胃病也。所胜者乘之，谓之贼邪，当于脾胃药中加风药以泻之；或脉兼洪大，证兼四肢发热、口燥咽干、面赤烦乱，此心之脾胃病也。从后来者为虚邪，当加泻心火之药；或脉兼浮涩，证兼短气喘嗽、洒淅恶寒、惨惨不乐，此肺之脾胃病也。从前来者为实邪，当加泄肺及补气之药；或脉兼沉细，证兼善恐、口中时唾、足下痛热，此肾之脾胃病也。所不胜者反来侮之，谓之微邪，当加泻肾水之浮及泄阴火之药。

交　接　论

交接太勤，纵欲无度，肾之精不足，取给于脏腑，脏腑之精不足，取给于骨髓。脏腑竭则小便淋痛、大便干涩，骨髓竭则头倾足软、腰痠疼。

交接多则伤筋，施泄多则伤精。肝主筋，阴之阳也，筋伤则阳虚而易痿；肾主精，阴之阴也，精伤则阴虚而易举。阴阳俱虚，则时举时痿，精液自出，念虑虽萌，隐曲不得矣。

第七卷

逆治从治

治病有逆有从：以寒治热，以热治寒，是逆其病而治之；以寒治寒，以热治热，是从其病而治之。逆治即正治，从治即反治也。从治之法不一，如以寒治热，而热格音各，阻格也寒，反佐以热则入矣；如以热治寒，而寒格热，反佐以寒则入矣。故曰：热因热用，寒因寒用。伏其所主，而先其所因也。又如寒药热服，借热以行寒；热药寒服，借寒以行热。皆反佐变通之法，因势利导，故易为力，亦小小从治之意也。

又有从阳引阴、从阴引阳之法。经曰：诸寒之而热者取之阴，热之而寒者取之阳。盖阴根于阳，阳根于阴，各求其属而衰之。如求汗于血，生气于精，从阳引阴也；又如引火归源，纳气归肾，从阴引阳也。此即水中取火、火中取水之义。

发表攻里用热用寒

发表不远去声热，攻里不远寒。用热远热，用寒远寒。

属 风

诸暴强直，皆属于风；诸风掉眩，皆属于肝。是皆言其属风，而实非外中之风也。盖肝为东方之脏，其藏血，其主风，肝病则血病，而筋失所养。筋病则眩掉、强直之类无所不至，斯其为内伤之里证，即厥逆内夺之属也。

风 热 辨

风热之义，其说有二：有因风而生热者，以风寒外闭而火郁于中，此外感阳分之火，当治其风，风散而火自息，宜用发表药升散之不宜用泻火药清降之；有因热而生风者，以热极伤阴而火达于外，此内伤阴分之火，当治其火，火灭而风自清，宜用泻火药清降之不宜用发表药升散之。若反其治，则外感之邪得清降而闭固愈甚，内生之火得升散而燔燎音近了、料，烧也何当。此其内外因必有证脉可辨，毋草草也。

屠南洲曰：并上见景岳书。

内伤外感辨诗

内伤脉大气口右关征，外感脉大见人迎左关。头疼间去声痛内与常痛，外畏寒温解内烈火仍。外热在肌肉从里探，内热在皮肤扪音门，摸也内轻。外自汗气微声怯谦入声，畏懦也弱，内虽汗气壮语高声。外手掌热兮内手背热，外鼻息短小内鼻促粗入声，急速也鸣声也。外无味内恶食外内外辨，初渴内后渴外少内多外明。

景岳却云阳明胃，结喉两旁脉之地。左手人迎起叔和，东垣祖之表里伪。外感两手俱紧数，内伤两手俱缓以大。

内伤扪热三法诗

内伤试热有三法，不轻不重抚音拊，扪也肌间。惟觉此间烙手者，劳倦之忧脾胃关脾胃主肌肉，此间热者，乃脾胃之所关系也。按之骨中如火炙，肾阴虚损贵丸丹。骨中反觉寒凛凛，接补真阳亦巨大也艰音奸，难也。

谭古愚曰：李氏、赵氏合论。

假阳证辨诗

假阳之证大喘急，足心如烙身如焚。舌上生芒胎干起刺时吞水，妆朱在面面红痰倾盆。裸骡上声，赤体也身至欲投水井，尿沥滴也更衣总无闻更，改也。古人大便则更衣，今大便不通，故曰更衣总无闻也。独有寸关数大甚寸、关，阳分脉，亦从之而假，尺微无力尺，阴分脉，故从之而真晓根因阴盛格阳，此根因也。大锅八味熟地、山药、茯苓、丹皮、枣肉、泽泻、附子、肉桂浸之冷浸冷乃服，阴盛格冈入声，阻也阳指锡银①。

屠南洲曰：赵养葵治案。

假阴证辨诗

假阴之证身战栗战栗，恶寒也，热在骨髓扪之烙手寒在肤。四肢虽冷去衣被，形强有力不可拘执也。脉涩或数而坚劲音敬，坚也，有力貌，或伏而沉鼓上桴音孚，击鼓杖。鼓上桴，亦形容其有力也。辛凉药寒下药随宜看其兼证用，阳盛拒阻也阴岂欺吾。

张春田曰：略见会卿论。

察脉知证辨诗

病到疑难须看脉，但向浮沉辨得真。浮若有余沉不足，假言实证楼麒麟楼，喧去声，履中模范也。唐·杨炯每呼朝士为麒麟楼，曰：今弄假麒麟者，必修饰其形，覆之驴背，及去皮，还是驴。沉如实大浮如软，热积里脏外恐人。世间百假皆在表人、物皆然，病之与脉比而论平声。

张春田曰：李中梓《必读》。

脾虚胃虚亦有往来寒热诗

脾虚固自能恶寒，胃虚固自能恶热。寒热间作亦常时，不独少阳有此说。

---

① 指锡银：谓指端有寒象。

辨阳证二十四字诀

张目不眠，声音响喨①。口臭气粗，身轻恶热。口燥而渴，渴则饮水此等当荡热清燥，不宜用温补药。

辨阴证二十四字诀

目瞑音冥，闭目也倦卧，声低息短。少气懒言，身重恶寒。舌润不渴，渴必饮汤此等当补脾温肾，不宜用寒泻药。

舌胎厥逆谵语烦躁昏睡不眠打呃七证各有阴阳辨诗

舌上焦干刺满口，手足厥冷阳不回。谵语无端犹言无头无脑也众骇音蟹，惊也异，烦躁不宁神意违。昏睡沉沉昧不明也人事，不眠昼夜惺惺明也兮语助词。打呃气冲无可奈，都有阴阳绝相去远也支离支离，相反也。二十四言字也口诀在张目不眠等为阳证，目瞑倦卧等为阴证，谁凉谁补判须斯判，分别也；须斯，即斯须，顷刻也。总是依经用药剂，自无差错省拘泥省，生上声，少也；拘泥，拘执也。

屠南洲曰：并上三条出舒驰远。

喘证辨治诗

肾气发动上迸骈去声，散也，涌也胸中，名曰息高，本实先拨音跋，绝也命将罄尽也。燥结阻壅于胃中，浊气上干承气证。更识各经皆可医，不名息高须审定。

谭古愚曰：舒驰远答舒帝锡问。

---

① 喨（liàng 亮）：响亮，嘹亮。

直视辨治诗

直视有害有不害，阳明胃实火亢则肾水亏。垂绝之征在睫音接下睫下，言急也，急夺其土救津滋。少阴中寒阳衰而熏腾减，故津不上荣火气培。 王七宣曰：舒驰远治熊宝田答聂希上问。

食谷欲呕辨诗

食谷欲呕医无误，若属胃寒寒必恶证必恶寒。胃热之征当恶热，与君不吝金针度。

热在上中下三焦辨诗

上中有火或干胃，烦躁夜朝不得睡。则尝问彼解裤裆，清便自可知其际。热入下焦之膀胱，其人小便必侘傺侘，音诧；傺，丑例切。侘傺，止住不行而失志也。屈原《离骚》：忳郁邑余侘傺兮。

口中和口燥渴用药辨诗

少阴口中和背恶寒，灸而附子汤人参、白术、茯苓以温。阴盛阳微寒在背背为阳，有表则寒尽一身。阴寒不能耗津液，故其口中和可观。太阳阳气入阴中而陷，亦略恶寒背中间。但其口燥渴心烦甚，人参白虎石膏、知母、粳米、甘草救精津。

张春田曰：见《尚论后篇》。

口苦口淡辨

劳欲思虑过度，心脾虚则肝胆邪溢而为苦，肝肾虚则真阴不足而为燥。凡大汗、大泻、大劳、大病之后，皆能令人口淡无味，莫但如《原病式》口苦为心热、口淡为胃热也。

屠南洲曰：见景岳书。

认小便分寒热诗

辨证不差下边存，小溲之处留神看。便赤者外虽厥冷而内实是
热，便清者表虽大燥而里必真寒。

下者举之及病在下取之上解

有阳气陷下，发为里急后重，数至圊而不行之证，但升其阳
而大便自顺，所谓下者举之也；有燥热伤肺，爽①其清肃，窍闭于
上而膀胱闭于下，为小便不利之证，以升麻之类探而吐之，上窍
通而小便自利，所谓病在下取之上也。

阴病转阳欲愈诗

阳进欲愈阴渐退，脉滑而数渴且饥。先厥后热原非表，下利
诸寒今日非。

经言：脉滑而数，手足自温，渴欲饮水，饥欲得食，此阳进
欲愈之征也。厥者，发厥也；热者，发热也；下利者，阴证下利
也；诸寒者，凡寒证也；今日非者，言今发热转阳，非复昨日之
下利诸寒也。经言：先厥后发热。以为外邪，改用寒凉表散，则
功垂将及也成而败之矣。此医门吃紧大关头，不可不知。

---

① 爽：差失，违背。

第八卷

六经总括诗

伤寒之法本天然，也须认得六经全。太阳膀胱阳明胃，少阳是胆和为先。其次入里里指脏太阴脾，少阴肾与厥阴肝。

太阳膀胱经见证诗

太阳见证观身后经行身之后，头项颈后曰项背疼骨节痠。恶寒发热一齐到，此入太阳之门橼音传，屋楄也，圆曰橼。《汉书·艺文志》：茅屋采橼。此桂、麻之共证。但论中风脉浮缓，有汗桂枝桂枝、白芍、甘草、生姜、大枣解表权。又审伤寒脉浮紧，无汗麻黄麻黄、桂枝、杏仁、甘草放胆煎箭平声。证属麻黄寒热、无汗、疼痛等都出见音现，却添烦躁有疑团。必定风寒两作祟太阳中风，又伤寒，主大青龙即麻黄汤加生姜、大枣、石膏认楚秦。太阳之经传到腑，腑即里之别名焉。口干小便不通利，宜用五苓散猪苓、茯苓、白术、泽泻、肉桂，按：舒氏谓气分病不当用猪苓血分药，以桔梗易之子宣通也。蓄尿更辨小腹满，若还蓄热乃松宽。蓄尿肉桂宜加倍，蓄热滑石换多般。尿若蓄多胀愈甚，五苓下利转觉难难用利药。那识而今有妙法，上焦指胸膈得通中枢旋枢，音樗，门轴旋转也。中枢，指脾胃。脾胃之气旋转无碍，则自能上下升降。宣布散也胸白蔻化气肉桂醒如寐而使之醒也脾胃半夏、砂仁，升散生姜开提桔梗里回漩音旋，回泉也。生姜蔻半桂砂梗，尿能出矣足下安。此外又有小便利，小腹硬满蓄血攒徂丸切，聚也。蓟小蓟花红花归归尾地生地人中白尿垢置风日中干之，焙，新瓦上研末用，加入五苓散之端。《伤寒》书治蓄血证，则以桃仁承气传。

阳明胃经见证诗

阳明行在身前面经行身之前，鼻额痛连眉眼眶。鼻之筑或涕之流，发热不恶寒葛根一品方。渐入半里渐恶热，心烦饮水汗流浆。譬若秋风能解暑，化热生津白虎汤石膏、知母、甘草、粳米，虎为金兽，虎啸谷风生，故曰秋风。至于张眼夜无寐，音壮气粗身轻扬。大便已闭全归腑全入里，小承气大黄、厚朴、枳实药与之尝。加之腹满语言妄，调胃承气大黄、芒硝、甘草只管将。甚则舌胎干起刺，喷普闷切，吐气热如火不可当。胸腹塞闷痞膨膨胀满，胃上按痛硬如钢燥、实、坚。登高而歌弃衣走，谵严去声，语乱也语无伦比也发怒狂。三焦一身上、中、下邪热尽充满，急大承气大黄、芒硝、厚朴、枳实驱其阳。

少阳胆经见证诗

少阳身侧经行处经行身之两侧，寒热无时任往来。耳聋喜呕头偏痛，胸胁饱满食减衰。此属少阳之经证，小柴柴胡、半夏、人参、黄芩、甘草、生姜、大枣方里要芩裁裁去黄芩。端的黄芩泻腑热，口苦咽干目眩三证属腑哉。

太阴脾经见证诗

太阴手足温和状，吐利不渴食不能。腹满腹痛脾家事，理中人参、白术、干姜、甘草砂半亦宜增。

[附] 五饮诗

留饮声痰审咳嗽有声无痰谓之咳，声痰俱至谓之嗽，浓者为痰，清者为饮。又通称之辞。脾胃虚寒，不化血而生痰；留蓄胃中，故曰留饮；久之遂成咳嗽，胸间板塞食愁眉。白豆蔻兮缩砂蔈缩砂蔈即砂仁，干姜半夏术黄芪。

五饮皆因留饮始，由胃走肠沥沥声。微痛作泄名水饮，前药即蔻、砂、姜、半、术、芪也相将桂附行。

由胃上胸咳倚息息者，一呼一吸之间也，气短支饮阻截，故上气短促，即倚息之谓也。故形容其气不得自由，如有倚靠之像卧难支饮乎。亦本前方加补补骨脂，即故纸智，半硫丸制硫黄半斤，生半夏六两，姜汁糊丸子下痰模法也。

由胃走胁咳引痛咳则引胁痛，悬饮为病世多同。芫花醋炒草果纸包煨，去外皮内膜加前药，肋缝去声，缝里也之痰尽搜通。

由胃溢肢溢，满而出也；肢，手足四肢也名溢饮，痹软痰痛前药鸠聚也，聚而用之。加味在下。虎骨威灵仙不可少，手加姜黄足附子哀音抔，土之抔聚也。《诗·小雅》：原隰哀矣。

［附］着场入声痹行痹诗

着痹总于一处痛，行痹流走无定存。火旺阴亏赤热肿，触冲入声，撞也手声冤痛杀人。方此也之溢饮微微似略相似，须知赤热有无溢饮无赤热证分。着行二痹用何法，清热润燥乃通玄。参竹沥生地阿胶天冬玉竹，手用桑枝足桑根。

［附］阳黄阴黄诗

黄证阴阳均所有，莫但五苓散执一科条也。阳黄尿涩音啬，滞也不恶寒，茵陈五苓五苓散加茵陈庶起疴乌何切，病也；病愈谓之起。阴黄定是腹疼痛太阴，兼涉涉，及之也三阴厥逆厥阴加。身重欲眠二证少阴种种见，茵陈附子人参、白术、茯苓、附子、干姜、茵陈大方家。

少阴肾经见证诗

少阴本自兼水火，各从其类外相招。肾经阳强火惯动，外邪传入挟而摇。心烦不眠肤煤音罕，火气炙也燥，气衰神气被火热所伤，故令衰减尿短咽中焦。黄连阿胶黄连、黄芩、白芍、阿胶、鸡子黄，取鸡子黄于碗内搅化，一面以连、芩、芍三味水煎，待熟下。炒阿胶珠有顷，酾①药，鸡子黄碗内边酾边搅，若停手，则热黄成块，不堪服矣称妙药，解热泽枯病自调。阳虚素日多寒病，外邪挟水雪霜交。两目茫茫但欲寐，声音低小气将消阳气被阴寒所夺，故令消沮。头悬悬空无着，眩运②之意身重阴重着时叫冷，四逆四肢以阳和为顺，阴寒为逆。四逆者，手足冷也腹疼泄泻饶多也。砂半术芪姜附故，温经散邪法总高。

厥阴肝经见证诗

厥阴之证分三等，却有纯阳与纯阴。又有阴阳相杂错，分别三者哲匠哲，明也；匠，工也。医亦百工之一，技艺过人者曰哲匠临身临之也。声雄气盛不交睫音接，飘飘身子风之回旋曰飘，言身轻也冷风寻言恶热也。其热既已深多日发热多日故曰深，其厥亦与之俱深厥者，手冷过肘，足冷过膝。逆之极也，厥亦多日。喉痹因热攻其上，大肠脓血热下侵。此为纯阳无阴证，破阳行阴破开阳邪以行阴气药满斟音针，犹酌也。喉痹在乎润肺燥，石膏玉二冬蛋白堪能也。便脓血者燥在肾，连地卵黄胶可谈。

纯阴无阳试问证，厥逆面唇爪甲青。腹疼拘急或囊肾囊缩，吐苦吐酸谷利清下利清谷，完谷不化也。冷结关元满按痛，驱阴止泄保无惊。少阴寒证同治法即砂、半、术、芪、姜、附、故等，萸吴茱萸椒独入厥阴经。

---

① 酾（shī 师）：斟，倾入。
② 运：通"晕"，眩晕。《灵枢经》："五阴气俱绝，则目系转，转则目运。"

阴阳杂错两相干犯也，以为热证又成寒。腹中急痛如肠绞，厥逆吐泻心热烦。频屡次也索求也冷饮频吐去，转干转痛越口干越腹痛势漫漫音瞒，其势之盛如水之漫漫也。苟非寒热交加交加，相并也用，杂错难痊袖手缩手袖中叹音滩。纯阴无阳治见上，浓将前药煎炉间即砂、半、术、芪、姜、附、故等浓煎。另取黄连泡轻汁以滚水淋，取轻清之浮，傫七绀切，参去声，杂入也和温投自免患患，读还。黄连滚水淋者，轻清上浮以法天也；诸补药浓煎者，重浊下降以法地也。故治上热下寒，一扫而尽。然必傫和以与之者，寒热杂进，漫无同同之中各行其是，而共成其功也。

太阳四诗

太阳中风误下诸，里寒协表热而利。利下不止痞在胸，桂枝人参汤可贵。本是理中加桂枝，方名重在太阳意。心下痞鞕别作硬何时解，下利止之难希觊音冀，幸也。此际欲解表里邪，敷布全借于中气。不得已而用白术，兼恐五脏气绝内《金匮》云：五脏气绝于内者，则下利不禁。

屠南洲曰：征君答程云来问。

太阳经病尿自利，膀胱血分经邪传太阳经邪传入膀胱血分。是为血结膀胱证，其人如狂不得安。小腹急胀观皮外，或显青紫露大筋。若血自下者热出愈，血不下者必攻坚务须，表证除而小腹但急结，蓄血之方乃仿前膀胱蓄血治法见前。

太阳表病显诸外，本有夙燥胃中饶。汗下之余通复闭，舌上干渴日晡博孤切潮。从其心上至小腹，硬满而痛撞手逃。重用大承

---

① 六经定法：即《伤寒六经定法》一卷，清·舒诏（驰远）撰。

气增生芐①胡上声，枳壳将他破至高。栀子以泻小腹满，桔梗通天气于地道超。仍用桂枝更合法，分提太阳走一遭。

太阳外证显寒热，然而热多而寒少。平素热盛津液亏，微弱之来指下兆潮上声，灼龟坼也，言其形可占者。桂枝汤二而越婢汤一，解风兼寒胃液保。麻黄石膏草石二，越婢之名问学早前辈。

阳明六诗

阳明有病而身无汗热不外越，头间时出剂颈还。况兼饮水溲不利湿不下渗，湿停热瘀发黄看。茵陈蒿汤栀黄共，湿热导之前后关。

阳明病有善忘者，大肠本自有蓄血。屎黑而坚便反易，代抵当丸大黄、朴硝、归尾、生地黄、穿山甲、肉桂、桃仁乃不烈。

血结胸证难近手，漱水不吞忘似狂。大便黑而小便利，投之犀角生地黄汤白芍药、牡丹皮。

病不更衣痛绕脐，烦躁发热有时度。因知燥屎在胃中，屎气动则痛、烦、躁止则否显然露。

大下之后转不通，其烦不解腹满痛。宿食依然成燥屎，热邪复锢塞也而难动。

大便乍难而乍易，喘冒不得夜安眠。此以新屎得运而流利，宿粪因干转动艰。浊气上乘肺心胆，以之肺喘心冒胆不眠干。

少阳三诗

少阳经腑之证总，眼中时见红影动。小柴和解其少阳，当归香附血分踵犹相接也。所以借其宣通血分之力，羚羊角泻肝热亦贵宠。

---

① 芐（hù 互）：中药地黄的别称。《说文》："芐，地黄也。"

小儿寒热往而来，每于梦中惊叫醒。胆气虚而邪热乘，柴胡汤里黄芩屏音饼，除也。茯远宁心竹茹开郁，琥珀安魂支夜永。

热入血室原三等，发热恶寒经水来。忽尔热除表证罢，胸胁下满语无裁乱言，其一，仲景刺期门。其经适断表犹存，似疟血结而难开其二，仲景小柴胡。发热之时经水到，昼明夜则说话乖。表之解者病为重，未解病轻不须猜其三。若其表罢血复结经断，热邪归并血室势难回。舒诏拟热入血室方柴胡、当归、羚羊角、青皮、桃仁、红花、万年霜、穿山甲、人参，补其未备后人偕登堂之道。至血未结表休罢者，因热利导固亦佳亦用此方。经断表存小柴主即第二条，经行表在无妄灾《易》：无妄之灾，勿药有喜。即第三条。

太阳阳明诗

太阳阳明相并病，太阳证罢入阳明㿗俗作㿗，盛物器。尽归阳明。每发潮热当申酉，手足漐漐音蛰，汗出貌汗出兼。大便难而时谵音近喃，去声语，下之大承气所占。

太阳少阳诗

太少二阳并病下之死，陷邪乃结于胸上。脾阳已绝断水浆，下利心烦无所状。

少阴前三诗

少阴厥利汗呕吐，数更衣而弓反少。阳脉微者气虚坠，阴脉涩者津衰眇音杪，微也。是证阳虚本要温，阴弱难任还当悄忧也。三壮艾灸百会中，温上以长其阳法亦巧。庶阳不下陷迫其阴，而阴得以安静而不挠。待其下利自能休，四逆一汤生附子、干姜、甘草才不拗拗，上声。

少阴利止而头眩，时时自冒命须臾。人身阴阳相依附，利止阴亡于下乎。由是诸阳之聚于头者，纷然而乱脱其躯。不克阳回诸证罢阳回利止则生，徒然利止阴无余阴尽利止则死。

少阴之病六七日，息高喘促者死其言危。肾主收藏设不固，真气涣散无所归。上进骈去声胸中升无降，肺家清肃下行暌音奎，违也。术附故巴不早用，国师袖手旁观而。

少阴后二诗

少阴身轻恶热烦，其证但厥而无汗。误而发之动其血，随诸表药皆阳经之药，主上升阳窍窜。下厥上竭证之名，为难治矣莫轻玩。

少阴阳证一班见，自利清水色纯青。是为热结有凤燥旁流利清水证，大承术附相兼行。

厥阴四诗

热少厥微指头寒，证是阳厥之轻者。微阳乍扰其阴气，烦躁一连几日也。数日之内无变证，清便色白能自可。阴复津液得回来，热除喜得病安妥。若夫热少指头寒，数日内加之便短色见红，呕吐满烦胸胁下上声。阳过胜而阴难复，厥应下去声之如用黄连、阿胶、石膏、知母等破阳行阴以下其热也理宁巨音颜，不可也。再若玩延而失时，逼迫微阴脓血泻音写，倾也。下利阳盛寸浮数，阴弱尺中见涩焉。阳热有余微阴走，必圊脓血何待言。

下痢时时发谵语，舌干恶热不得眠。宿燥定然藏胃底，投小承气不为偏。

阴阳杂错阳热多，阳邪壅遏于其上。咽喉不利津液伤，唾血与脓烁肺脏。

厥利在里有虚寒，尺绝而寸沉迟状。证危脾肾双补之，养阴清燥除痰当。

厥阴转阳明诗

厥阴阴证便作泄，夜间发热渐渐加。恶寒之证转恶热，掷足掀音轩，以手掀开也被手擒拿。渐至大汗热方解，热结旁流认着他。所以不烦不渴者，燥不在胃不能耗其在上之津液也隐肠家。术附芪姜半故纸，倍益大黄一剂和。

少阴转阳明诗

少阴六七日不后不大便也，热邪内协真阳强。腹胀邪传阳明胃，其负少阴肾胜趺阳趺，即跗，音肤。趺阳，胃也。肾水之势在立尽，下之宜大承气汤。

三阴转阳明诗

三阴寒证隐宿燥，腹痛厥利附姜痊。饮食贪馋音谗，犹贪也酿胃实，大便转闭汗神昏。阳明胃实之证全出现，肤冷脉微呼议宾。想是厥热之亢极，隔阴于外亦曾闻。想是结热中焦阻，荣气不达乎手端。竟作大承投四剂，如何不应理难论平声。那知病从三阴变，加入附子两三钱。一服顿通其脉出，狂反大发阴无存。大承气汤数剂愈，转属阳明教后人。

屠南洲曰：上二十三条见《舒氏伤寒》。

太阳阳明合病兼太阴肺治法诗

太阳相合阳明病，咳声窘去陨切，音棍，迫也迫气喘又太阴。发汗未得其法，致肺气壅而不宣，肌肤枯涩正当今。津液不通无润泽，麻杏石膏甘比金。

谭古愚曰：《寓意草》赵公子室人案。

脾约以里法为表法诗

脾约证之名火素强，畏热喜冷便干燥。三日五日一大便，表证虽彰宜里导。生用地黄炒阿胶，巨胜即黑脂麻胡桃大黄实靠。结去便通自汗解，救人津液良工号。

屠南洲曰：舒驰远治脾约法。

五家发汗变证诗

发汗致变五证详，吐家衄家疮家淋家汗家表防五家并指宿病。吐血阴竭阳无附，发汗则阳从外脱栗寒意寒怆音昌，悲也。阳明火旺惯衄血，清阳之气受斧斯音锵，方銎斧也。《诗·豳风》：取彼斧斯。发汗则额上必陷经脉紧急，两目直视不眠于床。疮发汗则痉而淋发汗则尿血，汗家发汗则恍惚变沉殃。阳欲外亡魂无主，便已止也阴瘀化源戕。

阳虚阴虚发汗变证诗

阳虚发汗不加附，不但不解反恶寒。阴虚发汗不参仓含切归地黄，发汗后反恶热胃实知其端。寒证仍依前法愈，热证调胃承气安。

屠南洲曰：舒氏视本气加药法。

寒饮发汗变证诗

病者胸中有寒饮，已属阳气之虚衰。汗之耗损其阳气，胃中虚冷蛔音回出来。

脉浮无汗以火迫之变证诗

伤寒脉浮本无汗，医以火迫之变生指顾①间一手指、一目顾之间而已，言其速也。火邪无出路搏入血分，亡阴惊狂卧不安。桂枝汤去芍加蜀漆，龙骨牡蛎音赖一齐攒蜀漆，人所罕用，不若竟去之，加红花、苏木、朱砂。

汗吐下后心中闷恼治法诗

汗吐下后正不足，邪气乘虚结胸中。虚烦不眠阴未复，反复颠倒闷于胸。病人若无便溏证，栀豉服令平声微吐通。栀仁色赤心经入入心，但微炒用，邪在上焦吐能供。苦可发而兼可涌，腐以胜焦淡豉功。

陷邪复出诗

右耳之根一条筋，痛引耳中舌本连。舌即缩而不得语，余证三阴并见端知其耳中痛属少阴里寒，舌本缩属厥阴里寒。才用温补证差减，后脑前额右鬓边。三处肿高如蟹壳，且热且疼又赤焉。意度其初必有三阳表证陷入于里，温补托出仍外传，于焉桂葛柴胡等，加入其中法井然。

赵范庵曰：舒驰远治邓德宜妻案。

少阴急下述论诗

《少阴后篇》②急下三法，传经之邪拖纤充夜切，车去声，今

---

① 顾：原作"头"，据清刻本及小字注文改。
② 少阴后篇：即清·舒驰远《伤寒集注·少阴后篇》。

读上声。五代晋王以练索绁刘仁恭父子。真阴素亏，邪阳素亢帆①。或者得之二三日，口燥咽干似火炎。热之深而传之速，胃燥肾干何俟探。又或自利其清水，心下必痛口干燥语沉吟自言口干。看其水谷不相混，土实水清理可谈。或当六七日之顷，腹胀毫不大便临。入腑邪热壅已甚，土焦水涸盼如删韵之攀，去声，望视也云阴。三证仲景均急下，大承气以碗眈眈丁含切，视近而志远。舒谓必有阳证见，与《尚②论篇》分尺寻言不相同。

凡病不离六经诗

六经凡病皆关系，见证治证勿猜疑。不论两经三经见，与夫六经俱到齐。视证轻重药差等穿母，侈平声。差等，分轻重也，执杀成方岂是医。惟有病名两感者，表证里寒相交持譬如麻桂证与姜附证同见。里寒证比表邪重，但当温经表不宜用药舍表从里。呕吐吐泻均仿音纺，依也此指前用姜、附温经以治肾寒也，言照依治肾寒之法以治脾寒，而用芪、术、砂、半等药也，虽有表邪莫治之。

屠南洲曰：舒《定法》附论。

凡病皆看六经医，六气伤人均于此定。妇人小儿麻痘同，与夫万般之杂证。诸籍葛藤举可芟，舒公千古开门径。

头痛分六经诗

头痛三阳有部位太阳头痛在后脑分，主桂枝、麻黄；阳明头痛在前额，主葛根；少阳头痛在两侧，主柴胡。其余兼证并详前三阳经中，此固辨证之真诠。亦看六经何证见，到眼便已得病源看其兼见

---

① 帆：疾速也，言疾速如帆。
② 尚：原作"上"，据文义改，下同。

何证，即辨其为何经头痛。古谓太少无头痛，其实未知所以然。太阴湿痰壅塞也腹膈，云气遮空天无权太阴头痛，证兼腹痛自利、手足自温，法宜黄芪、白术、炮姜、砂仁、半夏。少阴之状暴烈也寒中去声，头重莫举痛难言。阻截真阳肾中之阳名真阳不上达，阴邪僭犯至高颠少阴头痛，证兼身重欲寐、手足逆冷，法宜附子、干姜、黄芪、白术、砂仁、故纸。厥阴头痛在脑顶，阴邪逆上地加天加，犯也，地气之浊犯天气之清也。厥阴头痛，证兼腹痛拘急、四肢厥逆，法宜附子、干姜、半夏、砂仁、吴茱萸、川椒、黄芪、白术。此经阴证知详细，又有纯阳之证焉。肝燥血虚风火煽，上攻头顶如将穿厥阴阳证头痛，证兼口苦咽干、恶热喜冷，法宜当归、生地、黄连、黄芩、柴胡、龙胆。

春温三例诗

冬伤于寒春病温春令温，故曰春温病，喻氏定为一大例。冬不藏精春病温，喻氏又以二例继。既已冬时为寒伤，又犯不藏精之忌。春月同时而病发，两感三例鼎形似《广韵》：词上声；《正韵》：词去声。

冬伤于寒春必病温诗

太阳温病发热渴，不恶寒者春令以以春温故。冬寒藏于肌肉际，肌肉阳明胃管理。感触春温自胃达膀胱，不比伤寒太阳始。地芍或更猪胆汁，加入桂枝汤解肌里。总虑热邪据阳明，胃津先竭留无几。当汗微发于不发即桂枝汤加药之意，当下大承气急使。

冬不藏精春必病温诗

冬不藏精温在春，精动关开而气泄。寒风潜入闭藏肾，至春肝子而发越。其初肾认贼作子，贼亦无门而可出。此时吸引勃勃内动，劫其家宝知贼窃。邪深自觉出路难，愦愦瑰去声，心乱也。

蒋琬：事不当理则愦愦矣无奈骨髓热。表已服表药罢而后肌肤烧，其证风温乃名曰仲景曰：发汗已身灼热者，名曰风温。言不藏精之人，劳其肾而生风也。

其脉阴阳俱浮来，自汗出身重多眠睡哉。鼻息必大语言难出，若被下者失溲哀。既然小便之不利，直视失溲逢祸灾。被火者微发黄色剧如惊痫状，而时瘛纵瘛，尺制切。瘛则滞而到曳，纵则引而稍舒促期埋。

热蓄肾中精水莫任，汗下太重平声劫其阴。五者带出少阴证，膀胱为肾之腑相临。误下膀胱之阴绝，将他视直视尿不利、失溲因危深。

风温发热之当初，多兼微寒要详察。以其少阴北方位，及至灼肌不口渴。热邪初动于少阴，阴精尚足以持遏。后当口渴恶寒无，学人可且于斯达。

张春田曰：并上三条见《尚论后篇》

喻嘉言治金鉴两感温证诗

金鉴春温经二旬，壮热谵语如将颠。皮肤枯涩舌卷胸膛按：无膛字板结，唇焦足冷与身蜷音权，屈也。两感伤寒此无异，但两感日传二经至三日已尽必死，此暂存耳。喜春温证不传经，邪气流连多有几天不死。视彼阴证阳证相错杂，治阴则碍阳，治阳则碍阴阻挠药愁难。仲景原谓死不治，不出一方何所遵。然曰发表攻里异，活法神而明在乎人。嘉言天机勃勃动，若有生变化行鬼神之妙。麻黄附子细辛进，阴阳表邪各松宽。皮间透汗热除了，附子泻心汤可言。阴阳里邪双解之，胸前柔活人事安。

温证下篇追论治金鉴用附子诗

最是今人怕附子，见热烦枯燥之证逡巡止。孰知不藏精之人，肾中阳气不鼓耳。精液不得上而升，枯燥外见故尔尔。阴气上交于阳位，附子助阳投得是。譬如釜底加火烧，釜中气水上腾起。

第九卷

干咳无痰辨

干咳无痰者，以气不生精，精不化气，肺中津液不足，枯涸音鹤，竭也而然。其一为脏气微寒，非辛不润，贵在补脾之阳；其一为内热有火，须保精阴，则宜壮肾之水补肾之阴，使水壮旺。

咳嗽声哑分虚实辨

咳嗽声哑者，以肺本属金。其一为肺中有邪，非寒邪即火邪也，金实则不鸣；其一为肾脏受伤，非气虚即精虚也，金破亦不鸣。

赵范庵曰：并上条出景岳书。

咳嗽诸因用药辨

风乘平声，犹中也肺咳，自汗恶风；寒乘肺咳，恶寒无汗；火乘肺咳，喘急壅逆，涕鼻涕唾拖去声，口液也见血；燥乘肺咳，皮毛干槁音考，细疮湿痒；热乘肺咳，喘急饮水，面赤潮热，甚者格阴，四末反寒，热移于下下指大肠，便泄无度。**风寒异治**，二陈陈皮、半夏、茯苓、甘草麻桂风合桂枝，寒合麻黄。**火热内燔**音烦，炙也，加减泻白地骨皮、桑皮、甘草、桔梗、粳米，加人参、茯苓、知母、黄芩。**伤暑脉虚**，自汗发渴，人参白虎即白虎加人参，清暑益气人参、麦冬、五味、甘草、当归、白术、苍术、神曲、陈皮、葛根、黄柏、泽泻、黄芪、青皮，斟酌于二方之间。**湿家身重**，脉细痰鬖胡果切，音祸，多也，肢节痠疼，白术酒白术一两，酒三钟，煎至一钟服。不能饮酒，水亦通可。**燥家痰枯**，血腥气逆，杏子莱蒇子二子，末之为丸。伤肾之咳，气逆烦冤，牵引腰腹，俯仰不利，六味地黄汤中，加入五味。

痰饮分五脏辨

在脾经者，名曰湿痰，脉缓面黄，肢体沉重，嗜卧不收，腹胀食滞，其痰滑而易出；在肺经者，名曰燥痰，脉涩即濇面白，上气喘促，洒淅恶寒，悲愁不乐，其痰涩而难出；在肝经者，名曰风痰，脉弦面青，四肢满闷，便尿秘音闭，不通也短，时有燥怒，其痰青而多泡；在心经者，名曰热痰，脉洪面赤，烦热心痛，口干唇燥，时多喜笑，其痰坚而成块；在肾经者，名曰寒痰，脉沉面黑，小便急痛，四肢厥寒，心多恐怖畏也，其痰有黑点而多稀。更有一种非痰非饮，时吐白沫，不甚稠粘稠，音酬，密也；粘，奴恬切，音念，平声，相着也，此脾虚不能约束津液，故涎沫自出，宜用六君子汤人参、白术、茯苓、甘草、陈皮、半夏加益智仁以摄收也之。

痰　所　在

痰在肺则咳，在胃则呕，在头则眩，在心则悸，在背则冷，在胁则胀。

痰属湿属火辨诗

痰之湿者喜结聚，薄清淡白唾壶看。痰之火者工走散，黄浊腥臊味辣酸。

胸满五证辨

表实无汗，胸满而喘者，风寒之胸满也；里实便涩，胸满烦热者，热壅之胸满也；面目浮肿，胸满而喘，不得安卧者，停饮之胸满也；呼吸不快，胸满，太息而稍宽者，气滞之胸满也；病无寒热，惟觉胸满唇痿血病不荣，故痿瘁色变，舌青口燥，漱水不欲咽者，瘀血之胸满也。

喘分虚实辨

气喘之病，有实有虚。实喘者，气长而有余，膨膨音彭，胀也然若不能容，惟呼出为快也；虚喘者，气短而不续，皇皇恐貌然劳动则甚，但得长引一息为快也。实喘之脉，必滑数有力；虚喘之脉，必微弱无神。其有举指浮洪而稍按即无者，此正无根之脉也；或极大弦数，全无和缓者，此正胃气之败也。

呕吐诸因辨

呕吐一证，有因寒滞者，必多疼痛；有因食填者，必多胀满；有因火郁者，必烦热燥渴，脉洪而滑；有因气逆者，多由郁怒以致肝邪犯胃，必痛胀连于胁肋音勒；有因寒在下焦者，四末二阴之间必多清冷，此乃土母无阳，命门火衰之故也。

虚火之病源与外证辨

虚火之病源有二：一曰阴虚者能发热，此以真阴亏损，水不制火也；一曰阳虚者亦能发热，此以元阳败竭，火不归源也。虚火之外证有四：一曰阳戴于上而见于头面咽喉之间者，此其上虽热而下则寒，所谓无根之火也；一曰阳浮于外而见于皮肤肌肉之间者，此其外虽热而内则寒，所谓格阳之火也；一曰阳陷于下而见于便尿二阴之间者，此其下虽热而中则寒，所谓失位之火也；一曰阳亢太过也乘阴而见于精血髓液之间者，此其金水败而铅汞洪上声干，所谓阴虚之火也。

谭古愚曰：自喘以下出景岳书。

虚　损

秦越人始发虚损之论，谓虚而感寒则损其阳，阳虚则阴盛，损则自上而下：损于肺，而皮聚毛落；损于心，血脉不能荣养脏腑；损于胃，饮食不为肌肤。虚而感热则损其阴，阴虚则阳盛，损则自下而上：损于肾，骨痿不起于床；损于肝，筋缓不能自收持；损于脾，饮食不能消化。自上而下者，过于胃则不可治；自下而上者，过于脾则不可治。

虚劳论略诗

秦氏虚损张氏虚劳，损劳精与血之失。营血伤则内热起，营行日迟卫行日疾。卫气迫营内守难，使他吐衄外边脱。又当于血痹不行之证，血求之，不外脱而但内蓄日无休久之。周身血走之隧道，此时悉痹而不流。皮肤枯涸鲜荣润，无血以华色可羞。气之所过血不动，徒蒸为热令心惆。

虚损分阴阳辨

虚损一证，有阴中之阴虚者，其病为发热躁烦，头红面赤，唇干舌燥，咽痛口疮，上下脱血，二便不利等证；有阴中之阳虚者，其病为怯寒憔悴憔，音樵；悴，罪去声，忧患也，气短神疲倦也，头运目眩悬去声，目乱也，呕恶入声食少，肠痛四逆，二便不固等证。若夫咳嗽吐痰，遗精盗汗寐时则出，醒时则止，气喘声瘖音音，哑也，筋骨疼痛，心神恍惚，肌肉尽削，梦与鬼交，妇人月闭等证，则无论阴阳，病造其极，皆所必有耳。

反折筋急筋弛纵不收各分寒热辨

经曰：寒则反折筋急。盖以寒盛则血凝，血凝则滞涩，滞涩则筋急，此寒伤其营也。然而热亦有筋急者，以火盛则血燥，血燥则筋枯，筋枯则筋急，此热伤其营也。经曰：热则筋弛音豕，弓解去弦也纵缓也不收。盖以热盛则筋软，筋软则不收，不收则弛纵，此热伤其卫也。然而寒亦有弛纵者，以寒盛则气虚，气虚则不摄，不摄则弛纵，此寒伤其卫也。抑此二者，又有气中无血、血中无气之辨。反折筋急者，为气中无血，血主静，无血则不能静而舒矣；筋弛纵不收者，为血中无气，气主动，无气则不能动而摄矣。

怒伤肝分伤阴伤阳辨

怒生于心，肝必应之。盖肝为阴中之阳脏，故肝之为病有在阴者，有在阳者。如火因怒动而逼血妄行，以致气逆于上而肿痛喘急者，此伤其阴也；如气以怒伤而木郁无伸，以致侵脾气陷而呕泄胀痛、食饮不行者，此伤其阳也。

欲伤肾延五脏辨

盖心眈欲念，肾必应之。凡君火动于上，则相火应于下。夫相火者，水中之火也。静而守位，则为阳气；炽昌志切，虻去声，火盛也而无制，则为龙雷。而涸泽燎原燎，音近了、料，缓火烧也。《尚书·盘庚》：若火之燎于原，无所不至。故其在肾，则为遗淋带浊，水液渐以干枯。炎上入肝，则逼血妄行，而为吐为衄，或为营虚，筋骨疼痛。又上入脾，则脾阴受伤，或为发热而饮食悉音滕，尽也化痰涎。再上至肺，则皮毛无以扃烱平声，关户之木也固而多汗喘嗽，甚至瘖哑声嘶音西，声破。是皆无根虚火，阳不守舍而光焰音艳，火焰诣音羿，至也天，自下而上，由肾及肺，本源渐槁，上实下虚，是诚剥音博，伤也极之象也。凡师僧尼、室女、丧桑去声，死也偶配偶之辈音背，等也，虽非房室之劳，而私情系恋孪去声，慕也，思想无穷，或对面千里，所愿不得，则欲火摇心，真阴日削，遂至虚损不救。

百病朝暮分轻重辨

凡阳虚者必朝宁暮乱，阴虚者必朝乱暮宁，以阳虚喜阳扶，阴虚喜阴助也；凡阳实者必朝重暮轻，阴实者必朝轻暮重，以阳逢阳王去声，阴得阴强也。

王七宣曰：自虚损分阴阳以下并见景岳书。

喉痛火证寒证辨诗

咽喉火痛内外肿，且热且肿碍食干犯也。寒痛不嗅证皆反不肿、不红、不热，吞津饮水辄眉攒①徂力反。

张春田曰：见《伤寒集注》。

齿痛诸因辨诗

齿者骨之余肾气上行，牙龈音银，牙根肉足手两阳明胃脉入上龂中，大肠脉入下龂中。龂，即龈。齿长豁欢入声，齿疏通也动肾衰，愈此卦并怪韵之字也，音近卦，并夬韵之败，赢困也，风火寒虫皆令使也疼。不怕冷热为风痛，寒无虫蛀音注火腾兴肿起。

寒热湿食四泻辨

寒泻切痛，暴下无声，其脉沉迟，或沉而紧；热泻奔注，下迫有声，其脉洪数；湿泻水泄，体重无力，不欲饮食，其脉沉细；食泻胀满，泄下酸臭，其脉滑数。

---

① 眉攒（cuán 巑）：即攒眉，皱眉，不适貌。

积 泻 诗

积泻大瘕泻重名，即是痢证下恶臭。面黄恶食痛肠鸣，脓血交杂不可嗅休去声，以鼻取气，别作齅、嗜。

屠南洲曰：万氏论。

粪色知胃火盛衰辨诗

胃强粪实显深黄，火力十分故老苍深青曰苍，亦形容其色不浅嫩耳。倘汤上声，或也如火力不能到，纯黄色嫩岂全阳。再若淡黄则近白，谓之半黄试审量音良。谷食恍然知觉之意半化候，其气酸腥臭不扬。待等青白无气味，冰雪沉寒即丧亡。

王七宣曰：见景岳书。

泻痢及凡病尿见短赤诗

泻痢小水走大肠，水枯液涸涩而黄。亡阴者烦亡液渴，纵有烦渴未必火来戕。与夫劳倦气虚者又有一等，多见短赤于肠膀。诊其两尺无数脉，切休下利源泉伤。

凡见痒证勿轻用表药诗

升阳散火表在外升散用表药，清阴降热治其中清降用里药。人病火衰固作痒虚痒用温药，里热之极自生风实痒用凉药。三阳表证藏头面治若表证，羌防芷芥屏无踪不用表药，风热辨参看。

屠南洲曰：并上出景岳书。

六经陷邪下痢大略诗

痢疾六经皆陷邪经邪陷入而为痢也，随经见证用其本经之主药。表之利之寒热之，与治伤寒总相若。

下利鹜溏绿冻辨诗

利证粪内带清水，状如鸭粪鹜音务，鸭也溏名。太阴藏寒主术附，散寒止泄在温经。又有绿冻属少阳，东方之木本色青主柴胡。

赵范庵曰：并上见舒驰远《痢门》。

下糟粕审属热证诗

肛门燥涩小溲黄，粪成糟粕显半化。盖因邪热不杀谷，但解急强逐之泻火性急速。

里急后重诗

里急后重有五端，气滞积填火燥急。血虚津乏坐空努，中气下陷之所及。

泻痢脾传肾肾传脾论

泻者，脾之病也。先泻后痢者，脾传肾。故后重者，胃气之下陷也。脓血者，肠垢之下溜也。真气败而谷气绝，是谓贼邪难治；里急后重，便脓血者，肾之病也。先痢后泻者，肾传脾。故里不急痛者，湿热之毒除也。便无脓血者，陈莝音锉，斩刍也，斩刍以饲马。《内经》：去菀陈莝。去，区上声；菀，音郁，积也，陈旧也。言肠胃宿积如陈莝之菀，务通而去之也之秽尽也。肠胃通而水谷行，故云微邪易治。

屠南洲曰：丹溪、密斋合论。

汗分阴虚阳虚辨诗

阴虚脏腑有热邪，乘阴虚而出汗必热。若是里寒乘阳虚，其汗冷如冰与雪。

阴虚盗汗诗

阴虚睡熟则卫外之阳，乘阴虚陷入阴中藏。表液失其所固卫，瀹音翕，水流貌然汗出莫堤防。及觉音教，醒也之时阳气复，复而汗止总常常。

湿气乘脾自汗诗

汗因湿气乘于脾，身重脚软脉缓大。有似声音出瓮中，寒热身疼前阴害小便不利。

积聚辨诗

积硬不移渐有形，有形而静知血分。聚者来去而靡常，以气主动有无混坟去声，不清也。

痞满胀三证辨

痞者，内觉痞闷而外无形也；满者，病在肠胃之间而形见于外也；胀者，病在肠胃之外、皮肉筋脉之中，外形虽满，中则空虚也。满者有实有虚；胀者专主虚治，不可攻也。大抵满属太阴，阳热为邪者则咽干，阴寒为邪者则吐利。

水 肿 诗

水肿之病来迟迟，色明润而光薄皮。有水处肿无水处不肿，由下而上渐及之。按而散之猝村入声，急疾也难起，水在肉中如糟如泥。

肤 胀 诗

肤胀之病气冲冲，色苍皮厚胀连胸。倏音叔，忽也而浮起气速至，自上而下理所通。一身尽肿那音傩，何也区域，限也别，随按随起气虚空。

屠南洲曰：并上见景岳书。

鼓　胀　诗

肤胀属肺鼓胀属脾，鼓胀一云肝祸危。腹绷邦萌切，音绊，束儿衣筋起殊肤胀，空洞有如按鼓皮。朝宽暮急虚其血，暮宽朝急气虚兮。朝暮俱急何为者，乃是血气两虚微。

外感毒风肿证诗

外感毒风邪在膝，肿起迅速非内因。其外必有太阳证，脉浮紧缓两汤麻黄、桂枝瞵视貌。左思《吴都赋》：鹰瞵鹗视。

年老饮茶小便分寒热诗

年老饮茶夜尿多，休信三消尽热干。饮多尿少浑赤热，饮少尿多清白寒。

似损非损诗

似损虚损也，即劳瘵非损身疼痛，寒热往来咳嗽兼。试看微汗热渐退，汗不出时热复炎。闻其咳声却雄大，脉虽紧弦未数添。纵或缠绵一两月，总是外邪不用占。

屠南洲曰：见景岳书。

二阳结谓之消为燥病诗

夫二阳手阳明大肠、足阳明胃结谓之消，手足阳明热结团。肠之津枯目黄胃之血热善饥，消渴无宁舌上丹。

二阳传肺燥解诗

二阳之病发延及也心脾，男子少精女不月。传为风消与息贲贲，作奔解，此方肺燥所由发。胃以其燥传之脾，风热炽嚓去声盛肌见骨。大肠之燥传之肺，喘息有音贲不歇。三脏二腑阴气亡，岂可救援而不蹶音厥，失足。

屠南洲曰：并上见《秋燥论》后。

三阳结谓之膈解诗

三阳结而谓之膈，结者结热之名号。大肠结则后不圊，小肠结则血不燥。热结膀胱涸其津，遂成噎膈而难疗音如料。上脘但能水饮行，总由血液之衰耗。

伤寒鼻衄诗

杂病衄血热在中，伤寒衄血热在外。循经之血走不守，随气而行得自在。若因表邪蔽锢之，郁成火气迫无奈。直犯清道亦何难，上入脑中出鼻快。

吐血分属脏腑诗

吐血欲知血所从，或关腑与或关脏。喘满咳嗽肺之愆，左右腋间疼及胀。牵痛如丝膻音诞，膻中，在两乳间与胸，嘈杂懊音袄恼乃董切，农上声。懊恼，忧闷意心包络上。脾腹膨膨饱胀总不饥，更多涎沫难名状。躁急胁疼显是肝，往来寒热变形样。喉干咽痛声音哑，盗汗骨蒸肾火壮。倾腔大吐烦渴叫头疼，壮热无眠胃失丧。

张春田曰：景岳叙失血。

肠风脏毒论

血之在身，有阴有阳。阳者，顺气而行，循流脉中，调和五脏，洒陈六腑，谓之荣血；阴者，居于络脉，专守脏腑，滋养神气，濡润筋骨。若感内外之邪而受伤，则或循经之阳血至其伤处，为邪气所沮①，漏泄经外。故《针经》曰：阳络伤，则血外溢而吐衄。或居络之阴血因留着之邪，溃裂而出，则皆渗入肠胃而泄矣。经又曰：阴络伤，则血内溢而便尿。世俗谓之肠风脏毒，亦存其名可耳。又曰：粪前来者为肠风，粪后来者为脏毒。风邪淫胃为肠风，积久而发、色瘀于去声者为脏毒。又曰：色鲜为热，自大肠气分来；色瘀为寒，自小肠血分来也。

痹 证 诗

痹之为病兼三气，曰风曰寒曰湿成。杂合壅闭其经络，风气胜者痹为行行痹。寒气胜者为痛痹，湿气胜者着痹名。风则善行而数音朔，频也变痛无定处，或肿或红皮色征。筋脉苦其有弛纵，走注又兼流火称一病三名。寒气凝结而痛切切，肢挛音恋节肿病非轻。湿重着而不移汗多肢体缓，如麻如木肌无灵。

白 浊 诗

白浊在精与在尿，浊在尿者如泔浆。总由湿热之为病，天时湿热口味湿热并能戕。精浊者好淫逆不泄，精离其位莫闭藏。源流相继溢而下，每至移热于膀胱。证见尿孔涩而痛，清浊并至日解裤如厕廊也。及其相火虽已杀音铩，灭削也，心肾不交精走忙。其或土不能制湿，脾气下陷混茫茫。　　谭古愚曰：张会卿论浊。

---

① 沮（jǔ举）：阻止，阻遏。《正韵》："沮，止也。"

淋 证 诗

淋为浊类浊之甚，小腹弦急痛引脐。旋兮滴沥总难去，欲止又难志愿违。

遗精诸因诗

自遗不固心肾弱其一，梦而后遗火之强其一。过欲精滑清气陷其一，久旷间阔溢泻满而自溢也，其一味醇伤厚味醇酒湿热下注而遗，其一。

好淫过补变证诗

精走阳强过补淫因其好淫，是谓强中疾早谇①。久则迫血茎痛及至赢弱，乃丧其命，或发消渴或发痈疽何必谇谇如占切，音謇。谇谇，多言也。

肺痈肺痿诗

久咳上气肺壅塞，肺痈肺痿先须防。两手数实口中燥，肺已结痈大不良。咳而胸中痛隐隐，触动其痛到相妨。其源胃热熏其肺，血凝痰裹结形长。胸生甲错彼间枯涩如鳞甲错出也痰如胶，鼻燥面红胁骨昂。发热恶寒日晡甚，血化为脓吐倾囊。

两手数虚涎沫唾，冲激连声痰一来。咳声不扬行便喘，胸中脂膜日干哉。由于胃津屡耗或汗之，或吐之，或胃自病热，或强利误下不上供，肺失所养燥咳唏即欷，叹也。韩愈诗：独子之节可叹唏。转燥转槁热何剧音展，甚也，窒其小管肺痿猜。

赵范庵曰：《法律》论肺痈肺痿。

---

① 早谇：清刻本作"已沉"。

胸中胀病关膀胱与肾诗

早起胸前惯摩揉柔木而屈伸之也，乳左乳下宗气动应衣。夜睡若宁水道清，则其胸中无碍违。盖人膀胱气化顺，空洞善容任入之。然后膻中属任脉宗气希，得以下达不盈兮。巨阳太阳引精《内经》有语，太阳之别名号题。膀胱吸引精气下，胸中之胀消无遗。假如肾气不收摄，肾气悉输膀胱地位移。膀胱气逼难输泻，是以胸中壅塞危。膝代头而尻代踵能俯而不能仰，肾病善胀目睽睽音奎，睽睽，张目貌，谓医张目而见其病也。要补膀胱要补肾，乃得胀消仰哲明也医。

屠南洲曰：胡卤臣案。

阳厥阴厥辨诗

阳厥之病凡初起，发热煎熬津液矣。口渴鼻干而便秘音庇，藏也，渐至发厥房中第音滓，箦也。传经热邪辗转深，人事昏惑如将死。阴厥必然阴证彰，唇青面白冷汗洗。二便俱通不喜茶，身蜷音权，蜷局不伸多睡而每每。醒则人事了了明，不与伤寒传经比。阳厥过时必回温，阴厥终日只如此。

张春田曰：黄长人案，并上见《寓意草》。

合论篇附问答

问：形不足者温之以气，精不足者补之以味。此何解也？

曰：二语者，药之权衡也。形充于血，阴之属也。阴不足者，本当益阴，而阴未能生，必温以气之阳，而阴始生，以阳为阴之主也；精丽①于气，阳之属也。精不足者，本当益阳，而阳未能

---

① 丽：依附，附着。《正韵》："丽，附也。"

生，必补以阴之味，而阳始生，以阴为阳之基也。二者皆药石之权宜，亦阴阳互根之妙也。

脉生死举大纲诗

厥阴中风微浮为欲愈不浮为未愈，阴病阳脉生可许。诬言阳病见阴脉，细沉短涩定辛楚痛也，言可痛也。阴病喜见阳脉者，鼓勇却敌战胜睹。阳病恶见阴脉者，婴城①难固被他虏。生死特提其大纲，微细听人自领取。

屠南洲曰：并上见征君答问。

① 婴城：谓环城而守。婴，犹萦，萦绕，围绕。《汉书·蒯通传》："必将婴城固守。"

第十卷

中风非风辨诗

中风非风自两家，经有表邪脏无邪。有邪风寒湿三气外侮，无邪精虚则气去气去则神亡神内蹉蹉跌。寒热肿疼寇泊郭中风治外，猝倒昏愦民反戈非风治内。

非风诊外

非风之证，肝诊目下，其色必青；心诊口内，其色必赤；脾诊鼻头，其色必黄；肺诊眉上，其色必白；肾诊肌上，其色必黑。

偏　枯

偏枯之脉缓以迟，总由营卫行不逮营卫气衰，故津凝血滞而行不逮。故外身痒而瘾疹，故内胸满而短气。

不语辨诗

不语之由盖有四，脾脉络胃上挟咽。连其舌本散舌下，心之支脉咽旁缘。肾脉上循喉咙表，亦尝挟舌之本根。三经总为风邪害，舌强有语若限垠。至于风寒客会厌音压，猝尔无音是彼愆。

口眼㖞斜辨诗

口眼㖞音阔邪属胃土，而有筋与脉之异。阳明筋急口目僻邪也，眦齐去声急不能猶猝视。筋既如此问其脉，挟口环唇本属胃。

暑　论

《素问》运气：小满后六十日为三之气，少阳相火司天，时令至此，火热大行，流金铄石，其气如蒸。又以天地升降之理推之，四月之月，六阳尽出于地，谓之盛阳。夏至之后，一阴始生，其气甚弱，阳强阴弱，水不胜火，肾虚也；火刑于金，肺虚也；心象离而中虚，热则气缓而不收，心虚也。

金者，水之母也，肾与膀胱之化源，肺、大肠实主之。夏月火旺，金被火刑，故肾之癸水绝于午，膀胱之壬水绝于巳，而真阴之化源绝矣。孙真人立生脉散，令人夏月服之，谓四月建巳，丙火旺而辛金死；五月建午，丁火旺而庚金败。故用生脉以泻丙丁之火，补庚辛之金，使壬癸之水潜滋暗长于泉源之化也。

暑　病

《内经》曰：脉虚身热，得之伤暑。《甲乙经》曰：热伤气，所以脉虚。仲景曰：弦细芤迟，所谓虚是也。大概阴暑静而得之，主发表、平胃、温中三法；阳暑动而得之，主涤暑解烦一法。二证气虚者，兼补其气；津乏者，更滋其津。暑病有热渴甚者，盖阳气内伐，热舍于肾，令人骨乏无力，总由火盛则金病水衰，肾与膀胱俱竭之状。当急救之滋肺气以补水之上源，所以有生脉散既扶元气，复保肺生津耳。

喻氏伤湿伤寒脉辨诗

大凡湿脉必濡弱，额上有汗证知周。夏天之脉本洪大，感寒滕紧未汗搜。病人疼重上声原非湿，不认风寒错马牛。

湿邪分清浊论

天气下降如雾露之气是也，谓之清邪。清邪中，上本乎天者亲上也；地气上腾如水土之气是也，谓之浊邪。浊邪中，下本乎地者亲下也。

湿着于表证见重痛诗

人身之表湿中之，视其所着痛且重。着足太阳头后，头连项脊腰，着手太阴肩背肺之分野统重痛。少阳之经都被着，则并一身难运动一身尽重而痛。

风湿相搏骨节烦疼解诗

津者庚大肠所主，三伏之时金受囚。加之大汗亡其津，湿热亢甚金愈柔。是以风木无所制，风湿相搏两邪抽。惟其风湿两相搏，骨节烦疼患悠悠。

痓湿暍痓，如擎，上声；暍，音谒，中热也。《汉书·武帝纪》：夏大旱，民多暍死辨

痓病有二，刚痓与太阳伤寒相似，柔痓与太阳中风相似。其不同者，脉沉而细，头摇口噤，背反张而身不疼也；中湿与太阳伤寒相似，其不同者，脉沉而细，头汗面黄，能饮食而不渴也；中暍与太阳中风相似，其不同者，脉弱迟细，自汗而渴也。

痓病诗附论

痓病头摇背反张，戴眼口噤脊项强。拘急或兼恶寒证，身热足冷面红光。太阳过汗过表变痓疮家误汗变痓，风表病误下变成㾏。产后汗多与风遇变痓，破伤损血被风戕变痓。表虚风寒固所畏变痓，去血过多也要防变痓。小儿风热变痓与汗变痓泻变痓，凡此皆足令阴亡。阴虚血少不营筋，故教音交，使也前证尽猖狂。

亦曰：太阳中风，重感寒湿则变痓，风则躁而动，寒则引而紧，湿则着而拘，风挟寒则血涩无汗为刚痓，风挟湿则液出有汗

为柔痉，筋急而缩为瘛，筋弛而缓为纵，申①缩不已为瘛纵，俗谓之搐是也搐，怵入声。《汉书·贾谊传》：一二指搐。

瘫痪痹痿 音滩痪庳痿辨

瘫与痪不同，瘫者，手足木强，不能举动，已成废人；痪者，口角流涎，语言蹇涩，四肢软弱，犹可治疗也。痹与痿不同，痹则疼痛而有作止，痿则手足软而无力也。

头痛诸因辨

因风痛者，抽掣恶风；因热痛者，心烦恶热；因湿痛者，头如裹而雨湿转甚；因痰痛者，头昏重而欲吐不休；因寒痛者，体拘急寒性取引，缩而不伸也而恶寒战栗。阳虚痛者，目羞明怕光，身就暖，遇阴逢寒则痛之甚也；气虚痛者，恶劳动，其脉大，九窍苦吊切，孔也。眼、鼻、口、耳、前后二阴为九窍不利则虚之甚也；血虚痛者，善惊惕梯入声，恐也，其脉芤口平声，鱼尾穴名，在眉后近发际攻冲攻，击也；冲，摇动也则病之著也；痰火痛者，耳如雷鸣也；伤食痛者，胸满恶食，咽音宴，吞也酸噫音隘，饱食气满而出声也臭也；肾虚水沸非去声为痰而痛者，夜热骨蒸，尺微寸滑也。

腹痛诸因辨

湿痛身重，如坐水中。小便赤涩音啬，少也，大便溏音唐，泥也滑。其脉必缓，天阴辄占入声，每也发；虫痛脉大，唇红吐水。有块如拳，腹热善渴。揉按重捏，痛得暂止。食已止也即痛，痛已能食。面色时赤，乍助驾切，查去声，忽也青乍白。

死血作痛，日轻夜重。有定不移，脉涩音啬或芤。大便变黑，

---

① 申：通"伸"，伸展，伸张。《荀子·解蔽》："形可劫而使诎申。"

午后作潮发热也，每日如期而至，故曰潮。多在脐下，刺音戚，刺，犹镵也若锥音锥，钻也刀。

痰痛眩运，或吐冷涎即次，慕欲口液也。辛辣兰入声，辛之甚也热汤，得则暂止。腹引钩胁，有声者是。小溲不利，湿痰是已；食痛脉弦，大便后减滞去则痛稍减；气痛脉沉，大腹胀满；寒痛绵绵，痛无减增，其脉沉迟；热痛忽忽，时作时停，其脉来数。

腹痛连胁膈论

凡腹痛连与胁膈，多是饮食痰饮填塞至阴，抑遏肝胆之气。肝者将军之官，胆者少阳上升之命，抑之不得敷畅，两实相搏，令人自痛。所以连胁膈者，少阳之经行于两胁，厥阴肝脉贯于膈也；手足冷者，少阳之气不敷布也也；脉来伏者，为痛甚，阳气闭藏之象也。经曰：木郁则达之。古法以烧盐半升、温汤五升和服而探吐之。用烧盐者，咸能软坚也。

心下悸音洎证诗

人有悸病在心间，试问其因有五种。停饮在心下，一过汗过表，一兼吐下妄吐之下之，一，气虚一惊恐一皆跳平声动上声。脉来促止正对病，促止之脉无忧恐。

呃逆证诗

呃逆之由观实证，痰阻气滞此一因。有为火郁及瘀血，胃热失下细铺陈。虚者中虚自作逆，大下胃虚阴火上焚。呃在中焦谷气不运，其声短小食辄闻。呃在下焦精气欠，长大虽不食亦然。

阴证阳证发斑辨诗

身之下部有阴寒，逼迫无根失守之火。上熏于肺发成斑，淡淡红光细朵朵。阴斑已辨阳斑详，紫赤昭然照燎音如了、料我。

第十一卷

中去声寒治法诗

中寒肤冷厥无汗，泻利色青呕吐该①。干姜生附无汗用生加葱白，猪胆引投阴分来。煨葱灼艾于脐下小腹破坚凝阴覆其阳于内谓之，灭顶瞿音离凶其证无汗鬼听鸡谓鸡鸣则鬼潜藏，喻驱阴救阳急也。真阳素扰忽寒中阴逼其阳于外谓之，隙驹②避舍出汗淋漓。脊项不柔多强硬，假热烦躁或都齐。切莫加葱与熨灼，生附亦当改熟有汗用熟兮。扑止其汗醋调五倍子末填脐中，布扎之。更用糯米粉加旧蒲扇烧灰，装夏布袋，自头至足轻扑之边进药，病退随加入固护腠理之药宜。

屠南洲曰：此《法律》中治中寒门。

中寒猝倒而身强，四末如冰其口噤。审得无汗汁取姜，山村缺药兹方任。要灸关元连几壮，胡椒之末酒灌甚③。

脱阳外治诗

脱阳四逆疼腹肚，冷汗气急盐炒釜。袋装手摩脐以下，取暖肠胱当汤煮当汤煮，内服也。

猝倒闭证治法诗

闭证握固握，音渥，执持也；固，坚牢也。言握手如拳不开也牙

---

① 该：包容，包括。
② 隙驹：疾速也。语出《庄子·知北游》："人生天地之间，若白驹之过隙，忽然而已。"
③ 灌甚：清刻本作"烹验"。

门紧，壅塞痰涎眼上攀扯也。通关细辛、皂角为末吹鼻嚔音帝，喷嚔能治不嚔则不能治，梅乌梅脑冰片生南星擦牙痊。痰声曳音勖，拖也锯稀涎皂角、生半夏、白矾好，甚则姜汤探吐宽。指入不能鹅羽蘸，数回探吐几回气豁必然安。含药口中吹笔管，改从鼻窦音豆，孔也更何难。三生饮子星乌头附，木香姜汁亦所干。

猝倒针诗

跌倒昏沉痰喉把，牙关紧闭药难下。三冲少冲、中冲、关冲二商少商、商阳少泽六穴针，血气流通忙走马。《乾坤生意》臞仙著急回生，如赶时刻物手搇郐寡切，手爬物。

猝厥灸诗

非风猝厥报危证，丹田即关元气海脐下寸半命门秉执也，秉执命门之气。净盐干于釜上熬，纳在脐眼艾以炳①。

风病传证诗

风者善行而数入声变，胃风传证偻五指偻，音楼，屈也。《荀子·儒效篇》：虽有圣人之知，未能偻指也。一曰风成为寒热，恶寒发热骇虫豸有足谓之虫，无足谓之豸。言恶寒又发热。一曰厥成为颠疾，胃气逆升眩晕耻。一曰瘅音旦成为消中，多食易饥火所毁。一曰久风成为餐粲平声，吞也泄，餐已音以，止也即泄到圊音清屎。一曰脉风成为疠音例，癞②，肌肉疮疡四末四肢也，胃之所瘠帷上声，疮痕也。

---

① 炳：点燃。魏·曹丕《与吴质书》："古人思炳烛夜游。"
② 癞：原作"赖"，据文义改。

风淫于内治验诗

呕吐伤胃水谷空，空虚若谷内生风。更兼肠中风久蓄，乘机上入于胃中。气投左肝觉胃气攻左畔从风类，左关大劲音敬，坚强理相通。木盛侮土生寒热，有似外感表邪同。风淫于内治以甘寒，竹沥人参生地冬。腹中旋作呱呱音孤响，呕出黄痰少许松。

风成为寒热治法诗

风入胃中营卫衰，恶寒发热疟之状。头昏目眩正因虚，上焦壅滞解风散，人参、麻黄、川芎、独活、细辛、甘草尚。

瘅成为消中治法诗

风初入胃助火热，善食瘅成为消中。肌肉蠕软平声瞤闰平声，蠕、瞤皆动也手足牵强，面上肿浮投胃风竹沥、麦冬、花粉、葳蕤、石膏、生地、梨汁、升麻、葛根、甘草。

久风成为飧泄治法诗

久风成为飧泄兮，则其风已入于里。参君桂枝白术臣，茯苓甘草为佐使。

厥颠治法诗

人之大怒血苑音郁，积也。于上，气不返于下名厥逆也颠。气血俱逆高颠际，动辄眩晕如舟船。而且胆之经穴络于脑，郁怒之火少阳所关。得参、术补而炽痛如劈，同为厥颠之疾焉。以其风火两相煽，振摇热甚所由然。以其木与土相犯，艰食而泻自连连。铁落镇坠之法，乃《内经》之旨，能会通其意斯得用方之权秤锤，以定物之轻重。代赭黄连龙胆会，降其逆气毋使上干。蜀漆丹皮赤芍药，上苑①之血彼能宣。浮游之神更当敛，牡蛎龙骨五味专。每回加入公猪胆，赖其滋犹润也胆汁之干。

屠南洲曰：四证诗见《寓意草》王岵翁案，此以治吴添官乃母续之。

尸厥治诗

偏痹音颁不仁不知痛痒看不出，猝死无气但得此证名尸厥。地黄饮子地黄、苁蓉、巴戟、山萸、石斛、附子、茯苓、五味、菖蒲、远志、肉桂、麦门冬速烹熬，虀汁鼻中灌可活。取血口含吹笔管，谓将雄鸡冠来割。血猪脂油卵大如鸡卵大同苦酒，醋煮滚下喉亦一诀。醋炭冲之大敦百会火艾灸二穴，法多医者称其术。又云不脱无脱证更无痰，人中掐音恰定头发掇端入声，提起也。皂兮或夏鼻门送吹末，如不嚏音帝者肺家夺肺气已绝，如夺去也。士材李中梓字士材尝治无嚏人，设法救之不肯歇。皂角烧灰新汲水灌，更火沉檀香满室。已而既久达其窍，亦有回生未可忽。

实厥治法诗

血之与气并走上从下焦起，厥阳独行身壮热。脉滑沉弦胸喘满，《内经》云大怒则形气绝而血菀于上。水煮白矾双脚浸，厥从下起收而辍音拙，止也。

血厥治法诗

血厥因出汗过多其血少，阳气独上塞不清。平居无疾忽然死，目闭口噤移时醒平声。白微汤是归参草，叔微《本事》有前征。想用白微走血分，益阴收敛汤以名。

---

① 苑（yuàn 院）：积结，积聚。《诗·小雅》："我心苑结。"

古今医诗

一三二

食厥治法诗

食厥中食不能言，食填太阴脾阳气沮慈滑切，音咀，止也。
《诗·小雅》：何日斯沮。痛胁连胸手足厥，下焦隔绝尺脉堵。上部
有脉下部无，不用吐法者死用吐法规矩。水搅烧盐指探喉，其中妙
处详医谱①。温中润下软坚积，宣涌四般一通游河浒音虎，水涯也。
《诗·王风》：在河之浒。言病起游河浒也。

口噤治法诗

口噤肝风乘胃土，颊颔之脉偏急恶乌去声。芤皂防风大料汤，
床下熏之气如雾。仿佛前边闭证法，但贵选汤而对路。

角弓反张治法诗

角弓反折南星夏，姜汁随烧竹沥佐。乘热即将此药吞，印堂
艾灸怕者呵去声。

戴眼反张治验诗

反弓腰背反折，如弓之解去弦而反张也之状忽然起，自言楼上
见有鬼。眼白翻腾戴眼不见黑，血不营筋故至此。其人骨露更筋
浮，太阳膀胱血少从来矣。一着寒邪收引急，戴眼反张有此理。楼
为枯木鬼阴邪，当归四逆桂枝、芍药、细辛各一钱，甘草、通草各
五分，加红枣三枚煎其方趏音伟，是也。此段本出周虚中②，载于
《幼幼集成》陈复正著里。

---

① 医谱：即医书。明·徐渭《论中》："吾医也，医有谱，尽医谱而医
止矣。"

② 周虚中：人名，《幼幼集成》中载有其医论。

不随不仁治法诗

身半不随身不随人意以为用也附子酒煮、浸皆可，不仁之病同窠曰窠，音科，鸟在穴曰窠；穿木石为曰。不随与不仁治法同，在一窠曰中，犹言同在一法中也。再寻一法生乌头，稀饭之中纳生乌头于中熬岂苟。姜汁少些蜜用多，许公《本事》宋·许学士叔微著《本事方》① 传闻久。

瘫痪治法诗

瘫痪言难体颤掉颤，音战；掉，调去声。颤掉，四体动摇也，古方法制祷于庙。草乌作主川乌臣，去皮烹之都紧要。黑豆如川乌许斑蝥量入齐同煮熟，截头与翅方投铫②而蝥、豆同煮之。铫，调去声。屏音饼，除也蝥以焙豆舂之细，二乌末硫黄硫如乌之半听宣召。烂炊红枣子去皮滴家醢，丸十五双温酒妙。

瘫缓瘅曳瘅，多上声，垂下也。岑参诗：柳瘅莺娇花复殿；曳，详前缓脉注口眼喎音阔，语音蹇涩步履蹑即歪字。神验乌龙丹为主，乌头五灵脂两两排俱六钱。麝脑比乌皆百一各六厘，水丸弹子体形该。姜汁研化暖酒调，早暮连投几日佳。

赵范庵曰：《梅师方》。

---

① 宋·许学士叔微著《本事方》：原无，据清刻本补。
② 铫（diào 掉）：煎药或烧水用的器具。

第十二卷

暑风道死治验诗

暑风道死徙移也阴凉，取热土围脐以热尿淋其中央。大蒜或生姜捣汁，童便急时难求和滚汤以滚汤和灌之。再记古人还有法，百会穴中艾火当。

屠南洲曰：内治见陈无择方。

伤暑汗出治法诗

身热面红盛夏疴乌何切，病也，刚剂芪、附之属止汗汗逾音輸，越也多。脉虚汗热本伤暑，虚加洪数医之讹吾禾切，错也。虚而加以洪、数，则汗为热越之汗，医用刚剂则其错也。白虎加参连一再进，更投天水散，即六一散自然和。

暑渴饮茶即死治验诗

暑中壮热求茶渴，热投即死热闭热。医案洪金鼎君之四儿，冷泉蒜汁相交悦灌之即醒，能言。

暑病劫汗救逆诗

壮火食气心恶热，恰当盛夏火旺时。虽云发表不远去声热，汗之太甚伤心兮。渴饮水浆涩短尿，心神已乱若狂痴。手足瘛动筋无养，血不荣舌语蹇迟舌内应于心。心热移小肠肠移胞，夺汗亡津下泉亏。壮火食气气不化，茎玉茎端尿滴痛惨凄。人参生地生甘草，甘草之梢麦当归。

谭古愚曰：密斋治蕲水监生李少华。

中暑发狂治验诗

心经中暑怒行凶，恰遇浙医吴振公。绳缚卧床滚汤灌，被盖气蒸出汗松。暑毒中心狂无奈，汗解知非别病攻。

屠南洲曰：出黄六鸿《福惠全书》。

中湿治法诗

外边中湿身头重，膝腿肿疼倦四肢。小便赤黄大弓泻，升阳除湿汤，苍术、柴胡、羌活、防风、曲、柏、猪苓、陈皮、升麻、茯苓、泽泻、炙甘草日孜孜。

湿流关节用羌活胜湿汤及白术酒诗

湿流关节之为病，风药乃能直到之。无窍不入风所擅，羌活胜湿汤，独活、芎劳、甘草、蔓荆子、藁本、防风必须依。节痛阴寒便发作，酒炊白术病当稀。张春田曰：《法律·三气门》

外感寒湿治法诗

沈渊带湿远归家，明日寒烧感病邪。肢体烦疼寒湿气，羌活胜湿照日霞。医者更番作瘵治，认为血虚阴涸路途差。岂知外湿郁阳气，洪缓而牢脉萌芽。依原方看证为加减，身发红丹汗解赊①。

肾着治法诗

肾着之病属下焦，身劳汗出衣里湿。腹重如带五千钱，腰下冷疼求治法。肾之外廓湿阴中去声，药用甘姜苓术入。

屠南洲曰：《法律·三气门》。

---

① 赊：宽松，松缓。

湿在上禁发汗诗

湿在上者难发汗，麻葛太峻增湿热。庶几①微汗通其阳，苍羌解散人欢悦。

治湿热腰胯痛诗

湿热身倦腰胯痛，身如板夹脚坠沙。二妙四物减归地，平胃川中厚朴诃音呵，责也。术泻山栀姜枣子，以羌鞠已红蓝花。

湿上甚为热诗

伤于湿者足先受，次乃流入关节场。夏天湿上甚为热，湿从下受袭乘隙而入三阳。上焦阳旺湿至此，从阳变热固所当。头面肿红加疮疖，疫邪窃据生民妨。

湿之上甚为热兮，两端之证轻先讲。面红发热遍身烦，鼻塞头疼如受棒。邪在上焦药嗅休去声鼻，黄水流出若通港。

重者头热身亦热，面目俱红分别说。阳气上壅不下通，孤阴两足寒如雪。

热湿证治法诗

热则身烦湿则疼，麻散表热术行湿。此治湿热两停方，表里交加相并茸音缉，修补。

屠南洲曰：上四条出《法津·三气》。

---

① 庶几：幸而，幸得。

肺伤湿热证治诗

湿热伤金治节废，四肢痿躄起扪轩①。喘满色白皮毛败，薄②关历节痛堪怜。升于头则眩如雾，注于身则重如山。肺逆不降化源绝，自当便赤口中干。芪术苍陈参泻茯，归地升麻草麦门。曲柏猪柴连五味，此药每回服五钱。益元气实腠参、芪强脾胃术、草，行气化滞陈、曲虑悁悁音近渊，忧也。《诗·陈风》：中心悁悁。生津麦、味养血归、地而清热柏、连，偏宜燥湿柏苍连。升清升、柴复肺之清肃，降浊茯、猪、泻湿热从便旋。汤名清燥首去湿，喻昌公高识赞东垣李杲。

湿热之证多烦渴，尿赤色而粪闭结。脉见洪滑实数等，清热一法利水一法兼下夺一法。

湿温治诗

伤湿在先中暑后，湿温乃是病之名。湿得暑邪阳气阻，胫冷腹满似膨膨。暑挟湿邪郁蒸热，头痛妄言多汗行。既然多汗复发汗，耳聋身青禁口撑拆平声，邪柱也。言不能言，但以口撑也。夫如是者名重喝音谒，白虎加苍早见明不发汗。

屠南洲曰：论见《法律·申明仲景》。

风湿证治法诗

风湿脉浮而身重，汗出恶风卫阳虚。防己黄芪汤防己、黄芪、白术、甘草服下，当如虫行皮中软平声。其人阳虚上自汗，腰下属阴汗则无。暖被围其腰以下，微汗湿从下出自下受者亦从下出诸。

---

① 扪轩：谓起行需有所持。扪，抚持也；轩，门窗也。
② 薄：通"迫"，迫近，接近。《荀子·天论》："寒暑未薄而疾。"

风水之方亦用此，其证一一都相如似也。风湿眠栖不起身，金凤花即凤仙花柏子中仁。朴硝木瓜共煎汤频澡，独活寄生古剂珍。

肺肝脏燥证治诗

火烁肺气肝血衰，风热成燥外边视。皮干皴音近春揭肤搔痒，筋急爪枯或风秘。归地芍芩艽防甘，生地之外还熟地。酒洗当归酒炒芩，滋燥养荣汤稳记。

幽门不通噎塞大便难治法诗

幽门下脘不通气往上，上冲吸门会厌竟举昂。噎塞出弓难须润燥，行血破气升清阳。导滞通幽李杲作，甘草当归两地黄。升麻桃红皆水煎，略调末子是槟榔。

第十三卷

外感咳嗽治本诗

外感寒嗽肺胱肺与膀胱虽有脏腑高下之不同而邻也，星半姜陈枳壳伦。肺欲辛以辛泻肺之实，入肺散寒声不闻咳止。诸药虽用以治痰，其究以辛治本根。戒无多食辛以辛走气，此是肺虚故嫌嗔①。内伤阴虚忌辛燥，以谨以慎教医人。

张春田曰：见景岳书。

肺寒咳治验诗

寒咳肺寒贮丁吕切，积也。《汉书·食货志》：夫积贮者，天下之大命也胸窝，避风燃燗墙入声款冬花。笔管吸烟吞满口，几日成功不是夸。若是痰中带血者，百合款冬孰瑜瑕瑜，音俞，玉之美者；瑕，音遐，玉之病者。言并用不弃。取炼蜜为之龙眼大，姜汤临卧以含牙。

肺虫咳治验诗

肺咳饥时胸中痛，上唇白点观斯众。槟榔百部乌梅子，寸白之虫后门纵犹趋也。

肺干咳治验诗

喘吸咳干其热蒸，两颧音权红色气上升。六脉数大肺肝火，散用逍遥当归、白芍、柴胡、茯苓、白术、甘草、薄荷不浪轻。重加

① 嫌嗔：怨恨，不满。嫌、嗔，皆怒也，

丹皮正要紧，薏苡泽兰叶取次行。两剂连投喘吸止，地黄丸料要秤称。麦冬五味煎膏子，龟胶为丸必太宁。干咳真宜熟栝楼新熟者，等量去声齐观白蜜楼、蜜等分瓯。少加矾石为膏子，频屡次含咽汁喜回愁。

秋燥干咳及秋燥下利方诗

秋燥干咳其声浊，甚至咽痛失其音。心烦发热栝楼仁玉烛，鸡子白麦天冬桔可寻。腹痛后重频下利，皮槁肺燥大肠侵。减去玉冬鸡子黄易白，地胶薤①白与加儦音谗，不齐也。

咳嗽由肾不纳气方诗

咳嗽暴重引百骸，气从脐下逆奔来。收气归元奈肾虚，六味八味看证裁。仁斋先哲姓杨，名士瀛立斯论，岂但兢兢于肺哉。

久　嗽　方

久嗽小方蜜一斤，半斤姜汁入铜铫。微火渐熬姜汗干，惟有蜜存则最妙。每丸枣大日三投，润肺散寒自尔效。

经年咳嗽治验诗

经年咳嗽屡更医，右寸浮大来替替。此是风痰原未解，多服酸收久弥厉。麻杏半前桔草陈，苏子却病才五剂。

咳嗽面目浮肿治法诗

久嗽不瘳面目浮，肺气逆行斯可料。汤号五皮正合宜，苏叶肺家温中达表到。

---

① 薤（jiào 叫）：薤的别称。

外感咳嗽日久变成劳治法论

《锦囊》曰：壮热恶寒初起表证，此时治表则无救，咳嗽频甚，痰唾稠黏，精神困倦，肌肤日瘦，六脉弦洪而数，久按无神。当此之际，若欲消痰，适足助其燥槁之势，此痰乃水沸所化，非痰药所能消之者也；若欲清火，适足以伤胃气，此火乃无形之火，非寒凉所能折之者也；若欲理气，适足以耗散真元，此气乃丹田至宝之元气，因无阴相济，不得已而上浮，非桑皮、橘红所能理者也。津滋日耗，销烁日增，阴愈亏而火愈盛，营行脉中，故脉洪数无伦，亦迫于势也。水中之真火上炎，彻骨之大热乃壮。火乘金候，焚灼难堪，苟非重用火中补水之方，奚任涸辙燎原之势。每用八味丸，或去附子倍熟地，更入牛膝、麦冬、五味子作汤，日二大剂，食前温服，俾真火藏源，龙雷自熄，真阴一得，焦烁稍回，渐见无汗之骨蒸，变为有汗而热解。然虚火一退，若真元虚极者，倦怠必来，补气之功，便宜接续。

屠南洲曰：《锦囊》，冯兆张[①]书也。

张棕坛曰：按劳嗽之疾，多有胃脘痰胶，不宜于地黄之阻腻。若用煎剂，须仿征君治。闻君求先以微阳药开其痰，继投八味丞过痰之关隘。若病势稍缓而用丸药，则如治胡养翀以米炒麦冬为八味，外廊始克有济。然附子为回阳生津、腐熟水谷之主药，肉桂乃其补耳，宁可或去耶！

湿痰咳嗽治法诗

湿痰咳嗽把之缓，面黄体重身如懒。术夏南星可作丸，《活法

---

① 冯兆张：清代医家，字楚瞻，浙江海盐人。冯氏精于医术，尤擅儿科，著有《冯氏锦囊秘录》二十卷。

机要》书中简。

肺热久嗽治法诗

阴人久嗽身犹火炙，肌瘦将成劳坎坷音可，人行不利也。诊知热在肺之家，非用枇杷叶不可。杏子桑皮款冬木通，咳逆上气紫菀鹜上声堕上声，落也。以蜜粘丸寝庙桃《礼·月令》：仲夏之月，羞以含桃，先荐寝庙。含桃，樱桃也，言如樱桃大，夜里眠床含一颗。

小儿骨热咳嗽治法诗

童儿骨热看黄瘦，盗汗渴烦而咳嗽。四股柴胡三股丹砂，獭音坟，獭猪豕之胆调如绿豆。饭上熟蒸投一丸，桃仁作饮未能够。一半须梅必用乌，每天三服如刀镂①音漏。

咳嗽痰血救逆诗

咳嗽起于春二月，木气上升金气衰。法当抑肝补脾以资肺之化源，乃以葶苈泻肺乖。及夏之时火更旺，养肺清心呕呕哉。如何三拗投甘热，用热远热不疑猜。秋气宜降反上喘，春升之令未退回。秋气宜敛反痰血并出，夏火之气尚徘徊。喜者秋深金旺尔，清金降火犹能为。二冬二母梗甘草，芩胶去白使陈皮。前胡蒌霜花粉煎，茅根取汁和吞之。五剂之余七分减，咳即痰行血不来。恰是肺升不降候病之候，恰当肺散不收时病之时。更医防风百部用，血来气促又难持。照旧服药渐还好，款冬五味渐相依。咳止用参苓白术散，调补收功起困危。

屠南洲曰：万全治胡笃庵案。

---

① 刀镂：犹言铭记在心也。

咳嗽肺痿治诗

嗽涕气短病在胸，肺痿咳吐出臭脓。烧淡竹沥日连饮，李绛《兵部手集》中。

嗽痰喘急治验诗

气高痰嗽枕上艰，居士《选奇》余居士著《选奇方》不厌烦。长皂三条脱皮子，巴半杏仁各十安。姜汁制炒杏麻油炒巴豆，蜜制半夏炙黄看为末。每将一字二分半掌心放，临卧姜汁调口端。

喘急多痰投剂舛音喘，错也，诊察也其两尺大而软。上盛下虚地黄丸六味，半甘枳桔煎汤善上声，吞下。

虚寒喘嗽治验诗

虚寒喘嗽剪青皮，刚子仁巴豆之雄者一枚称去声斯。表橘即青皮里仁麻缚定，杀性火烧减豆脂杀，音铩，减也；脂，油也。自然姜汁不用水捣同杯酒调末，到喉即止药神推。此出天台李内翰翰林，治莫秀才名字谁。

痰喘欲吐又欲倒，半夏雄黄两物各各捣。以半较雄倍又倍半三雄一，以姜之汁浸浓饱。蒸饼却为梧子粒，数盈满也三十粒姜铫爪。

肺胀喘治诗

喘以嗽兮烦以躁，目胀鼻之双䪼音叶，鼻孔两旁肉也跳。脉浮且大肺胀名，越婢麻黄、石膏招徕音来，招也半夏到。

火闭肺喘治验诗

鼻扇迎香即鼻䪼热汗流，肺家火闭喘无休。误认虚痰疾益甚，脉洪且数不停留。况若虚汗必不热，四末必然寒厥愁。泻肺通窍汤用四子，苏芥莱菔葶苈是侣俦①。更添麻杏膏桑壳，金鼎洪君屡试瘳。

火郁气喘方诗

火郁气粗脉沉伏，虽无紧数尺弹_{指弹指有力则阴不虚。}阳气拂遏_{拂遏，阻也}鲜_{营运流行也}，四末皆寒看此子。逍遥配对左金丸_{黄连六两（姜汁炒），吴茱萸一两（盐汤渍），醋糊丸，}火郁发之_{木郁达之得汗已止也。}愈后其诸_{其诸，助语辞}六味汤，养阴庶幸也_{得和阳喜。}

屠南洲曰：见赵氏《医贯》。

泻后喘救逆诗

介宾仲子泻余喘，任尔参姜朝暮吮_{祖衮切，音隽，含吸也。《史记·吴起传》：卒有病疽者，起为吮之。}因泻反喘定中虚，实则喘随泻减鲜。促投其疾罔②他虞，乃知把捉其施远。

喘促浮肿治诗

喘促浮肿尿淋沥，皮尖脱杏_{一两熬黄的。}粉之煮稀粥_{和白米，}《心镜》言投病者吃。

---

① 俦（chóu 仇）：同辈，伴侣。《玉篇》："俦，侣也。"
② 罔（wǎng 网）：无，没有。《尔雅》："罔，无也。"

第十四卷

痰饮胸胁支满目眩治法诗

痰饮苑音郁积于心包，胸胁支满其病象。目眩痰阻胸中阳，不能布水精于上。桂枝通阳营卫和，苓伐肾邪渗水仗。除胀满以燥痰水，治风眩而白术望。甘草得苓反泄满，桂苓术甘汤可尚。此病更有一证存，呼气必短吸不短听莫妄。

张春田曰：《法律·论苓桂术甘汤》

伏饮治法诗

伏饮吐发喘满咳，三阳之气屈不伸。太阳目泣痛腰背，发热之时又恶寒。少阳风火之化郁，并于阳明土中存。阳明所主在肌肉，振振其身有动睏。所云桂苓术甘者，亦切此证而可遵。

屠南洲曰：《法律·痰饮留伏论》

饮癖窠囊治验诗

饮癖窠囊有窍据，叔微学士相去声关机。脾胃湿痰吞酸噫，胸满恶心体重兮。一斤苍术茅山采，以竹为刀火焙晞音希，干也。水二钱而麻半两，擂麻之汁滤完卮①。要须红枣作丸粒，红枣算来五十枚。初服此丸半百个，加增二百众讶嘻。木桃木李皆无犯，雀肉之投却也非。

单品治吐水方诗

饮家时常清水吐上声，一斤赤石脂煅于坞音邬，村坞。以盘打

---

① 卮（zhī只）：古代盛酒器具。《玉篇》："卮，酒浆器也。"

之汁生姜，此方今叙治之谱。

胃寒呕吐黄水治法诗

病者胃寒水吐黄，三斤厚朴两斤姜。姜切片留皮同朴水煮竭尽也，厚朴看来煮只央半也。生草二两干姜四两，再煮厚朴，水干丢甘不取将。姜烹黑枣去皮为丸子，降气消痰起胃阳。

五苓散治水诗

瘦人木火之气盛，今以水饮火郁于阴中。挟其阴邪鼓脐悸 音忌，动也，冲胃吐涎势不穷。直上头目为癫眩，五苓散方正有功。

屠南洲曰：《寓意草·论五苓散》。

痰饮用控涎丹诗

痰在膈上口流涎，卧喉有声唾稠粘。遍身走痛连筋骨，头重眼昏食不甜。子和金·张从政字子和昔用控涎丹，甘遂大戟白芥子拈。

痰证面热如醉治法诗

痰证面热如醉人，胃家有热如斯相去声。火热上冲熏其面，治痰药中加上大黄利肠脏。

火痰坚硬用化痰丸治法诗

节斋王纶，明宏治①中医人雅，丸子制成呼众把。桔梗陈皮均入肺，天冬泻肺苓同舸歌上声，舟也。芒硝海石软坚咸二物味咸，

---

① 弘治：弘，原作"宏"，系为避乾隆皇帝弘历名讳，今从改。弘治，明孝宗朱佑樘年号。

蒌仁润肺痰磊砢罗上声，磊砢，众小石之貌，状其老痰如石硬之多也。香附连翘波斯国青黛，都开郁而降火下。炼蜜姜汁仿荔枝，大炉汤匙按奚偏颇。

痰病当吐四证诗

痰之可吐有四种，稠浊胶固一脉上浮一。在于经络一与胸膈一，非吐岂能容易瘳。先将升药提其气，帛缠腰肚室深幽不通风之处。

治痰病大法诗

饮食太过结痰浊，每借脾之健运糜烂也。渗灌经隧时往返，脾行则去止则回。略将辛热寒凝动，已后止而勿穷追。恐痰得热而妄行，脾亦得热休无时。峻补深宵反欲食，昼运夜息毋乃违。痰既由胃流经隧，反胃乃从肠下达口上越兮。脾气静息痰可返，不许四迄欣入声，至也妄从脾。痰病轻者夜安卧，次早呕泄但凭伊彼也。重者昏迷苏醒后，呕出泄下能支持。岂非未食脾气静，予音与，与之也痰出路不羁迟。

屠南洲曰：《寓意草·答门人问》。

水泛为痰水沸为痰方诗

肾家无火脏病生，水泛为痰吐清水。上无渴证此其因因水有余故不渴，益火消阴八味是上声。

阴虚火动水煎泡音抛，水上浮沤，水沸为痰浊沫口中涎沫也泡音庖，水涌起声。渴自肾来引水救，六味制伏阳光骚扰动。

火郁发热治法诗

血虚胃热过食凉，火郁升阳散火汤。肌肤筋骨肢困热，烙手邪伏气血场。羌独柴防升芍葛，人参二草枣生姜。升葛以发阳明火，羌柴分发太少阳之火。少阴之火独活发，味薄气轻都上扬。所以升举其阳气，三焦畅遂火散亡。既已蒸蒸反恶寒，烦热五心脉沉数当。火郁汤发在肌理，参独不言减葱加可商。

血虚发热治法诗

血虚发热夜间作，旦则退回六味汤。加以当归龟板芍，敛纳阴气俾潜藏。

肝经发热治法诗

热蒸审是肝家劳，童尿甘草煮青蒿。方名《海上》崔元亮，变化剪裁我自操。久久投之公猪胆汁，片时看看已成胶。

心经发热治法诗

心经血热浑身烧，心悸不宁烦以躁，多于巳午之旺时，入夜则以清凉告。证轻导赤散顶门针，重者黄连姑且召。

肺大肠热治法诗

肤热痰嗽躁而烦，脉盛喉干在昼间昼属气分。此属肺家之气热，枯芩一两病如删音近山，削除也。

晡热肌间体痛忓扰也。《唐书·万寿公主传》：无忓时事，阳明湿热勿邪单有湿有热。秦艽而柴胡北土，佐之甘草药三根。

五心烦热治法诗

五心烦热认心火，心火陷于脾土中。轻清之品最相合，升发火郁自和融。

午前潮热用人参清肌散诗

午前潮热阳气虚，阳虚阴火乘之旺。参术茯苓甘草炙，赤芍半归相揖让。柴胡干葛加姜枣，人参清肌散名放。

午后潮热用白术除湿汤诗

阳陷阴中午后潮，热在血分理宜信。阳不足而背恶风，湿胜脾呆四肢困。湿生热则尿赤黄，白术除湿汤何须问。人参生地赤苓草，泻柴知母地骨进。知骨血中清伏火，热从湿里降之顺。

一身壮热治验诗

一身壮热无来去，咳唾痰涎喘曳锯。两胁连胸都胀满，滤音虑，去渣清姜汁服急遽。

虚火上行无定趁丑刃切，音疢，逐也，身之背与头之囟。如汤似火将何如，附子津调脚底印犹符合也。

阴虚发热诗

经曰阴虚则发热，杂病发热常所有。阳在外为阴之卫，阴在内为阳之守。精神外驰欲无节，阴气耗散谁之咎。遂使其阳无所附，浮散肌表热烙手。

骨蒸作热治诗

骨蒸作热以桃仁，百二十枚几上陈。留尖去皮椎丸子，平旦井华水顿吞。饮酒无妨戒食肉，隔日一剂《外台》春唐·王焘《外台秘要》。

骨蒸劳病治法诗

外寒内热附骨蒸，蒸盛之时四肢渐细。皮燥无光足跗浮，脉旺能餐火在胃。石膏水服方寸匕，日再身凉不复饵。

张春田曰：王焘《外台秘要》。

肝病用逍遥散诗

肝虚血燥生诸疾，潮热骨蒸寅卯强。寒热往来或连胆，肝火乘肺咳嗽伤。火盛烁金难生水，口干尿涩高源妙音芳，碍也。《隋书·太子勇传》：数被谗毁，叹曰：我太觉身妨。此则当用逍遥散柴胡、白芍、白术、当归、茯苓、甘草、薄荷、生姜，非是不得起赢尪。

转筋甲痛用猪膏汤诗

转筋甲痛难久立，病在足厥阴因过劳。四肢筋液苦衰竭，二升姜汁二升猪膏。熬取三升入酒五合，同熬分服要三遭。猪膏之润养筋好，姜汁之辛润燥高。酒和血而性善行，取其易达到末梢。

戴 阳 诗

无根之火戴于上，阴虚阳露面红鲜。尺部数洪而莫按，口渴引汤自救全。苟曾服过寒凉药，脉假有力反强坚。

第十五卷

验 血 诗

阳经之血鲜红色，阴经有类猪肝兮。又试一方吐水碗，沉肝浮肺比裳衣。半沉半浮是心血，羊肺肺血用肺肝肝血用肝心心血用心照脏赍付也。煮熟蘸粘白及末，须当日日食不离。

阳络伤吐血诗

阳动不休无逆气，更无火盛是如何。元阴受损营气失守，本根肘腋①音液动矛音谋戈。起居不节用力过度，阴络阳络有轊即坎轲车行不利也，亦曰坎轲。阳络伤则血外溢，阴络伤则血内溢多。血外溢则吐衄血内溢则后肛门下血，香燥寒凉莫用他。纯甘至静参、芪、术宜培养，营气宁谧音密，静也酿太和。

口鼻出血治诗

口鼻出血忧怀胎如女之怀胎忧疑也，韭菜汁取家圃栽。法录宁阳张今避②，字题逊玉义可猜。

治吐红诗

吐红大秋青黄色，青黄未熟之时则。一枚好酒烹多久，食秋血停犹止饬。

---

① 肘腋：比喻切近之地。《三国志·蜀志·法正传》："近则惧孙夫人生变于肘腋之下。"
② 张今避：张，即清代医家张琰，字逊玉；避，避讳。详见本书第一卷"张琰"注。

吐血二条诗

吐血无休颤且惊，躁狂直视出门行。多将益智用之青皮半，上好丹砂麝易灵。每煎灯心调以下，三铢一钱二分五厘之数愈而停。《夷坚》宋·洪迈著《夷坚志》详载秀州浙江嘉兴府地，进士陆迎姓与名陆迎以上药而愈。

吐血蒸发热嗽尺沉实，小腹按疼征医术。怒余郁怒之后蓄血蒸为热，热之甚矣迫血出。四物生地、白芍、当归、川芎郁金桃仁、穿山甲大黄，打下血胚音丕，积血愈斯疾。

清晨痰中血治法诗

晨起痰中紫血块，过饮劳心都有兹。其源不过动络血，天王补心丹，生地、天冬、麦冬、当归、柏子仁、酸枣仁、五味子、人参、远志、茯苓、玄参、丹参、桔梗二阴煎，生地、麦冬、木通、茯苓、枣仁、黄连、甘草、玄参简古追简择所宜，追而行之。

屠南洲曰：张会卿血门。

劳心吐血恶梦治验诗

儒者作文病吐血，梦中争斗每惊惶。若遇劳时即大发，补心之药徒然忙。魂藏于肝血亦在，积想劳神致血亡失也。吐血过多魂失养，魇厌上声，详二十五卷发梦中有似狂。鹿角煎胶酒溶化饮之，士材本领迈音如卦韵之卖，过也寻常言高过平常之医也。

房劳吐血治验诗

夜犯房劳明吐血，诊其尺中脉甚乱。喉间气壅神思飘，颈筋粗劲热如煅端去声。肾血涌泉舌本强，气转丹田要立见。人参汤下黑锡丹黑锡、硫黄各二两，故纸、茴①香、肉蔻、沉香、胡芦巴、附子、阳起石、木香、金铃子各一两，肉桂半两，汨汨音骨，波浪声。木华《海赋》：滃滃汨汨有声入腹看。舌柔能言才用润下药，阿胶熔化热汤灌。身热渐退颈筋消，次补肾阴之品办。

赵范庵曰：《寓意草》黄湛侯案。

饮酒入房吐血治验诗

吐血阴虚多发热，肌消内瘦面黧音黎，黄黑色枯。病人屡呕无三证，岂其于血独有余。乃以斯人本酒客，饮醇音纯，浓也。醇酒，浓酒也伤胃热所居。胃脉从头而走足，以呕上行呼吸粗。由是屡逆不下达，肠间痛闷总难舒。胃逆则胸中气必乱，紧逼痛楚乱奚除。胸中乱气无容处去声，攻入于背辟其途。肩髃音愚，俗言肩头骨空去声比钻平声刃，入之深矣负诸嵎山曲也。《孟子》：虎负嵎。胃为多气多血腑，乱而气血混之乎。再考胃之上为膈，心烦多怒之故，载于《内经》书。血迸拼去声，于膈之上气迸于膈之下，气血倒矣费枝梧撑住。察其病之所由致，醉饱入房而得诸。各经之血化精去，胃经之血阻于醉饱不能徂祚平声，往也。热壅不宣势逆上，竟成亡血若逃逋补平声，逃也。苟当五运六气时令热，《内经》之说乃规模。热淫血溢治以咸寒，则消中不患而胃痈亦可无热积即为消中，血积即为胃痈。元明粉②秋石各化水元明粉化水煮，黄柏秋石化水煮知母各烹炉。加甘草一味调其苦，咸寒止血古为徒③。

屠南洲曰：此顾枚先案。

---

① 茴：原作"回"，据文义改。

② 元明粉：即玄明粉。元，清代为避康熙皇帝玄烨名讳，以"元"代"玄"。

③ 古为徒：谓与古法相同。语出《庄子·人间世》："成而上比者，与古为徒。"

下竭上厥治法诗

误发少阴汗动其经血者，下竭上厥方孔畏。阴血竭于下之云，阴气逆于上之谓。阴火动而阴气奔，气奔血上溢之易。随血之气散胸中，不能复返其本位。然而阴气上逆但能至于颈，而高颠清阳之分则不可际交接也。是以心忡音冲，动也两耳鸣，胸膈喉间有阻滞。阴火别名曰龙雷，健脾之阳第一义。共次用法当收藏，龙潜雷伏有技艺。若不效略以燥烈为乡同向导，同气相求差足示以示同气相求之义。

张春田曰：此答门人钱希声病问。

阴虚失血误治致变诗

数年失血非暴病，阳盛阴虚可知矣。食减肌消血日枯，虚者日虚阴火起。上炎肺金生痰嗽，肺家清肃下行之气，以火上炎失其纲纪。申酉恶寒转发热，天明微汗解而已。正如夏日炎蒸状，得雨则解常如此。肺热已极阴阳一战汗，止有从皮毛透出一路耳。又以参术误投而不宣，热移大肠肠澼是上声。附子肉桂重平声劫阴，大命将倾责谁委。火燔音烦，烧也泉肾水竭当此时，两尺大乱尚何倚恃也。下肠澼泄下多亡阴而阳无所附，脾胃空浮应三指。金气缩敛神不清，肺脉沉伏在骨底。

屠南洲曰：此刘筠枝长郎案，以上四条并见《寓意草》。

伤寒吐血治验诗

一人吐血吐不休，犀角地黄汤投反剧擎入声。陶华氏诊之浮数紧必有伤寒证，麻黄汤汗止其逆。

衄音恶血治诗

张杲宋人，著《医说》《医说》治鼻衄，莱音来菔朋入声之汁容易足。和酒饮之无不佳音街，美也，血随气运利导音盗速。近有细研陈壁土，以吹鼻窍如绳束。

鼻血长流尿白埊银去声，垢凝曰埊，即人中白，热者行而瘀者润。更堪鼻瘜口诸疮，或饮或吹随所慭银去声，愿也。《晋语》：慭庇州犁焉。鼻衄如泉不可制，新水盆中浸发梢。患者心间如觉冷，血当即止浸无謷音敕，甚也。更捣蒜泥钱大饼，照依左右左鼻出贴左，右鼻出贴右足心交犹付也。线缠中指当中节，左之右之法相抄。项后哑门三壮止，发际两筋间宛宛昭哑门穴在后颈发际两筋间宛宛中。

衄不解邪治验诗

身热胁疼卧在边，时流鼻血热难退。脉弦而数胁疼肝，血出鼻中包络系。太阳衄后表解病在表，衄不解热里之意。乃取栀子妇人发，同烧存性吹于内。当归龙胆草、芦荟丸，黄连、黄柏、黄芩、栀子、大黄、青黛、木香、麝香治胁疼，即能转动非凡技。脉之弦去数添浮，衄家忌汗此不忌。发热汗出而不愈，卫气不和因而致。发热自衄而不愈，营血不和当比例。卫气不共营血和，桂枝通阳仲景谛音帝。营血不共卫气和，黄连解毒白虎将阴治。营卫调和汗出已，当为战汗勿惊悸。

屠南洲曰：罗田治学生胡应龙。

格阳吐衄治法诗

格阳吐血衄血每成块，阴寒在下逼而腾。喘急面红烦以躁，阴证种种若呼朋如厥逆、恶寒、尿白、泄泻等证。四逆汤附子、炮姜、甘草中黑姜倍用，牵常习故用不曾牵，牵制也；习，习惯也。四逆汤则非常法，故法乃新法也，若牵常习故者，自不曾用也。

鼻衄用四逆汤诗

武宁程祈川汪度，诖瓜去声，误也。《史记·吴王濞传》：诖乱天下误放于顺元路顺元路，贵州也，元名。药王医曰药王诗画揥插也绅揥绅插笏于带也传，安顺府民声远布。同时鼻衄十一人，肾病阴寒皆下步。于中四人促命期《内经》曰：再逆促命期，地黄已令四人仆音赴，偃也，僵也。《唐书·房杜传》赞：兴仆植僵。先生汪度曰差矣，四逆汤配成忙急遽。由是七人得还生《汉书·史丹传》：不能自还。言病当遂至死，不能复还生，百里人言悲不遇。

血脱固气治诗

忽然吐衄如涌泉，气随血脱命将去。有形之血难速生，无形之气当急固固，即锢，塞其隙也。气存犹可渐生血，当归补血当归二钱，黄芪一两前贤做。

阳明蓄血齿臭方诗

饮家饮酒之家齵区上声，齿朽也齿《史记·仓公传》：齐中大夫病齵齿得奇病，臭秽多年药不瘳。恐是阳明胃有蓄血，桃仁承气桃仁、桂枝、大黄、芒硝、甘草蜜丸休病止。我本根也，犹言根本自某处来也海藏王好古，殷勤委曲也记录手写也在书头书之头上也。

九窍出血治法诗

九窍出血黄荆叶，捣汁温酒和二合。因惊得者贵灵砂，人参汤下三十粒。

齿缝出血治法诗

齿缝出血曰牙宣，下齿大肠上齿胃。清胃散，升麻、牡丹皮、当归、生地黄、黄连、石膏饮之香附末擦，以姜盐炒香附黑色并三味。

舌血治法诗

舌血出流于古考，盐去声药锅炒槐花捣。七情厚味胥能致，凉膈散方从李杲。

牙根血治法诗

牙根出血不肿红，此是肾经虚火冲。六味倍加骨碎补，更添柏叶合成功。

后血治法诗

冷风客于肠胃间，时圊瘀血下豆汁。四君肉桂芎当归，粟米同熬汤相杂沓。

后血治验诗

蒋士吉询而治徐万寿枫江人，下血跌昏倚马桩嘴江切，斩平声，橛杙也。道安与惠远夜行遇雨，得人家，见门内有马桩。右寸数洪金部实，传于大肠热不降服也。麦梗玄芩栀五味，沙参花粉水中矼聚石为步，渡水也，别作杠。《孟子》：岁十一月徒杠成。

先便后血《金匮》用黄土汤诗

先便后血黄土汤，黄土半斤灶中央。术胶干地黄附甘草，黄芩各以三两襄。

先血后便《金匮》用赤小豆当归散诗

先血后便赤豆芽，曝之干燥当归入。散调浆水匕方寸，一日三投宜惯习。

先便后血先血后便治法诗

先便后血小肠源，四物木通萸炒连。先血后便大肠到，四物槐花芩实槟。

脏毒下血治验诗

脏毒鲫鱼川五倍子，鲫去鳞腮兼肚胃。填倍末包黄泥火际烧，百厘一钱酒饮斯堪慰。

脏毒下血自分死分，去声，犹自谓当死也，有人教以烧干柹俗作柿，非。方勺著为《泊宅编》方勺，字仁声，游寓乌程之泊宅村，因号其著书曰《泊宅编》，外甥甥，一作兄刘棣音传因斯药而起。本入脾肺走大肠，味甘性涩功能伟。不宁惟是言不止此也，又医反胃，干柹干饭休要水。

肠风下血治验诗

肠风泻血威灵仙，要共鸡冠花米醋煎炒为末。卵白作粑焙干以捣，湿陈米饮鼎足钱。因酒葛花来辅佐，灵仙忌茗守文篇一法。霜后老茄连蒂火之存性，温温佳酿夕朝①天一法。

肠风脱肛治验诗

谋虑怒郁伤肝脾，血无主统下之暴。春月木旺土已衰，脾气下溜留去声，水溜下也愈易耗。木风肠风两加交，血尽而尘水时时到。水尽而肠垢音苟，污秽也亦无存，吸取胃食往下跳。直出如箭不停留，肛门脱出托撑音瞠叫。已而下利面浮浮，鼻黑唇焦凶危

---

① 夕朝：即朝夕，早晚之间。

告。补脾固脱有成法，参术禹余粮赤石炒妙。

谭古愚曰：此《寓意草》陈彦质案。

肠风脏毒治法诗

肠风脏毒选银杏下梗切，衡上声，白果，四十九枚向君请。百药煎酒糊弹子形，细嚼三丸米汤领。明初戴元礼复庵，著《证治要诀》教人秉执持。

肠风脏毒兼反胃治法诗

脓血满圊食欧即呕却，蜡方寸匕非小约①。发灰蜜醋雅黄连，与鸡子黄一个恪。蜜醋发连讯问也有几，四般蛋壳一半捉摸。诸煎在先连发后，熬至可丸停火爝墙入声。汉时司主也命华姓公陀，其后濒湖横木礿音勺，横木渡水。

尿血治法诗

尿血不痛出精孔，心移热到小肠嫌。导赤四物乃其本，芩连栀子大肠兼。

肌衄脉胀治法诗

肺主皮毛又主气，心主血脉又主汗。心火亢甚肺难堪，营强卫弱血随乱。从汗孔出名肌衄，当归六黄炊一罐。从斯外用男胎发，烧灰掩上分功半。

毛窍之中渐出血，皮胀如鼓在不出时。口鼻两眼皆胀合，证名脉合未经疑。肺受寒邪汗孔闭，卫强营弱被遮围。麻黄六合汤选得，乃四物麻生姜妙会来。

---

① 约（yāo腰）：方言谓用秤称物曰约。

第十六卷

温疟治法诗

温疟脉如无病人，骨节疼烦热与呕。所以但热而不寒，所以疼烦呕之有。因其营卫痹不通，阳指卫受邪而阴指营不受上声。有如邪气相捍格音翰各，坚拒而不可入也。《礼·学记》：发然后禁，则捍格而不胜，白虎略要桂枝偶合也，少加桂枝。用以大清气分热，和其阴阳桂枝通营卫，故曰和邪自走。

屠南洲曰：此《法律·中疟门》。

阳疟用清脾饮诗

热多寒少名阳疟，口苦嗌音益干属胆肝。脉来弦数便赤涩，脾困湿痰木邪干。青柴破滞疏肝旺，夏朴行痰平胃宽。茯苓渗湿芩清热，草果大散太阴寒。术甘调补添姜煮，清脾饮属严公安宋·严用和，字子礼，称公安者，大抵指其县也。疟疾误将金石镇，发搐怵入声之时用一般。

热少寒多疟诗

热少寒多或但寒，宋人疟法不可谖香元切，音喧，忘也。《诗·卫风》：终不可谖兮。草乌二七十四次滚汤渍，密密盖遮使气团焙，为末，水打丸。葱白枣姜煎一料，清晨服下草乌丸。重平声吞枣子贵弹平声压压下，再过一时又进焉。云勿饮汤便不发，贾公耘老及坡仙宋·贾收，字耘老；苏轼，字子瞻，号东坡居士，世称坡仙。既然前证见如此，大便泻而小便勤。草果熟附生姜枣，《医方大成》至今存。

寒疟治法诗

寒疟脾虚治在脾，热少寒多食不喜。高良之姜麻油炒，炮姜猪胆调丸子。发时五钱热酒吞，内翰吴开，宋徽宗政和丁酉居全椒安徽滁州首县。开，音牵百疾起。

热疟不寒治法诗

热疟不寒山甲红枣，山甲一两枣十期。烧灰发日一钱用，白水搅调初叫鸡。

夜疟治法诗

疟疾夜发桂枝汤，当归桃仁生芐胡上声长。发出血中之邪疟自已，不已必须提出阳分。柴胡四物正宜用，升麻葛根喜翱翔。截法小柴乌梅子，翼以常山与槟榔。

阴虚发疟治法诗

每见阴虚能发疟，寒来如冰热如烙。口干不渴面如胭脂，七味六味加桂加柴五味芍。

张春田曰：赵养葵治案。

久疟胃虚治法诗

疟久食减胃家衰，肌肉消瘦火传灰火余则灰，言自然消瘦。食减大便转艰涩，胃病运化之机迟浊气不降。形体困倦亦责胃，约束机关不利兮。胃中不和口嗳音爱气，晦塞之象显然窥浊气上升。惟有理中汤一法，降浊升清胃旺时。

屠南洲曰：此《寓意草》陆六息案。

积年久疟治法诗

积年久疟如何治，张文仲著有《随身备急方》。大黄一两龙骨半，附子六铢正所当。恒山①一十五钱足，桐丸要仗鸡子黄。未发五丸将发五，永断根苗喜气扬。

扎疟灸疟法

疟捣旱莲脉门裹，疱起疟邪除幺幺幺，音近妖；幺，摩上声。不长曰幺，细小曰么。班彪《王命论》：幺么尚不及数子。肺腧命门二穴俱载《太乙神针》灸三壮，立法甚多奚不可。

露姜饮截疟诗

疟疾生姜汁一碗，沙糖略入在其间。露贮东方既已白，面东饮却私往远。

海外疟方诗

疟疾不分新与久，无论鬼邪瘟瘴四种莫言名。番木鳖即马钱子，去壳炒之黑为程限也。轻重如何要一两，朱砂雄黄、甘草一钱平。细末四分调水酒，先吃饭一盂音于，碗也使气盈。少峰周子因僧授与也，明代龚医纸上登升也，谓载于其上也。

肾虚寒热似疟方诗

肾虚寒热与疟相同，半干口干面赤痰如涌。上身壮热下身寒，真阳泛上令人恐。大剂冷饮八味汤，那怕病邪有好重上声。

---

① 恒山：中药"常山"之别名。

木郁似疟方诗

　　肝经郁证似乎疟，吐酸水清水苦水面颜青。胁痛耳鸣其脉涩，逍遥散左金丸贝母听。

屠南洲曰：并上见《医贯》。

第十七卷

泄泻水谷不分方诗

小肠泄者小便屯音豚，屯积不行，言短也，水谷同道而不分。变成糟粕音朴未成屎，散五苓而瓦罐炊。

赵范庵曰：万氏证治。

水泻治法诗

水泻其人腹不痛，知其肠胃湿留存。戴复庵用六君子，合之平胃见日暾音吞，日出也。

水泻腹痛方诗

木郁难上伸下克土，肝实脾虚水泻痛。泻一阵则痛一阵，明明见他肝火纵。白术芍药橘防风，芍酸能敛逆气滋肝用。防辛能散木香能舒脾，风药能胜湿诸说共。

暴下治验诗

永叔宋·欧阳修，字永叔一朝成暴泻作泄，国医太医不效日连夜。夫人买药进之公进而奉之欧公，米饮车前子末二钱见功乍。车前能使湿热除，清浊既分泄即罢。

餐泄方诗

何缘餐后即泄久风成，水谷直奔未尝停。生冷内伤阳气陷，脉浮而缓审之清。法当升举其阳气，桂枝汤加防风自平。

邪热不杀谷方诗

暴注下迫烧肛门，痛泄更番清水存无粪。邪热不杀谷与莱，梦里大遗没遮拦。缪仲醇诊脉洪数，火热如寒下激湍。芍苓车扁黄连斛，橘红炙草鼎中炊。受病暑天悟到井，深静至阴制火神。置井水中澄冷加童便，童便一杯与交匀。

痰泄方诗

痰泄湿痰肺部留，大肠不固脉弦滑。其人神色必不衰，二陈苍术木香刷。

寒泄方诗

脏寒痛泄《普济》方普，硫黄黄蜡化锅釜。抛吞五个梧桐实，辘轳辘轳，井上汲水圆转木新水取来瓶音武，五升小罂，言新汲以瓶贮之。

久泄治诗

李时珍于魏刺史，其儿久泄何时弭弥上声，止也。《左传·襄二十五年》：自今以往，兵其少弭矣。以骨碎补入猪肾中，煨热与食遂愈魏长跽芘上声，长跪也。盖肾之主大小便，久泄肾虚脾胃不理不管理。曾览戴元礼《要诀》，痢后成痿衰骨髓。复考雷公治耳鸣，咸于此证发嚆矢嚆，孝平声。《庄子·在宥篇》：焉知曾、史之不为桀、纣嚆矢也。注：嚆矢，矢之鸣者。

泄泻口渴治诗

泄泻胃虚下陷渴，四君广木藿香葛根。所以用之生胃津，葛根加倍资提拔。一投未许便求功，煎饮代茶真秘诀。愚意茯苓渗泄嫌，麦冬一味此当设。

滑脱精流治验诗

大肠不固而寒滑，小便之时精流汨筠入声，流也。《楚辞·九章》：浩浩沅商兮，分流汨兮。赤石脂来邀干姜，胡椒一半醋丸出。寒因热药总难瘳，教改斯方三四啜。

谭古愚曰：寇氏《衍义》。

滑脱治不效及大泻脱证治法诗

滑脱体重涩不效，以及大泻将绝时。都灸气海如干①壮，照依年寿以用之。

泄泻熨贴诗

泄泻一两蛇床子，揉以手搓挪也。《诗·大雅》：揉此万邦之艾叶庶可比。四枚木鳖椎匀后，棉包脐上熨斗火古音毁。更宜大蒜足心贴，又以贴于脐眼里。

溏泄连年治验诗

溏淖也泄连年脉滑沉，油物生寒不敢侵犯也。升提兜裹利尤速，冷积久伤故至今。蜡藏巴豆霜五其十五十丸，热药下之医可钦恭在外也。

屠南洲曰：李东璧用巴豆案。

赵氏蜡藏、炒、研巴豆，如龙眼大，吞之。此寒积在大肠里，用巴豆者，通因通用法也。

---

① 如干：犹若干，些许。

久泻亡阴治法诗

久泻亡阴真气散，腹胀肠鸣澼无度。一线之阴阳所乘，整夜发热朝退步。水亏燎音如了、料原火自焚，大渴引汤而不住。香燥既已劫阴尽一误，降气曾不虚反顾不顾其虚，再误。气上干清道睡不得，鼾鼾音汗，鼻息粗有声至达曙音署，晓也。时有汗出时躁烦，阴尽孤阳欲飞去。清燥润肺乃回生，阿胶生地门冬务。同蜜熬膏三四斤，日中连饮无朝暮。

屠南洲曰：此《寓意草》沈若兹乃郎案。

秋燥咳嗽误治成肠澼救法诗

新秋之燥伤其肺，寒已发热咳嗽生。表散继以参术补，厌厌音淹，安静也欲绝咳无声。胸腹饱胀不思食，肺热无处可宣急奔大肠行。食不待化而即出，肠中污垢亦难停。黄芩地骨甘阿杏，肺肠源与流俱青。

屠南洲曰：《寓意草》吴吉长妻案。

陷邪下痢治诗

痢证审非时毒秋燥，亦无人以滑脱报。随陷何邪经看证，一本伤寒之法疗。但加温理太阴脾，进贤舒诏之所教。

秋燥下痢诗

痢名秋燥秋分后，里急后重又腹痛偶。皮毛焦槁咽干心烦，方药载诗痢门守。

下痢心烦方诗

下痢按腹痛心闷烦，六脉沉数指下动。结粪在中自可攻，小承气汤大黄重用。

张春田曰：见《医宗必读》。

下痢谵语诗

下痢谵语者有燥粪存，仲景以小承气教人。许氏叔微逢此证，身热神昏夜不眠。通因通用本前法，正合于此何疑焉。

时毒下痢治验诗

时毒下痢阳证备火证全见，火迫肺气陷腹中。壅满极疼鼻孔黑，火烙肛门毒内攻。三黄大黄、黄连、黄芩大剂内焚救，桔梗开提举陷功。

屠南洲曰：舒驰远论。

血痢治验诗

血痢古方平胃散苍术、厚朴、陈皮、甘草，川中续断相逢晚言欲用之急也。末平胃散合续断末也而水煮六铢音殊重，湿热肠中须此铲楚简切，察上声。宋北宋有秘音闭书秘书，官名张叔潜，时知剑州属四川保宁府病者曾经眼见医治此。

赤痢腹疼宋太宗太平《圣惠》方载，炒黄连与乌梅在。问其铢各九十六二十四铢为一两，各四两也，蜜糊米饮日三再。

血痢不愈治法诗

血痢多时汤百啜，恐阳虚者将阴脱。证见阴寒灸气海，理中附子温而遏。

湿䘌音匿，食肠虫下痢治诗

䘌痢欲眠齿无色，面红舌白唇如丹。胆姜醋汁肛头灌，药气冲喉虫下安。或以竹筒半纳窍，一头雄黄艾火烟传。苦酒入盐烹桃子，渐上声炆慢火吃心专。

痢渴治诗

唐朝孟诜瑟上声之《必效》方，渴痢等茶茶不到。麦冬三两去其心，二十乌梅核不要。

治痢逆流挽舟诗

痢久不愈成休息①，面目浮肿黑肌肤。其脉沉数而有力，阳邪将入阴可虞。厚被围椅肛门塞，病人脚下安火炉。人参败毒散本方乘热进，津津有汗觉徐徐。滚水加添助之教努力，忍便毋许厕上如②。二时之久心燥热，连被卧床只听渠对我谓人之称。内陷之邪提出表，急流挽舟不下趋。即如久疟久发热证，皆当以此作规模。

屠南洲曰：张仲仪案。

痢证救逆诗

胃证将绝痢家险，发烧呕哕脉无根。关脉跗阳俱上涌，专专温补理中痓。硫黄约共蓖麻末填脐，衣隔温汤熨以安。

屠南洲曰：此叶茂卿幼男案。

房劳外感兼下痢诗

下痢壮热卧昏沉，数大空虚竟莫寻。尺家洪盛此何故，昨夜房中鼓瑟琴。欲成痢证不知觉，外感乘之两病深。麻附细辛汤解表，附子理中相继任。看势略更连理汤，明医用药自无淫。

---

① 休息：即休息痢，指时止时发，迁延不愈之痢疾。
② 如：去，往。《尔雅》："如，往也。"

屠南洲曰：此陈汝明案，并上三条见《寓意草》。

噤口痢方诗

噤口痢家检验方，沙糖小许煨生姜。食盐火煅二分足，陈仓米炒共煎汤。吃后胃开能入药，平胃芍归砂藿香。若还初起为火盛，香连丸服不须慌。外边田螺蛳可用，捣烂却于脐上当。

噤口痢椎木鳖溶，麦面煎作烧饼按之成陷其中。鳖置陷中乘热气，覆贴当脐换饼先作二饼听用庸。

大孔开外治诗

滞下大孔开不闭，捣花椒末葱来配。烂以塞其谷道中，内投酸涩固肠剂。

泻痢脱肛治诗

泻痢脱肛广肠闯丑禁切，琛去声，出头貌。《公羊传·哀六年》：开之，则闯然公子阳生也，榴皮石榴壁土真堪任。明矾小许煎熏洗，炒敷五倍醋调托而阚视也。洗方铁锈①汤重平声烦，慈石米泔下可敛。熏法又传梁上倒挂尘，同于鼠屎烧烟验。

肾虚后重治诗

肾虚后重大肠之气不能升举而陷下坠重茎核平声，切匣毋中痛，虽不能便数音朔至圊。每欲得后欲出大便前苦急小便先行而涩，时或欲前而后急疼。昔读齐贤姓褚氏，名澄精血论见《遗书》，耗精消耗也，已耗而复纵欲以竭尽也几音纪何无几精。前后两门均不利，牵引而痛气抢攘音伧狞，抢攘，乱貌。《汉书·贾谊传》：国制抢攘。

---

① 锈：原作"绣"，据文义改。

补中益气李杲元代人，升送四神丸，故纸、吴茱萸、肉豆蔻、五味子，以生姜煮红枣，去皮、核，为丸如举擎。八般八味肾气吴萸味，肉蔻故纸叠架增不愈，再进煎剂。

屠南洲曰：出赵养葵。

下坠有死血方诗

下坠异常而甚疼，紫黑之血积中见。此为死血有何疑，桃仁滑石乃称善。

后重血燥法诗

痢证努责名后重，下重下坠亦常称。所以然者肾之燥，当归红花以润行。

谭古愚曰：密斋书。

痢神方诗

陈中文于淮上邻，其人患痢住于秦。七叶黄荆虽罕有，煎汤起疾任富贫。

痢疾不拘红与白，或兼红白有神方。黄丹黄蜡各二两枯矾一两五钱杏仁，九十八枚，研至不见白点，木香槟榔各三钱巴豆霜一钱五分。黄蜡锅熔合丸梧子，大人五粒恰相当。治热陈薄汤宜下，寒痢煎汤须以姜。

治痢百分色青矾，一钟萝卜汁相关。轻粉比矾多一半，晒干粘以神曲丸。

泻痢温补唇生疮治法诗

都阃①旭阳钱家之稚，夏伤瓜果频登厕。温中不理唇生疮，生

---

① 都阃（kǔn捆）：原指统兵在外的将帅，清代又称都司为都阃。

疮似乎火之炽。会稽张介宾谓以泻伤阴虚，火上炎欲引归原附子剂。旭阳依教连连投，疮痛咽喉肿加倍。庐山真面目滚汤贪，滚水过咽痛不计。加重烹吞上下痊，庸非附子蒸动肾枢意。

屠南洲曰：《景岳全书》案。

泻痢通治妙方诗

泻痢无分新与久，凭他色白与色红。竹下及井边凤尾草极佳，如无生别地者亦可庸。凤尾连根一大握，粳米一勺陈仓中。老姜三片带皮切，三根把得连须葱。白痢葱姜加至五，水煎已成渣一空。和入蜂蜜三匙够，和入烧酒半小钟。此药虽少分数服，渐滋渐灌窒其通。

屠南洲曰：福建徐察院刊示神方。

治泄痢大法诗

泄痢以内伤为轻所重在外感，故发热泄痢人必毙 _{音殿}，踣①也。《礼·檀弓》：射之，毙一人。表证甚者既泄痢而呕吐逢，平胃败毒两边至合用里、表二方。

初泻变痢初痢变泻诗

人之初泻即变痢，气病传血危匆匆 _{音聪}，急遽也。《晋书·王彪之传》：无故匆匆，先自猖獗。初痢变泻渐返本，血病传气上高崇。

---

① 踣（bó 博）：向前仆倒，跌倒。

第十八卷

风水治法诗

风水脉浮肝肾并浮为风水，水在皮①肤故脉浮身尽肿，骨节痛疼而恶风。略无大热自汗出，微发不发越婢石膏、麻黄、生姜、甘草、大枣中。此方又主上身肿，皮肤麻痹而不通。

里水治法诗

里水乃是躯壳里非脏腑之里，一身面目肿而黄。脉沉口渴小旋利，救津越婢术加汤。

皮水治法诗

皮水脉浮腹如鼓，按之没指肿其跗音肤，足背。其人四肢聂聂②动，防己茯苓黄芪、桂枝、甘草斯可乎。肺主皮毛行营卫，水渍疾刺切，从母，去声，浸渍也皮间塞其途。营卫不达鼓其腹，发汗淡渗已无虞。

正水见证诗

正水其脉沉且迟，关门闭而水聚之。上下溢于皮肤里，跗肿腹大喘呼兮。肾之本而肺之标，子母俱病要须知。不利小溲水泛滥，胃气丸儿封土堤。

石水见证诗

石水沉沉脉应诊，适在厥阴所部居。水满胞中小腹硬，时或

---

① 皮：原作"脾"，据《素问·病能论》改。
② 聂（niè 涅）聂：轻浮无力貌。

胀疼引两胠音区，腋下。此证肝多而肾少，小腹疝音讪瘕音假即是
渠。误医他病动其气，上为呕逆命须臾上至胃脘，呕逆则死。

黄汗治法诗

黄汗汗如黄柏汁，发热脉沉而且迟。四肢头面俱高肿，胸满
口干好饮兮。阴脉却逢阳证见，肾本胃标过脉推上证皆胃之经脉所
过。以汗出时水中浴，水从汗孔入得之。水搏营分郁为热，热盛
肿黄津液亏故渴。桂枝汤不宜姜枣助，所赖固卫以黄芪。苦酒入营
而散水，芪芍桂枝、苦酒汤名题。《肘后》茅根对豕肉，合煮作羹
也试医。

屠南洲曰：并上六条见《法律》。

阳水阴水异治诗

两途二便不顺而烦渴，阳水宜疏也实脾。阴水粪溏尿白数，补
温收摄叹良规。阳水阳证脉沉数，阴水阴证沉而迟。

肺家水病治法诗

肺热失其下降令，水溢高源肺也肢体肿。初起便闻喘满证，小
腹不急上边壅。麦冬去心，姜汁炒清降开肺源，糯米培金母自
无恐。

风邪入肺气壅呆吾来切，碍平声，痴呆不动而下降也，肺叶胀
喘肩上抬。其初眼下卧蚕肿起，宾朋见者𥊌然哈𥊌，音轸，笑貌；
哈，呼来切，海平声，嗤笑也。《庄子·达生篇》：桓公𥊌然而笑；左
思《吴都赋》：东吴王孙𥊌然而哈。杏桔风桑苏子贝各一钱，芪姜凑
集各三分主人陪。请其方号黄芪散，不详谁始昧胎胚配平声，胎孕
三月，胚孕一月。

通身水肿治诗

通身水肿前门塞，香薷一斤煎浓膏服音匋。未服先用白术七两粉，以干和湿挺①揉音膻柔，以手挺揉之，使和也得。自始深师②薷术丸，《外台秘要》重平声着墨。

上身肿及面肿治诗

身半以上天之阳，上身作肿风为厉。五皮陈皮、茯苓皮、姜皮、桑根白皮、大腹皮苏叶北防风，开鬼门以泄其肺。面肿亦宜抄此方，肿之极矣更加味。用苦葶苈隔纸炒，风在肺家伐其卫。

下身肿及足肿治诗

身半以下地之阴，下身作肿因于湿。治湿五苓白术、茯苓、猪苓、泽泻、肉桂利小溲，单单防己来相合甘入声。或加通草或加槟，足肿而甚牵牛炒入。

一身尽肿治诗

一身上下都高肿，五皮五苓参平胃。上边清阳出上窍下边浊阴走下窍，上下分消有意义。水肿家园有黑豆，炉边煮汁半干时。旋而入酒再加煮，看取水从小便遗。

水肿腹胀老丝瓜，剪膜刬音岘，削也皮十四粒巴豆仁。炒巴黄色假其气借巴之气，陈米再熬三两去巴，取瓜入陈米再炒黄嘉。更去丝瓜为丸桐实见音现，百粒炉汤五指拿。米收胃气巴驱水，形如

---

① 挺（shān 山）：揉，揉和。《集韵》："挺，揉也。"
② 深师：即梅师，南北朝时宋齐间医僧，曾整理编纂《深师方》，已佚。

脉络取其意而用天罗丝瓜别名。元代杭州宋会之所传，任他水横莫谁何。

水肿而今休怕急，冬瓜随意口中入。未知其效果然乎，李绛兵部之《手集》。

小腹满如敦阜敦阜，积土高厚也状，小便微难没渴干。此为水与血俱结，大黄甘遂罐中煎平声。阿胶炒珠药黄、遂熟入，胶遂为臣不比肩。

肿满尿闭贴脐诗

肿满难当塞肾窍，商陆赤根捣烂如淖音闹，泥也。贴脐来麝斯缠束，乐哉病退肿加尿。

水病肿囊牡蛎烧，炮姜葱汁调扫上。须臾大热再更新，小溲一利无怏怏央上声，怏怏，情不满足也。《汉书·石显传》：塞其怏怏心。

阴囊肿大海藻戟，甘遂芫花总一曹①。酽醋以调小麦粉，和匀摊纸贴肿交。随将软帛纠缠定，先嚼甘草后敷包。

阳水治验诗

夏天饮水腹膨胀，有如抱瓮气高喘。皮薄而光水所停，脉坚无恐药投舛②。其病暴成法可利，舟车神佑丸子黑牵牛（头、末）四两，大黄二两，甘遂、芫花、大戟各一两（俱醋炒），青皮、陈皮、木香、槟榔各五钱，轻粉一钱，水丸如椒目大三钱选。香薷汤送因时用，二便涌决不可挽。

---

① 曹：等，辈。《史记·黥布传》："率其曹偶。"《索隐》："辈也。"
② 舛（chuǎn喘）：错误，错乱。

疟后肿治法诗

疟后遍身有肿浮，此因汗出邪风偷。胃苓大腹五加皮，灯草长流水煎投。五加汤向午时浴，浴罢登床被掩头。但得微汗便尽佳，日行肿消人对雠①。

足肤血胀治验诗

两足肿浮似火烧，皮下红丝乱纹绕。放于地上片时安，谓之血胀人难晓。红商陆散红蓝花，丹皮生地黄通草。赤芍木瓜归尾柏，桑皮甘草病全好。

脾家湿肿治法诗

脾家湿肿岂无为去声，多因生冷滞脾胃。胸膈不宽小水涩，面目浮肿遍身至。欲平湿肿二蛟散，如蛟行水沧海沛。陈陈粟米要三年，慢火炒焦末子细。提净芒硝釜内熔，熬干研烂米来对。大人壮实宜两钱，年幼五七分极地。赤色沙饧即糖和滚汤，午晚更衣当二次。其疾先从眼包消，虚者胃苓相间贵。

屠南洲曰：见《外科正宗》。

湿气脚肿小便不利治法诗

水肿之方名独行，讯其作者乃韦宙②。遮拦湿气总不旋，赤小豆汤炆渍疣去声救。若已入腹但食豆勿杂食亦能瘳，此方历代相传授。

① 雠（chóu 仇）：应答，应对。《说文》："雠，犹应也。"
② 韦宙：唐京兆万年（今陕西西安）人，为官而兼通医术，撰有《集验独行方》，已佚。

鼓胀治法诗

鼓胀能饔不能飧①，脉沉实滑溲寻短。脾精不得渗膀胱，皮里膜外水溢满。干羯鸡②屎白袋装之，以浸酒醅③七日远。温服三杯日三回，鸡屎醴方岐伯黄帝臣纂。《医学正传》屎炒焦黄色，出火毒研屎沸汤淋汁，广木香尖槟榔调宛转。《幼幼集成》亦载《正传》法，有一无二果哉敏。

中满鼓胀治诗

中满鼓胀三年蓄，蓄者即是壶芦瓢。糯米十升作酒熟，瓢炙火炉炭要饶。入酒浸之三五度，烧末三钱下酒高。

暴腹胀大治诗

诸腹胀大皆属热，暴腹胀大却不然。少阴阳虚又阴盛，附子温经其所专。

腹胀吐酸治验诗

脾气不宣郁为火，当时升阳散火安。久而入胃生胀满，煎熬津液变成酸。新谷方吞旧换出，胃口如醋瓮一般。甘反作酸木侮土，奥乎其理要深观。始先蓄水在胃底，另辟一宇自据蟠音盘，伏也。肝火冲入膜囊际，水从木化味改迁。膜囊垂大腹因胀，乃知酸水胀之根。刚中之柔能变胃，附子理中加黄连。善后六君子汤调

---

① 能饔（yōng 拥）不能飧（sūn 孙）：饔、飧，泛指熟食、饭食，朝日饔，夕日飧。

② 羯（jié 节）鸡：羯，阉割。清·翟灏《通俗编》："羯鸡，阉鸡也。"

③ 醅（pēi 配）：浊酒，后泛指酒类。

赤石脂末，胀酸已去膜囊填。

赵范庵曰：此《寓意草》吴圣符案。

病后水肿治法诗

病后水肿脾气虚，肾失收藏转涣散。兼以膀胱气化不行，水邪泛滥而为患。依法癃闭白蔻、砂仁、半夏、肉桂、桔梗、生姜附椒添。斩关丸，硫黄、肉桂、白蔻、川椒、生附子、生白术、吴茱萸、半夏、鸡内金，饭碾成丸通壅宜多算策也，多算胜，少算不胜。俟其小便渐已长，饮食比前加餐饭。苓术参芪大补中气故纸，收纳肾气鹿鞭大补肾阳，肿消元气复光华复旦。

病后腹胀肾囊胀脚胀治法诗

病后之人单腹胀，顺气削脾厥有因。胀满有时而过甚，阻塞升降药徒勤。急将纸卷艾绒爇如劣切，烧也。《左传·僖公二十八年》：爇僖①负羁氏。别作燔，百会隔生姜灸几次存。升其阳而化其气，帮扶药力有精神。若更肾囊亦壅满，脐下灯火七壮频。接引头颠之艾火，药当速效法宜循。或然脚肿消未得，再淬涌泉除病根。

谭古愚曰：二条见舒驰远论。

外感郁热发黄诗

外感风性本善行，才与湿合风即痹。郁为瘀热而已矣，郁而必发风之气。挟其瘀热四肢烦，风淫末疾乃其意。挟热既能行四肢，又能走到肌肤际。肌肤之色遂成黄，显其湿淫而外渍痹去声。

---

① 僖：原无，据《左传·僖公二十八年》补。按：僖负羁，人名，春秋时期曹国大夫。

因风生热脉浮来，因湿成痹脉缓至。发表风挟热停难，利水湿蒸黄退避。

始病阳明后成谷疸_{音旦}治诗

阳明外感病粗痊，脉迟余热未除却。食难用饱饱则热生，两热相合发烦作。头眩腹满尿出难，欲成谷疸投何药。脉迟胃气本空虚，津液不充虚热着。腹满非实不可下，小柴胡汤和之嚼。

谷 疸 诗

趺阳脉紧为脾寒而数为胃热，尺本沉反浮肾见伤。胃热善饥脾寒腹满，脾偏于阴胃偏阳。紧为肝脉乃弦状，脾脉缓从肝变遭害戕。肝之风气乘脾之寒气，两相搏激，食谷即眩消难望_{平声}。胃热蒸为败浊气，热之浊气流膀胱。气化不行小便闭，由是一身乃尽黄。脾寒浊气流入肾，肾被其伤腹满当。谷不生精脉浮上，证名谷疸序文详。

女劳疸诗

女劳黄疸额上黑，身黄额黑相交际。黑为北方阴晦色，加于南方离明位。胃热脾寒浊气流，流入肾中先为戾_{音利，乖也，罪也。《左传·文公四年》：其敢干大礼以自取戾}。益以女劳而后成，火炎薪烬徐印切_{，音瑬，火余，烛余}额色异。不但《肘后》之所云，交接男女交接入水独称智。设但浊气趋肾中，未有女劳益加厉。不过水土互交也显之色耳，但于黄中见黑滞。假如君相二火合，女劳无度何堪炎炎_{吟入声，危也。屈原《离骚》：高余冠之岌岌兮料原势}。烟焰_{音艳}，火光之色先透额，比黄中黑则尤忌。乃至微汗出之时，随心火色见如墨记。心之液_{音亦且}外亡矣，手足之心又热炽_{嗤去声}。阳明主阖气收敛，日暮阳明当用事。收敛湿热直趋下，膀胱告急小便利。粪黑时溏验蓄血，血蓄膀胱生如寄。惟有硝石咸走血，驱除瘀热在肠胃。锢热留存骨髓中，枯矾能至于其地。每将细末两钱投，大麦粥清调作使去声。引入于胃与大肠，瘀血分走二阴既尽也。能遵《金匮》之良法，此病虽危或可济。

酒疸诗

酒黄疸者时欲吐，胸间懊音㞊恼乃董切，农上声涩其旋。心中热与足下热，腹满鼻煤皆是焉。嘈杂如嗷即唉蒜蒜箦西切，音赉，捣姜蒜辛物为之状，大便正黑肌肤顽。黑为营血之腐败，湿热瘀而不得宣。以肺无清肃故营中瘀血，驱营中瘀血在后而复肺之清肃，伸其治节为先。

屠南洲曰：并上五条见《法律》。

发黄外治诗

发黄生姜及茵陈，生姜茵陈各半斤。捣烂布包擦满体，看他黄色不留身。

发汗不彻发黄诗

发汗不彻有留热，身面皆黄总作烧。医云食治不对病，知其表郁色外昭。茵陈栀子各三分少，秦艽升麻各四钱饶。为散此药分三服，以知为度渐逍遥。

黄疸治法诗

黄疸恶心痰与涕，目中赤脉面如醉。秦艽酒浸绞其汁，取利小溲无再剂。

第十九卷

上消治法诗

上消心胃热移肺，二火逼迫于高源以肾水生于肺金也。内水高源之水外水渴饮之水建音蹇，从上下也瓴音零，瓮似瓶。《史记·高祖纪》：犹居高屋之上建瓴水。建水，犹倾水也下，饮一溲二竭而奔。由心之往也肺谓之死阴火克金也，不过三日有凶闻。急用人参加白虎，化热生津救肺干。

屠南洲曰：此见《法律》。

中消证诗

中消疸成为消中，膏粱①无已津液穷。多食善饥引水救，不为肌肉肌瘦火憧憧音充，往来动也。

中消治法诗

脾胃燥干湿热多，饮食倍常减饥肉。小便良多大便坚，轻粉一钱姜汁沃为丸。服法长流水咽之，齿浮动效验于斯卜。

下消治法诗

下消胃热移之肾，女谒堰入声，请见也石药耗精人。阳强于外阴不内守，尿浊如膏茎痛辛。饮一溲一从火化，肾气丸蒸动肾水以上承君火，而止其下入之阳光。炒茴以合金铃子，酒服二钱方并存。

---

① 膏粱：泛指肥美的食物。《淮南子·人间》："养以刍豢黍粱。"

消渴分气分血分治法诗

消渴当明气血分，气渴饮凉血渴热。寒凉渗剂气家清，甘温酸味滋其血。

消渴饮水干生姜，二十四铢乃泱泱宏大也。《左传·襄公二十九年》：泱泱乎大风。鲫鱼胆伴犹梧子，七枚汤下炳鎗粮炳，如劣切，烧也。蒸，别作炳。《礼·郊特牲》：既奠，然后炳萧合膻芗；鎗，初庚切，釜属；粮，米也，以米汤吞下也。嗑①音合到百升肠肚殆台上声，膍胵音毗鸱菠薐菜之根止茶长为末，米饮下一钱，日三服。

哽病治法诗

医逢哽病费推敲巧平声，击也。唐·贾岛作诗用推敲二字不定，后人言处事理则曰推敲，红壳糯秆最宜梢。烧化汤淋才一碗，循环绢面几回交。分厘豆蔻丁香末，煮粥投之意可褒。或则绿矾泥固煅，水调面粉就中包泥外裹，面内包。罐熬枣子捐皮骨，小小丸儿掌上抛。又传荞稿烧淋碱音减，熬取白霜法自高。蓬砂之量同年语与霜等分，酒咽百厘心孔愮音叨，孔愮，甚乐也。

噎气治验诗

噎烟入声，即哽病气其难总在咽，生姜落厕粪厕恰旬天十日。漂晒研之甘草粉，妙合同功本自然。

膈气治验诗

膈气胸窒而食不通多磨大蒜泥，鲫鱼包倒待泥少干以包鱼火中

---

① 嗑（hé 河）：小口喝也。《类篇》："嗑，吸呷也。"

煨煅之。焦枯乃调平胃散，合饭为丸小者宜。古方又有平胃散，其中之药各百厘。生姜硇砂均减半，沸汤点末二钱分。吐出恶物坚如石，彼云神效想无疑。

噎膈有虫治验诗

噎膈虫蛇蟠胃底，投之淀俗作靛汁化为水。绛州属山西平阳府和尚死刳音枯，剖也。《汉书·王莽传》：与巧屠共刳剥之胸，唐永徽高宗初元中曾见此。东汉华陀齐褚澄，后先小蒜吐蛇虵挥上声，蛇属。

反翻音胃治诗

反胃粪秘血枯呆，韭汁能消瘀血哉。牛乳养血而润燥，痰阻加姜取汁偕。

噎食反胃四铢硇，煨硇之法馅音陷，凡米面食物，坎其中，实以杂味，曰馅于荞。待冷取其中间湿，焙音靠，火干物也燥丁香，二个槟伴寂寥。日三服七厘烧酒搅，邓才《杂①兴》书名后人谏音抄，代人说也。

瘀血翻胃治验诗

翻胃微疼作血腥，食物勉强仍吐耳。关脉浮芤问病由，怒余吐血因成此。乃取生鹅血一杯，服之忍吐旋欢喜。片时大呕久停血，略试米稀非前比。血结鹅开血导血，同气相求保为人而不至于鬼。

翻胃蚯蚓粪为上，大黄臣下和其倡。木香微贱犹民庶，无根水搅病人向向病人也。忌食酒醋诸热物，邵真人法垂模样。

---

① 杂：原作"清"，据本书第一卷引据改。

反胃治验诗

反胃中寒多怅望怅，音畅，失志也；望，怨望也，一枚附子于砖上。四旁爝火渐烧来，姜汁淬崔去声，烧而纳水中之茶盏量二钱。频淬待干为末粱粟米饮，一天三服总舒畅。别书更载公丁香，四十九枚刲附放。仍将附盖合来扎余如前法，云伊屡效当非诳。

反胃一方用猪胆，取其雄者火烘干。每以酒下三钱末，将无肝胆火邪干。

翻胃救急神效诗

翻胃呕吐方已穷，半两硫黄十分汞洪上声。研之千遍没星光，粉米汁姜锅底涌。三岁三丸如小豆大长大多，四十丸见义而为勇。阴阳升降水火交，即用阴阳水碗中捧送下。捧，峰上声，两手拱承。

睾丸疝诗

疝气寒疼热主纵，湿与虚家肿坠欤希佳切，气逆而聚也。在血分者笼中鸟，在气分者动狼豺如狼豺之动也。诸寒收引则血泣，泣作涩解归肝，下注左丸痛弗衰。诸气有郁则湿聚归肝，下注右丸肿起来。患左丸者其肿少痛多，右丸痛少肿多以敲推。

冲疝治法诗

冲疝小腹痛连阴，气上冲胸不二便。木青皮枳实良干诃，草蔻川芎黑丑殿颠去声，居后也。

狐疝治法诗

狐疝卧肿入小腹，立则肿于囊中归。牡蛎六两盐泥固济包裹。三斤炭煅待炭火成灰。破取其中牡蛎二两研末，干姜一两焙之为。

水调得所涂诸痛，小便大通病即微微。

㿉疝治法诗

㿉疝湿热淫于肝，腹筋急缩茎中痿。痒肿茎纵皆所有，白物随小便下潺湲潺，锄栏切，栈平声；湲，音爰。潺湲，水流貌。乌头栀子汤二味可选，橘核桃吴茱加或看。

血疝治法诗

血疝尿清粪结黑，小腹两旁类黄瓜。桃索甘苓白术壳，橘核荔枝核似梨楂山楂也，似梨而酸。

㿗音颓疝治法诗

囊茎肾子肿而坚，痛痒皆无㿗号疝。得于地气卑湿场，去湿之方须讲贯。木香橘核吴茱萸，厥阴气分医一半。入厥阴血分延胡桃子仁，气行血活痊堪断。穴号章门在脐旁，取法手掌云映汉①。小指本节之横纹，正对脐之中心按。其中指头当尽处，穴的不差艾火办。阴㿗肿硬如鸡卵，看在何边山甲选左肿取左甲，右肿取右甲。沙炒六钱随细研，折为三股酒中暖服之。乃将枳实炒而熨，不出数回病已远。

寒疝绕脐治法诗

寒疝绕脐自汗厥，阴盛阳微候则危。卫气不行察脉证，阳弦寸畏冷此能知。火不杀谷胃少食，阴紧关、尺之由又可推。乌头石蜜饴霜饮入胃，建立其中气以缓其势有机宜。卫气得行胃阳旺，寒不上冲其旨意也微奥也。

---

① 映汉：即清代医家张映汉，著有《尊生导养篇》。

厥疝治验诗

有形左胁扪之大，热手按摩听沥沥声。甚则攻心斗闷绝，厥疝附子理中侦音蜓，戍卒伺候。茴桂椒茰皆辅佐，归楝延胡水一瓶。

动气误汗下诗

叶子永言因外感，小腹从来疝病缠。痛疼引胁叫酸楚，动气在下发汗难。柴犯肝气且微下，呕血如污泥丧命根。经云先痛后外感者，治本救阳一着先先里后表。跗阳当伏今反紧，疝瘕腹痛知其源。反用寒下胸阳耗，阳不布化阴上干。由斯胸满而短气，败浊污泥出口端。

屠南洲曰：并上三条见《法律》。

风湿偏坠治验诗

风湿偏坠薏苡膏，先之土炒继泉水也熬。张师正南宋人著《倦游录》载辛、程服薏苡事，辛子稼轩辛弃疾，字幼安，著《稼轩集》重坠遭逢也。道人教服薏珠子薏苡别名，转授程沙随沙随，亭名。《春秋·成公十六年》：会于沙随。注：宋地，在梁国宁陵县北。宁陵，归德府县也。程沙随，名可久亦超。

寒湿偏坠治验诗

赵氏名养葵自书其病案，曾从定海县，属宁波小船回。湿布风帆在坐下，觉时寒湿已中之。一丸阴丸肿大扪之热，七味加柴茰独活提。

疝气偏坠茴大小，二物各须称十钱。牙皂牡猪尿脬连尿用，入末于中紧紧缠。酒煮椎丸吞五十，邓才著《笔峰杂兴》传。

偏坠气痛治验诗

偏坠气痛陈石灰，炒之后添五倍子山栀。醋面调敷一夜散，杨拱《医方摘要》稀。

受湿右丸肿大治验诗

性耽①烧酒涉溪水，痛乃腹而大右丸。湿热满中湿寒外，肺脾之湿下流焉。胃苓平胃合五苓固是全方子，枳壳柏茴同仔肩②。

小肠疝治诗

小肠疝治医胡人，紧小全蝎火焙竣音逡，事毕也。《周语》：有司已事而竣。麝香半字蝎四字，以酒为汤调朵动也唇。

疝病外治诗

疝病外医帮内治，廖公百子名文英纪前闻。气血风寒并湿热，都先三壮灸大敦穴名。

---

① 耽：沉溺，迷恋。
② 仔肩：谓担负，承担。《诗·周颂·敬之》："佛时仔肩。"

第二十卷

发脱治诗

发脱不休肤引爪搔痒，石灰三升水熬炒。炒焦而浸酒如灰酒三升，每吞三合止无苕遥上声，抒白也。外面帮扶搽半夏，生而不脱至于老。

张春田曰：内服属《千金方》。

发落不生诗

发落不生米泔洗，布揩令热手怦怦音烹，心急。生铁一方猪油里，煮而三沸非去声涂之遍生。花椒四两酒浸拂，柏叶麻油敷亦并平声。

发黄赤诗

发黄赤涂油米秕音比，不成粟也。《尚书·仲虺之诰》：若粟之有秕。一法，猪膏一斤，侧柏叶一斤丸如弹子大。绸包一弹炙之温，涂发一法改观出阶陛荏上声，砌也。张衡《西京赋》：金陛玉阶。

令发不落诗

令发不落仙人传，榧子三个胡桃二。柏叶侧生刚一两，浸雪水中梳发腻。

黑发方诗

脂麻之叶久浸汤，涎出沐头看稠黄。沐头又以甑气水[1]，黑不

---

[1] 甑气水：蒸糯米时，甑箅四边滴下之气水，以盘承取用之，功能润毛发，治诸疮。

待言并毛发长。

眉落治诗

眉落白矾烧十两，蒸饼打如梧桐子大滴沥响。温水七丸明日加一，七七而外消不长。消亦如加日减一丸终减至七丸复初又日加一，以愈为期限也《圣济》广出《圣济总录》。外将芥菜子半夏，生姜自然汁涂上。

鼻塞方诗

肺实鼻塞不闻气，百部白薇款冬花。贝母共舂之米饮下去声，周宪王著《普济方》书匪浪夸。

鼻渊方诗

鼻渊太阳督脉火，上冲颠顶有脑漏之称。酒醴肥甘热物久，火郁于寒湿热凌侵也。离经腐败难闻嗅，炎上之火辛散惩。高者抑之法在滋阴降火，介宾张清化饮，桑皮、芍药、麦门、茯苓、黄芩、生地、石斛、苍耳、蒺藜剿贼兵。其有火邪已去尽，渗流经久疾难平。液道无能扃炯平声而固，伤其髓①海气不盈。头颠隐痛眩昏苦，不补其阳病加增。

所以散药怕用误，恰好亦虞其过度。使他浊气壅高头，变为胀满呕逆具。枳壳厚交能入水烹同诸散药，盖防上壅旋瞻顾。

脑漏不休旧匏瓢，白鸡冠花白蠃蛳壳。各烧存性一般多，血竭麝香数小搦②。酒洒艾绒揉药饼，贴上顶门熨斗捉。葱涎搅附或调蒜，穴贴涌泉要熟学。

---

① 髓：原作"随"，据清刻本改。
② 搦（nuò 诺）：握，把。

治鼻涕诗

老人两鼻时流涕，不合之方徒睥睨音媿羿，邪视也。五个独头蒜捣如泥，涌泉贴上两三递音第，更也。

耳鸣耳聋方诗

耳鸣塞之使不鸣，石膏蒲末附子烧灰。葱取一茎可以插，附母乌头军大黄苓足心归贴足心。

耳聋如闻钟磬及风涛声，椒目花椒子菖蒲巴豆膏椎之如膏，三味为末。松脂黄蜡熔化，合前药为挺庭上声，直条也，纳入也耳之中日一遭犹一次。

猝聋吸铁石末，即慈石，帛裹入病耳，不病之耳针砂末，帛裹以用也。设使肾虚两耳聋，慈石豆大研末亦所喜。穿山甲火烧存性研一字，裹之塞耳莫轻毁。再以生铁口中含一块，声如风雨即通矣。

谭古愚曰：《直指》及《济生方》。

肾虚耳鸣方诗

五十肾气渐下衰，从阳气上逆每难遏。开窍于耳然实主闭藏，其性原不欲外泄。乃因肝木为之子，疏泄母气而散越。谋虑怒郁火一动，阴气从之耳窍窒。能听之用近则无碍，而内气混之远则弗达。阴至上窍欲乘阳，却有隔膜遮不出。或如蛙鼓或蚊锣，耳根之下声拂汨汨，筠入声。拂汨，鼓动之貌，见扬雄赋。甚且将紫音营，绕也耳之筋，触之跳动如将脱。慈石性吸能达下，又于肝木制其发。辅以龟胶熟地黄，五味山茱萸收而歇。阴气自旺于本宫，不触阳窍守兀兀不动也。若夫少壮聋病人，少阳胆经之蕴积也热。其穴皆络于脑颠，触筋中去声耳无其说不鸣。一膜遮蔽总无闻，开窍之方因此设。

屠南洲曰：此《寓意草》王司马案。

损塞震动致鸣聋方诗

耳窍或损而或塞，与夫震动致鸣聋。中指窍中轻按捺，随放随捺引气通。

肾虚耳聋方诗

肾虚耳聋乌骨雄鸡，白酒家藏三饭碗。煮熟食之无不效，三回五次能包管。

年久耳聋巴豆一枚，巴不去油斑蝥音谋三只杀。少加麝葱汁白蜜调，麦粒之形和捻念入声讫音吃，止也。丝绵裹塞耳之中，响声如雷勿惊叱嗔入声，声也。耳流脓水才出药，圣会奇方无此匹。

喉痹治验诗

危哉喉痹胆矾系，鸭嘴似之即道地。为末灌之以醋吐胶痰，周密字公谨其医南浦会。

痰喉痹治验诗

病到昏忘坐凳撬窍平声，举也，口中时叫人火烧。无何未多时也。《史记·曹参传》：居无何额汗声寂寂，喉不开言问只噷不知。李酝峰言痰热故，入于心窍在上焦。椎击也烂生姜铺百会穴，熨斗火荡连连微叫平声，求也。吹通关散两三次，声响如前好友邀病愈友邀。

喉痹因痰喜桐油，鹅毛刷入喉中吐。务须大吐若倾囊，痛止痹开只要许约与之也。淡淡姜汤连漱口，桐油有毒毋轻诩①。

风热协痰喉痹治诗

风热协痰喉痛肿，蛇床艾半当去声烟飞爇药如烟。新管盛之燃火吸，痰涎取出自怡怡②。肿而甚者连头颈，气急咬牙旁吓厮厮，役使者。《公羊传·宣公十二年》：厮役。捣巴一粒将绵裹，以塞鼻中男左女右比锁匙。

风热喉痹灯心，一钱枯矾七分，黄柏五分麝冰各三分皆启关。灯心黄柏烧存性，陆一峰传《集简》编濒湖《集简方》。

实热喉痹方诗

实热喉痹口如炉，口中臭秽闻难忍。细研绿豆买青鱼，取胆晒收爕闭口音屡，和也，调也豆粉。鱼胆一时难猝得，权宜猪胆亦诚稳。黄连蓬砂冰麝皆以分计，连七分蓬五分均制粉。各得一分者是冰麝，末以吹之喉不窘。咽喉肿痹一刻时，速取雄黄燕子泥。烧酒调匀和作饼，卧床喉外以施为。涎出口开陈壁土，煎汤一碗饮相随。蛾子双单忧转乐，仙方秘受去云霓。无雄则以燕泥独，苟又燕泥无处期。数幅表心烧酒贴，随干随换疾平夷。

肾寒喉痹治诗

肾寒喉痹苦头悬，四逆目瞑倦语言。生附或吹或含化，以纸卷诸温燥药蘸麻油点灯以照项之间。布包炒盐计三五，更替罨切影母，暗入声，以网掩也脐小腹端。附蒜葱白三取一，艾烧气海并关元。

---

① 诩（xǔ 许）：夸耀，说大话。"
② 怡怡：和顺貌。《说文》："怡，和也。"

阴虚喉痹治诗

阴虚喉痹面唇红，口渴咽干痰上攻。六脉虽数无力软，六味欢然鼓冬冬。

阴火喉痹治验诗

阴火熏蒸咽痛痹，津垢结成白骨坚。其证恶寒而嗜卧，舌胎冷滑粪溲难。清涎如流逆不降，二便之难正所关。附子用生更用熟，半甘芪术庆班联①。

张春田曰：舒驰远中寒喉痹案。

格阳喉痹治验诗

咽肿口疮头面大，热烦气急声无通。脉到弱微细数候，端知阴盛格阳中。镇阴煎，熟地、牛膝、泽泻、炙草、肉桂、附子冷服经全夜，王生字蓬雀以不凶。

屠南洲曰：此景岳书王蓬雀案。

劳役虚火喉痹治验诗

劳役无根虚火炎，喉肿气高有响痰。汗流如水四脉软，浮大数分指下参。补中益气加肉桂，一服而苏向客谈。

乳蛾方诗

乳蛾尝见双单异，会厌音压两旁浮起庂。一穴少商镵②出血，

---

① 班联：行次联接，形容密集。
② 镵（chán 禅）：古锐器名，引申为刺、凿。《说文》："镵，锐器也。"

依其肿处针锋利。矾石三钱银罐烊①，巴豆随将三个会。煅枯去豆麝冰加，吹破乳蛾何疮讳言不必讳也。

喉珠治法诗

喉珠系在脑门边，红丝黑疱音炮，小起结也咽门悬。土牛膝根生捣汁，醋将三点和之匀。滴入鼻中三四次，破珠吐出瘀而痊。

赵范庵曰：见赵氏《医贯》。

咽疮方诗

咽疮鸡蛋钻之孔，去白将黄搅碎手持以待。水洗灯心装壳满，纸封黄泥裹煅红墀音迟，阶上地。既煅，则置诸墀。候冷取来为末子，壁钱即蟢子，以长针挑置灯火上烧灰。鸡内金胆矾如鸭嘴，火焙陶人新瓦赍送也。降香飞过黄丹用，各末一钱鹅毛管吹。

虚寒咽疮方诗

虚寒咽疮灯草灰，生附最多吹庶几及也，及其效也。照与熨之仿喉痹，火衰宁得有参差参，初森切；差，切音近雌。参差，不齐也。《诗·周南》：参差荇菜。

屠南洲曰：此并上条舒驰远治咽疮。

重舌治法诗

舌重舌胀盐去声蒲黄，醋熬蒲漱口亦称方。蒲黄合疗五灵脂买到，方名失笑散病衡扬衡，眉目之间也。蔡邕《释海》：扬衡含笑。昔南宋度宗胀满口，涂药蒲黄对干姜。

---

① 烊（yáng 羊）：熔化。《玉篇》："烊，炙也。"

木舌治法诗

舌上肿起猪脬似如猪尿脬，或然坚硬木石如如木如石。急向肿间资锋砭悲廉切，贬平声，以石刺病也恶血，釜煤盐醋厚调敷。

口中舌肿荆栀连，翘苓大力即牛蒡子薄通草。国老灯心随后来，风风热热一时扫。

口舌糜烂治诗

《兰室秘藏》李杲书，膀胱移热小肠居。胃热口糜餐饭谢，柴胡地骨煮于炉。

木舌重舌外方诗

刳音枯，空物肠也中黑枣山东胶州府所出，核去肉存戒诡诡音铙。《后汉书·儒林传》：雄所谓诡诡之学。言不待语言也。青矾一钱宜入洪炉火煨而灰盖之，假枣之气不用其质青矾劳但用青矾只一二分，取其功效也。水燮音爕，和也以涂重木舌，会须尽意两三交。

风火齿痛方诗

风火齿疼口臭秽，焮①热肿红两颊车。矾石露蜂房减半连，冰麝涂牙痛即驱。含汤必检百药煎，塞鼻定求木鳖与。

风牙痛方诗

风牙痛者老天罗新摘，擦盐烧至可研罢。以末揩牙涎尽则瘳，若加腮肿水兼调贴贺。

---

① 焮（xìn衅）：灼热，炽盛。《玉篇》："焮，炙也。"

虫牙痛方诗

虫牙痛者瓦烧红，韭子其中安数粒。清油几滴待烟起，对其痛处将筒吸。片时温水漱而吐，碗有小虫效初及。又法胡椒末裹蟢[1]窠中，左痛则将右耳入右痛则塞左耳。手掩侧身卧榻上，额微有汗向医揩。又法胡椒又说煮鸡汤，喝下即痊还两颊。

取 牙 诗

牙痛取得斯为妙，马尿茄根三日浸。晒干熬干，炒碾尼展切，娘母，上声点伊牙，妙哉落矣旁边觇[2]。

一说细辛花椒大，草乌荜茇小半在。欲使其牙顷刻崩，为末点于其牙之内外。

取齿活鲫鱼重十两，白砒几许入腹藏。置无风与猫犬处，七日鱼身白毛彰。鸡羽扫下略施膏药上，以贴病牙落下忙。

牙齿不生诗

牙齿不生乌鸡粪，合用雌雄十有五。焙而擂烂麝香凑，针挑出血末外辅盐之。

解颐方诗

解颐脱臼不能收，南星末生姜汁与稠。以涂两颊知行上，鄙意更宜棉布兜。

---

① 蟢（xǐ 喜）：即蜘蛛。

② 觇（chān 搀）：窥看，暗中察看。《说文》："觇，窥也。"

声瘖即哑灸通里穴及内饮诗

心烦声哑甚怔忪音征钟，惶遽不定，四肢重痛懒其躬。头面腮颐肉红肿，数欠①咽疼息不通。掌后一寸陷中题通里，三投艾火语言从。生姜萝卜饮伊汁，开声刻在古书中。

---

① 数（shuò 硕）欠：又作"善欠"，频繁地打呵欠。数，屡次，频繁。

第二十一卷

风热风湿头痛嗅鼻诗

头痛热因又属风，渴烦抽掣两般逢。荜茇沾来公猪胆汁，疗音料之如何嗅休去声鼻通。风兼湿者天阴盛，重头重汗顽麻肉起隆肿也。松罗茶①、甜瓜蒂如前法，黄水即流半顷憕藏宗切，从母，乐也。谢眺诗：戚戚苦无憕。

湿热头痛灌鼻诗

湿热头疼黑丑黑牵牛决，牵牛七粒砂仁一为末。调以井华清晨井面初汲者谓之井华水灌鼻中，伫待涎流愈可必。

痰气滞头目闷痛治验诗

头目不清痰气滞，十钱一两香附宁无意。半夏曲南星曲二曲均加等二两，姜饮下丸百一晋·葛洪著《肘后百一方》剂。

痰饮头痛用控涎丹诗

头痛于头无定在，上下左右次次焉。寝枕左边左麻木，寝枕右边右亦然。气血不行之缘故，任伊枕处塞地天。李酝峰麻木疑痰患，妙应丸即控涎丹。

头痛延目治验诗

头如打破目如穿，附子母乌头微炮蝎用全。全蝎砂锅炒糯米去

---

① 松罗茶：一名"松萝茶"，绿茶的一种，原产于安徽休宁县松萝山，具有较高的药用价值。

蝎，丸形如赤小豆大汁韭根韭根汁打为丸。取其钻平声透差使也全蝎，汤以薄荷十五丸。

偏头痛目生翳治法诗

半片头痛而眼翳，白凤仙一株捣碎。火酒一斤浸之露七夜，去渣饮酒无病气。

气郁偏头痛贴太阳穴诗

有人气郁痛偏首，盐乳香蓖麻三者徂①。穴觅太阳捣贴上，恰才经夜语去声医苏。

屠南洲曰：李时珍方。

气郁偏头痛灌鼻诗

偏头痛甚莱菔汁，仰卧鼻中左右注。此证虽经数十年，二注之余病必去。

偏正头痛外方诗

头疼偏正外边当，二两蚕沙买药坊。僵蚕一岁加一只，三个葱头三片姜。五双蝎子连头尾，瓦罐炉中炆热汤。厚纸封糊开一孔，对冲头痛此平康。

热厥头痛治法诗

热厥头痛冷风迎，略来暖处便言疼。或见烟火亦犹是，风芫柴泻炙甘苓。黄连芩柏天花粉，酒炒四般齐上升。

---

① 徂（cú）：及，至。《尔雅》："徂，往也。"

热郁头痛治法诗

热郁头疼毛窍疏，略感风寒随发作。重绵厚帕音怕，以帛裹首曰帕冬难离，本热标寒似怯弱。辛温开闭散标寒，济其本热病愈恶。泻火凉血方之主，佐以辛温散表药。治法半反治半用从治，灵砂丹天麻、细辛、羌活、独活、石膏、防风、连翘、薄荷、荆芥、川芎、芍药、当归、栀子、甘菊、人参、黄芩、白术、大黄、全蝎①、滑石、寒水石②、砂仁、桔梗、甘草、朱砂在前贤铎③音度。

头风畏冷治验诗

头风畏冷裹重绵，疗之不愈三十年。荞面水调作两饼，更互薄依附头汗出远裳褰《诗·郑风》：子惠思我，褰裳涉溱。谓病者褰裳。李楼怪证奇方板，至此人疑话屋檐音棉，屋连绵也。

屠南洲曰：李楼怪证方。

天台浙江台州府天台县进士周其姓姓周，滑数之脉恶寒证。虽当盛夏绵裹头，且附且姜难对病。丹溪名震亨，字彦修吐剂以辛凉莱菔子半升，和浆水一盏，研烂，去渣，入少油，与蜜温服，痰来升许果立应。

水沸非去声，涌起也。《诗·大雅》：如沸如羹为痰头痛治验诗

水沸为痰头痛忧，尺微寸滑是其由因也。风痰血药皆无济，六味添沉香枣肉抽减也。

---

① 蝎：原作"歇"，据文义改。
② 寒水石：中药石膏的别称。
③ 铎：大铃也，形如铙而有舌，古代宣布政教法令用之。此取其宣教之义。

血虚头痛过汗不愈治验诗

头痛其人本血虚，苦因血虚风寒入。屡经表药疏泄治难已，益虚其血风翕翕动也。当归之品血家行，其次佐以通草执。通草能利脉道行当归，相同斗酒以引二药之性上升于头浸之急。三天已满重平声汤煮，须醉则浃肌肤，沦骨脉①，药力方到须眠则血有所归一当十。

房劳头痛见阴证治验诗

一人头痛即目暗，旋而下部缩其囊。只以房劳过度数，速将八味熟地汤。

真头痛治法诗

真头痛者手足青，手足青而至于节。脑为髓海不受邪，旦发夕死古人说。间有生者参附多，外边须灸百会穴。

痰饮心痛治法诗

痰饮心疼腰背连，发厥呕吐诸无效。不论食积兼不兼，鹅翎探吐出痰妙。

痰饮心疼难得药，盐置刀头烧令红。淬入水中乘热饮，大吐痰涎病一空。

心痛停饮恶心烦，口中时时黄水涌。甚则摇之作水声，胃苓轻也控涎重上声。停饮作酸胥胆矾，一分为末酒调人来騋音竦，摇马衔走也。《公羊传·定公八年》：杨越騋马。

---

① 浃肌肤，沦骨脉：浃、沦，谓浸透，深入。有成语"沦肌浃髓"。

死血心痛治法诗

死血留胃心头痛，玄胡滑石红花谁伯仲。紫曲桂心桃核仁，玄桂丸子言朱震亨众。其人素喜食热物，痛不离部一处弄。

热郁心痛治法诗

心胃刺痛作寒烧，烦躁闷乱干其舌。时疼时止却非虫，因辨其邪知是热。芩柴栀子酒炒竹茹连，赤芍生甘兼枳实。

热厥心痛治法诗

热厥心痛医囊肘为人捉其肘而留之，亦曰肘后。《汉书·孔融传》：数数被肘，身热足寒惟火灸。太溪昆仑两足穴，引热下行解袜受上声。延胡楝子共七铢，沃其细粉瓮中酒。

虫心痛治法诗

楚楚心疼揣胃虫，地黄生者汁贮钟。搜面作之如饼饦音托，即饼也，食完物出广肠出粪之道中。刘之《传信》唐·刘禹锡著《传信方》崔《海上》崔元亮著《海上集验方》，并说虫头似壁宫一名守官，一名壁虎，此虫常在墙壁间，故得诸名。细鳞，四足，灰黑色。

蛔厥心痛红两唇，面青口沫试绸巾。扁蓄醋熬通口咽，管教时刻下蠕群蠕，音软，动也，谓软动之群。一法。五灵脂火晋①矾石枯矾，一法，香油调汁老葱根一法。

胸痹不得卧心痛彻背治法诗

胸痹之人不得卧，心之痛彻通也，胸之邪通于背，相连而通也

---

① 晋：加入，进入。《说文》："晋，进也。"

背之场。栝楼实薤白半夏酒，通其上焦不足之阳。

心痛彻背背痛彻心治法诗

阳微寸阴弦尺阴太过，故以乘阳之不及。有时心痛而彻背，有时背痛彻心急。气分诸药即难施，转益其痛危呼吸。蜀椒乌头附一派辛，干姜赤石脂尤汲汲音急，以绳引水于井也。汲汲者，状其连引之意。石潝即涩、澁姜泥尼去声堵厥气，横冲之新隧音遂，径道也如关立言石、姜堵之也。胸背之气各自行，各不相犯自安戢音执，敛也。

屠南洲曰：并上见《法律》。

心痛脉伏及欲死治法诗

凡心痛者脉必伏，以心主脉故如斯。宜用温药使邪散，不当泥奴帝切，尼去声，滞也补术地施。甚或顿颠如欲死，两足大敦宜火之。大痛而喘人中黑，和扁掉头罔从思。

点眼止心痛诗

心痛硫黄火硝碾尼展切，麝香数少价不浅。新汲水调当相去声睛明穴内眦，男左女右一定眼。

心脾痛治验诗

痛乃心脾服暖药，久而不瘥楚债切膨脝音彭亨，腹胀也作。面包莪术渐上声煨之，酒醋水三者各半熬旋病却退也。血在气中须彼行莪术行气中之血，昔时王执中著《资生经》欢乐。

胸痛治验诗

胸中郁郁痛不食，喜按时有涎唾瀇水聚也。寸脉滑而关上迟，因高而越吐之的二陈及姜汤也。

病者之胸触手疼，结胸痞而痛南北道途前后二阴遏。十枚巴豆一钱面，作饼当脐小艾爇。五壮气通即可达，太师官名陈北山之说。

膈痛艰食吐出治验诗

性茎姓余名生膈气食悬悬，食入即疼随吐还。硫术茱萸熟生夏，姜汁粘之作小丸。服之既愈仍不发，此方功效颇足言。

胸胁痛治验诗

邪实流连胁与胸，痛楚膨膛不得松。仓猝不能辨证的，却有起死回生功。生姜捣汁渣先用，酒炒一包患处烘。冷则再将前汁炒，荡之久久豁然空。

胸痛引胁背治法诗

胸痛肝虚何处辨，连于胁背补肝汤。山茱桂心粉甘草，细桃柏子仁茯苓帮。防风大枣折半用，不患肝虚莫顾旁。

胁膈痛治法诗

胁膈常时有痛疼，得热则减寒则增。消其瘀血韭之汁，清酒能将阻滞行。

痰饮胁痛治验诗

寒热往来胁下疼，吐青吐绿水轰轰状水饮之声也。肝家痰饮红芽大戟，浆水煮柔去骨焙行。家醋打糊小豆粒，枣汤传送下矣忽然宁。再有的方白芥子，七粒酒吞取急能。

气滞胁痛治验诗

气滞胁痛茴香小小茴，枳壳对分视茴减半以麸炒麦麸同炒。末末三钱盐酒调，袖珍方子书坊稿。

血积胁痛治法诗

血积胁痛花凤仙，晒研酒服毫三千。五灵脂蒲黄失笑散，或用醯煎平声或酒煎。或则桃仁承气汤，或则王氏抵当丸。辨证何由知死血，有块作疼而不迁。

食积胁痛治法诗

右胁块高饱闷痛，食积其间认得他。平胃之散减苍术，楂缩砂木青槟麦芽。

胁痛欲绝治法诗

两胁下疼岂有悛音铨，改也。《周语》：其有悛乎，厌厌欲绝命难延。频渍疣去声热汤两手足，火攻气海与关元。

第二十二卷

胃心痛治验诗

胃心痛说荔枝核下没切，烧存性，男增玄胡索乳没。女益莎草香附子，人试人验于此揭。或用荔核烧南木香，任男任女痛皆撤音彻，除去。

胃连胸胁痛治验诗

胃连胸胁痛不耐，日轻夜重有痰在。弦滑有力两寸关，没药五灵脂调酒噙。

赵范庵曰：徐东皋治掌科夫人。

腹痛延胸胁满呕吐治法诗

腹中寒气雷鸣痛，渐于胸胁胃家干犯也。胸胁逆满呕属胃，附子粳米急扶颠坠也。

腹痛景岳试法诗

腹痛辨证知原委，试令病人吞冷水。倘或凝寒势愈剧，如其属热刚停止。

腹痛块起治法诗

腹痛块起本有虫，手从块处渐上声摩推。不过半日虫将死，皆从大便屎中垂垂，垂下也。

腹痛蒸脐法诗

腹痛蒸脐硫黄麝，放于肚脐填两个。葱白饼其上熨而摩，通气散寒平静卧。

阴寒腹痛治诗

阴寒腹痛四肢冰，酒湿茱萸合到升。蒸热荡伊双足板，药冷更温待轻停。

厥阴腹痛治验诗

厥阴腹痛面青色，厥逆囊拳缩阳恐不宁。白鸽子粪擂一把，泡之滚酒急澄清饮之。

虫痛有形治验诗

王子作烧连昼夜，腹形有块如梢瓜峨①。唇红肚痛肥甘喜，口耳俱疮虫作邪音邪，奸思也。万历明神宗年号癸巳二十一年淮阴江南淮安府见，服介宾先生药瘥才何切，从母。下虫攻块投之剂，热止胀消宾解戤音歌，系舟也，医解戤而去也。

胸腹痛脉伏治验诗

胸腹猝疼足手冷，诸脉皆潜伏气口兴见。食满胸中阴阳痞气隔②不通，气口独见疾窍侦音蛏。陈皮砂蓉缩砂蓉，即砂仁姜盐煎，指探吐如瓶一倾空也。脉出左关独弦大，胸腹犹然甚痛疼。可是怒伤青陈术，木香香附向肝征行也。《诗·小雅》：之子于征。

当脐痛方诗

湿热脐疼泻数行，熟蒸荞面转牙床。此方盖出于杨起，渣滓

---

① 峨（é俄）：高。《广雅》："峨，高也。"
② 隔：原作"膈"，据文义改。又《增韵》："痞，气隔不通。"

音子，浊也炼磨荞面能炼磨渣滓宽大肠。昔者李时珍尝病，有僧授药福无疆。

瘀血腹痛方诗

肚腹作疼闭大弓，按之痛甚血停中。大承气共归红花草，煎时酒水各一钟。下而仍痛拒人手，瘀血未尽不离宗。四物成汤半用补，红花桃子乃为攻。

腹中干痛有时用雄槟丸诗

腹中干痛不吐泻，有不痛时有痛时。淡食而饥则病作，厚味而饱则无之。雄槟枯矾用饭捣，细如黍米莫大为。总服半钱食远下，何物食虫敢作祟疾移切，病也。

腹痛虚亦拒按治诗

腹痛虚于实处辨，寒邪逆气亦拒按。乾隆甲子邓倚兰，下痢红白人手远。脉把沉缓而弱小，桂姜调气建中顺。温补不因众说摇，见于孔毓礼痢案。

湿热腰痛治验诗

烧酒湿热聚太阳膀胱，六脉洪滑腰痛戕。小便不通膀胱急大，分清饮，茯苓、猪苓、泽泻、木通、枳壳、车前、栀子倍加龙胆黄。

屠南洲曰：上张会卿治董翁。

气滞腰痛诗

腰疼气滞黑牵牛，新瓦烧红安自由。自然半生与半熟，一两末子二钱硫。研匀三股以其一，入面三匙水共搜。棋子如棋子大五更一盏水，煮熟连汤下即休痛止。

血分有风腰膝痛药酒诗

腰膝痹痛医无功，岂知血分自生风。筠州今瑞州府昔属南唐李后晋天福二年李昇称帝于金陵，是谓南唐。昇，音卞，王韦绍颜刺史公著《续传信方》。姑孰今安徽太平当涂县寓居顷得疾，偶观禹锡《传信方》理诚通。海桐皮二两酒九般药，生地十两苡仁二两牛膝芎。五加地骨羌各一两甘草一两五钱，浸酒绵包二斗中。早晚之间饮三次，醺醺音熏，微醉疾起乐秋冬。

肾虚腰痛方诗

肾虚腰痛小茴香炼炒，腰子披开小茴末里面。湿纸裹煨空腹时，盐酒送之驱病电。

伤寒坏病伛偻治法诗

伤寒坏病腰痛废，热邪深入左右腰。血脉久闭不能出，桂附加入桃仁承气乔高也。

张春田曰：此《寓意草》张令施乃弟案。

伤湿腰痛方诗

伤湿腰如水中坐，腰重如带五千钱。肾之外廓湿阴中，不渴尿通脏无干。《金匮》以之名肾着，甘干姜苓术等分存。便溏尿赤加苍丁橘皮，姜枣渗湿汤名云。

食停广肠小腹痛治验诗

食面广肠有积滞，如拳之突痛难名。大蒜最能杀面毒，木香通气碗底声。思寻精锐精，专一也；锐，音胃，锋利也为向导音盗，引导也，火酒磨木香努力并。大蒜宜生嚼一瓣备觅切，香油麻油送下药随倾随服木香、火酒。乃知破积先行气行气为先，连进几回不露形。

屠南洲曰：见景岳书。

小腹痛方诗

小腹痛疼二茴香，茴香作主花椒仆。炒以研之酒咽之，每三十分称而服。假如痛甚四肢寒，酒拌茱萸蒸熨速。

小腹痛连于两胁，屡服疏肝水溢波。关尺沉迟温暖静，道遇说知人少叉叉手，拱手也。柳宗元诗：逢人手尽叉。

贲门小肠大肠实痛治法诗

贲门贲，音奔。贲门，胃上脘大痛得手愁，此为实痛何难信。吐以栀子香豉汤栀子四枚，香豉五钱，水二钟，煎栀子一钟，入豉煎至七分服投，利以大陷胸汤大黄、芒硝、甘遂进。当脐以上小肠疼，丁香脾积丁香（去蒂）三钱五分，木香、牙皂、百草霜各三钱，巴豆霜二钱五分，三棱（煨）、莪茂（煨）、良姜（醋煮）、青皮（去白，醋煮）各五分，醋、面糊丸绿豆大辛温运。当脐以下大肠楚，木香槟榔陈皮（去白）、枳壳（麸炒）、青皮（去皮）、黄连、黄柏、莪茂（煨）、香附各一两，大黄（炒）、黑牵牛（炒）各二两，水丸苦寒趁。

三焦满痛方诗

从心以下至小腹，硬满而痛实邪感。大陷胸汤此恰对，用之须仗明医胆。

痛痹音庇方诗

四肢之痛忍不得，股臀皆肿足筋挛。寒伤营血痛名痹，乌药顺气乌药、川芎、白芷、干姜、橘红、枳壳、桔梗、麻黄、僵蚕、炙草、生姜桂肉桂归咽。

太阳经气郁肩膊痛方诗

痛于肩膊难回顾，此手太阳气不行。脊腰如折项如拔，气郁足太阳之经。荆芥川芎用得重，防羌独活藁甘轻。

痛如打扑方诗

痛如打扑鸣声哀，少止其间冰雪略止则痛处冷甚哉。柳根白皮煮酒熨，发点见红瓷针镰血揩夺皆切，拭而去之也。姚僧垣字法卫仕梁太医正，此条《集验》著《集验方》故书稽音鸡，考也。

背腿点痛方诗

忽疼一点背腿间，芫花根末醋调摊音滩，布于痛上。以帛缠之止不作，产后相逢此痛亦用之而谨音欢，哗也。

百节走痛方诗

走痛三升白炭灰，与夫一升蚯蚓屎。红花七捻醋和熬，两个布包更音庚，换也熨喜。

肿痛热块治法诗

肿痛移动或不移，按之滚热块高低。加威独活秦艽防，羌活柴胡嫩桂枝内服。若是下身牛膝凑，痛风俗说也存而语助也。《诗·齐风》：俟我于著乎而。

风湿痛麻方诗

风湿痛麻番木鳖即马钱子，穿山甲尾共为君。为臣则用川中附为末，陈酒五更吃七分。服法须当盖取汗，最宜更痛愈麻人。头昏背汗如将愈，才过一时以愈闻。若加皮肿破流水，发热微红附子捐。白胶香即枫香共五灵脂，来入其中与盘旋。

湿热足病误治诗

湿热右足麻木冷，热极如寒常遮避。误温肿溃音会脓水多，腐肉穿筋足已废。犹当清解其湿热，甘寒养阴斯为治。

张春田曰：此《寓意草》钱封翁案。

麻木治法诗

身体麻木青芥子，姜汁濡之涂肉上。葱去两头白独留，多多煮食自通畅。

足病误治成痿致变诗

冬月肝肺偏洪大，不当木落金寒时。足冷加棉皮反热，踵及膝后痛难支。足跗大筋得热短，肝气内锢久塞不通不舒兮。肺大心火伤气壅，阳不下达足寒宜。金伐木而木反荣有妙义，然则清金复其清肃则能制木不待迟。误投桂附热愈壅，必成痿痹复何疑。末流阳道知尽缩，小水全无肺已危。

张春田曰：见《寓意草》徐岳生案。

风湿走痛及脚底木硬肿痛初起已成外贴诗

风湿走痛黄明胶，二十四铢当记录。半杯姜汁炖①成膏，纸摊热贴冷更续。脚底木硬南星末加入胶、姜，涂上烘物荡重复。肿痛初起及已成，熔化膏粘此味独。

---

① 炖：原作"顿"，据文义改。

冷水风外蒸诗

冷水风痛足趾背，解溪鞋带即昆仑，足外踝后跟骨陷中痛兢兢①。烧赤青砖木桶载，醋淬于砖悬脚蒸。气盛稍远气衰就，蒙以旧绵细叮咛。

湿气两腿作痛外擦诗

湿气两腿作痛疼，艾叶葱头生姜烂，三者布来为一包，蘸热烧酒擦所患。

脚痹蒸诗

脚痹索山责切，审母，求也麸于小麦，椒葱酒醋盐群客五药犹之客也。熟炒摊于卧褥蒸，一时之久开汗隙。肝脾肾受湿寒风，乃在脚腰经络积。

---

① 兢兢：战栗貌。

第二十三卷

十便方经验方诗

少食胃虚怕不寿，易伤难化愁尪音汪瘦。干姜乃以白糖粘，十便方书几左右一法。茴香奉命主生姜，酒揉经验何人构一法。

治伤食饱胀及吐风痰诗

食物过多饱胀痛，以及喉吐有风痰。原有吐法可尝试，记得细茶浓煎略盐参。接连饮下鹅翎探，大吐①宽松顷笑谈。

伤冷食及难化之物诗

腹伤冷食难化物，浓煮姜苏注浴盆。坐汤手揉胸与腹，继以热汤淋上身。气通即自能化去，姜苏捣烂荡法乃仍循依也。《左传·昭公七年》：循墙而走。

脾有冷滞食则填胸诗

食则填胸不肯消，此因脾有冷滞疾。陈皮去白要一斤，盐花甘草各四之一。水煮慢干再焙研水下，块如铁弹肠中出。方勺仁声《泊宅编》载，莫姓强中有胸中窒。

食羊饮水得疾治验诗

通州贾客食羊饱，后投冷水如嫌少。疾时将佳酿十余瓶，煮滚温浴数去声更音庚，冷则易温了。盖因羊肉凝胸中，酒蒸汗水滞

---

① 吐：原作"肚"，据同治本、清刻本改。

眠纛陶上声，军中车上大旗也，兵败则自斩其纛，示军众走也。

食积作吐方诗

吐因食积眼胞浮，夜重面黄显其色。脉弦滑实证愈明，丁香脾积下其积。

肝气乘脾作吐方诗

口干眩吐脉双弦，食积作酸时噫气。芎陈栀子生姜苓，以行膈间之所踬①音滞。《史记·平准书》：留踬无所食。

冷物伤胃方诗

冬天冷物伤其胃，陷彼清阳胃中清阳为冷气所逐，陷入下焦阴分不上济上、中二焦一偏于阴，无阳以相济。吐泻吞酸或痿音犮阳阳物软而不举，到圊音清便大便数肛门坠直类切，落也。蒜姜不可须臾顷刻无，内外稍略也伤内伤饮食，外伤风寒疾便至。麻升麻葛四君子齐作汤，柴芪苍术均会议。

饮冷形寒治法诗

饮冷形体受寒快伏羲北窗高卧，自命羲皇以上人，阳遭逢阴遏阻遂相持相持不解。外彰显表证中烦渴，吐泻腹疼何所依。阳气凭谁发越者，和脾散水香薷音柔为发越阳气。性温常怕滚汤服，格拒阻也之虞虑也也再思。恐是气虚劳倦得须服升补之剂，何容孟浪孟，芒去声；浪，音朗。孟浪，不精要貌。《庄子·齐物论》：孟浪之言以临兹。

---

① 踬（zhì 治）：犹贮，积滞，留滞。

服药即吐方诗

服药即吐生姜汁，半钟热饮功能及。或以蛔虫令药翻，药加川椒十四粒。

理中治吐吐难休，呕者不宜甘涌故。损甘增以藿香辛，木瓜再用酸收助。

谭古愚曰：出万氏。

以探吐治吐法诗

胸膈大痛连胁背，药不能纳到口倾。因就其势为探吐，邪滞积痰顷刻行。邪若未尽痛不止，务尽其邪乃罢停。

屠南洲曰：出景岳①书。

呕吐救逆诗

张公季子欧即呕兼屙音阿，如厕，积补堆温吐盏盏。胡椒辣味煨姜到，和去声入其中随可断音短，截也。勃然躁扰呻吟烦，大抵胃阳新复腹饥很。试将稀粥缓匙挑，果哉安卧开当键健上声。《礼·月令》：修键闭。键，锁须；闭，锁筒。明日汤中制附增，大肠泄泻闻能挽。

赵范庵曰：《景岳全书》案。

连饮连吐方诗

少阴肾家伤寒病，阴盛每每格其阳。连饮连吐不肯已，白通汤，附子、干姜、葱白，加人尿公猪胆汁号加汤。其中葱白主耗散，发热少阴真阳外越，多显发热有汗都审详。

---

① 景岳：原作"岳景"，据文义乙正。

呃逆方诗

呃逆丁香家莲子，煨姜糯米粥稠浓，拣除三者惟餐粥，述此奇方与世公。

呃逆荔枝七个烧，白汤调下看立止。姜汁同蜜煎连投，半夏生姜汤亦美。硫黄火爝嗅其烟，《医方摘要》效远迩。

心移火于肺呃逆治法诗

心肺脉洪而发呃，心火上奔势难纳。甘草泻心汤干姜芩，半连大枣来相合。服药无效硫黄乳，煎酒嗅之用得恰。

病后呃逆治法诗

病后呃逆无休止，声音直闻邻舍门。取刀豆子烧存性，汤调应验方人彬言著方人文质备也。

怒后呃逆方诗

味厚形气均有余，大怒之后气不舒。痰因怒郁成呃证，吐之须以人参芦。意深取用逆流水，痰疏汗解寝徐徐。

呃逆灸法诗

呃逆火灸先求场，女之乳头垂下到处是穴。男子乳下一寸宽，骨间陷中穴所住。女以右而男以左，炷形小麦已合度。火三烬火余灭没时平，此人将欲即于墓。

呃逆塞鼻诗

呃逆大声三粒巴豆，细辛牙皂各一钱凑。研包塞鼻静无声，虽诚劫药拣寻又。

嘈杂方诗

嘈杂胸满头目眩,痰因火动气郁征。二陈之汤痰可豁,东垣凉膈之散热风清。合二方,加入香附苍术开郁顺其气,清气化痰丸是称。

心下停饮而悸治法诗

水停心下筑筑跳,半夏麻黄等分丸。蜜打每将一钱许,几次吞之早昼昏。

诸汗用药诗

阴虚阳凑发热自汗,当归六黄汤,加地骨皮。阳虚阴乘发厥自汗,芪附作汤拭瓦瓶音缔,瓶也。湿热局方羌活胜湿汤,痰教平声冷汗二陈觇次平声,窥观也。更须理会心失养,不能摄血液汗乃心之液流离。

谭古愚曰:出《证治准绳》。

肺虚自汗方诗

肺虚自汗右颊白,脉按无力咳汗额。肺气上壅故令汗,补母四君五味麦。

胃虚自汗方诗

凡人自汗上至胸,下边界限抵于脐。此缘胃气有虚乏,四君子汤加黄芪。

自汗用归脾汤诗

自汗如浴身难动,每日必出三五回。龙蛎烧败蒲扇炒小麦,加向子礼①之归脾。甘草水炆酸枣炒，远志人参酒洗归。

食即汗出方诗

食即汗出豭音加，公猪也猪肝，一斤薄切瓦烘干。白粥绞汁众手作丸，米汤五十日三吞。

大汗不止方诗

大汗淋淋外治逢，醋调倍子填脐中。扎之以布既云毕，旧年蒲扇烧而庸。糯米粉多用两般装绢袋，目头至足轻过从。米粉川芎术藁本可，龙骨牡糯亦相同。川里郁金研作末，卧时津唾乳头封。

服麻黄汗漏救逆方诗

病服麻黄原取汗，假如汗出竟长流。急将新水浸头发，扑音仆汗之方助以收。

盗汗方诗

盗汗莫但作阴虚，有在半表半里居。此乃胆经之蓄热，水煎小柴听流潴音猪，水所停也。

除汗治诗

阴汗臊臭亦可怜，蛇粟即蛇床麻黄要取根。火烧牡蛎干姜末，以扑阴间肆市肆订编。

---

① 子礼：即南宋名医严用和，字子礼，著《济生方》十卷，有归脾汤方。

第二十四卷

大便难治验诗

膏肥肉粱美谷奉养生痰肌体胖音盘，体肥大也，忧郁平生大解难。病属三焦痰气滞，津液不滋浸也肠腑间。况其素日多火病，呕吐酸痰碗许指物之辞宽。消黄罔觉润剂阻，只因气分血将看气分之病误将血分看也。皂荚兼入声，煎膏调黑丑末，为丸投即利比仙丹。

屠南洲曰：李时珍治宗室案。

气秘方诗

气秘杏青壳木槟各一两，郁李牙皂半夏曲各二两。浆水别将皂角熬，熬膏添蜜少许打丸服。食后姜汤半百枚，快气化痰消食速。

秘结分气分血分治法诗

秘结要求时与脉，即于昼夜与浮沉。脉浮昼艰知气分，脉沉夜艰血属阴。杏仁走气桃仁行血，均佐陈皮以共临。

风秘治法诗

大肠风秘牵牛桃仁，牛多而桃用之寡。各各炒研调蜜做，白水常吞三十颗科上声，一法。炒刺蒺藜倍牙皂，牙皂去皮酥炙妥。擂成细粉进百厘，茶里加盐与之也一法。白芷熬枯米饮加蜜少许，连投散子必通者一法。

大肠虚燥诗

虚燥往往闭大肠，脉洪弦或沉弦类实证，为殃。真阴大亏却非实，每见关格倍于常。舌胎虽略显微薄，要无燥裂生锋芒。

大便闭诗

大便闭时通大便，葱白同盐捣贴脐。削姜二寸盐涂上，纳在肛门欲出倪端也。韩愈《南海庙碑》：干端坤倪，轩豁呈露。

小便闭诗

玉茎气闭紫苏叶，葱白良姜煎洗熏。以手轻摩脐下顷，坦坐垂脚自舒申。葱盐二法均炒用，囊装小腹荡殷勤。更有朴硝蚯蚓粪，水调傅之乃于脐下陈布也。

小便闭神效方诗

尿闭传方祇眼睫祇，音支，发语之意。《诗·小雅》：祇搅我心；睫，音接。眼睫者，言近也，白菊花根土内入。捣冲白酒温和投，即无白者但是菊根代之亦相涉。

小便闭方诗

不夷射姑夷射姑，人姓名。《左传》：夷射姑旋焉。旋，小便虑茎端茎头滴沥不利，黄荆之子苦瓜根。芽茶通草木通臼桩到，何殊夷射姑旋焉。

郁怒气滞小便不通治验诗

郁怒气滞尿不通，气高而喘六脉结。枳壳八钱一味方，五片生姜急火熬如劣切。

咳嗽小便不通方诗

气愈粗而嗽愈频，一旦小弓小便塞不宣。右寸数大明明火，肺金之燥涸流源。紫菀鸳上声门冬五味子，人参好但难荒村。

以吐法通小便诗

病不得前用利药无功，痰在高源肺不通。右手弦滑分明见，涌以吐之自然松。

以补阴降火通小便诗

王子善夫小水闭，其腹按之如石坚。腿裂水流时呕哕，东垣李杲字明之会其全。膏粱积热伤肾水，小便不化膀胱干。阳火自甚行冲上，变为呕哕有由然。无阴则阳无以化，最当讨论《内经》言。黄柏知母各计两，酒洗焙研加肉桂一钱。前阴火烙如刀刺，尿出如流肿胀宜。精思夜半乃成妙，后世传流滋肾丸。

小便不利当温经诗

人家尿赤辨干干①，下焦阳虚不化亏其缘。心肾脾肺苟不足，虚热姜附速当先。

二便不通治诗

两渠②不利净明矾末，填满脐中四畔界也，以面拦之。滴以新泉知冷透，须臾利顺那欺谩谟盘切，与瞒同义。葱白调醯敷小肚，艾火尤宜灸七丸。

巴豆连油椎饼子，葱盐之汁滴脐里。饼安脐上火煤来，灸通其气二门启。

---

① 干干：敬慎貌。张衡《东都赋》："勤屡省，懋干干。"薛综注："干干，敬也。"

② 两渠：此下原衍"不利"二字，据文义删。两渠，即大小二便。

呕吐二便闭治诗

随食随倾二便闭，脉按坚强土实如坡。大黄桃橘归砂好，燥屎下之干血那多也。

湿热二便不通方诗

湿热下流因色与酒，精道不通二阴忸女九切，愧也，愧失其职也。楝实茴香鲮鲤甲，牵牛加倍倍用牵牛得枢纽女九切，结而不脱，能活动也。牵牛能向命门达，知非大肠膀胱咎。

张春田曰：东璧疗外甥柳乔案。

膀胱气虚尿数方诗

小便频多脬①气虚，雷州府，属广东益智天台山名乌药。酒烹山药为梧子，借送盐汤管肾枢。

忧郁尿多治验诗

忧患之余数得前，举之脉软按之坚。肝肾之阴有伏热，丹皮茯苦参草梢黄连。煎成调入鸡肠末，雄而黄者辨之先。

尿多茎痛方诗

便旋小便无度痛其茎，而又燥渴体烧则病增。必先大腑大肠欠通利，水液专就小肠行。酒色所因或因炙爆，虚水并能挟有形。以故以故，犹言所以也茎中痛欲死，比诸淋证不同称。萆薢音皆略浸同盐炒，去盐为末煎呼伻攀耕切，滂母。《尔雅·释诂》：使也。言呼伻令煎之也。挽回水液归原路，谷道葱汤洗更蒸。尿时茎中痛

---

① 脬（pāo 抛）：即膀胱，俗称尿脬。《博雅》："膀胱谓之脬。"

悢悢音亮，悲也。苏武诗：悢悢不能辞，洒然毛疏作寒状。大便先硬而后溏，欺人原非内热兀。孔毓礼著《疫病论》，《医门普度》周轮广光去声，南北为轮，东西为广。

遗尿治法诗

遗溺鸡肠鸡腿胵音毗鸱，烧之酒饮男宜雌。又法童子小便取一碗，牡蛎明矾泻瓦瓷。

淋证治法诗

淋证百方医不及不及病所，地肤之草自然汁。益阴气以通小肠，阳因以化无阴则阳无以化无孤立。《医学正传》虞抟著纪载详，虞子之兄年五十服上药愈。又考王执中尝所效，王不留行十余叶。

通淋外治贴脐图，葱白蒜头随有无。圕中得一同盐捣，尿闭门洗方紫苏、葱白、良姜用之借买墟丘于切，去平声。墟者，商贾货物凑集之处。言借其方而贾之于墟也。

劳淋诗

劳淋若是脾家困，用心用力苦纷纭。属肾强力行房事，施泄无度扰下元。

气淋方诗

气淋脐下多滞闷，尿疼小腹坚饱满。沉香滑石、王不留行归术瞿，冬葵子赤芍甘九件。大麦煎汤空腹啜音霎，啜也，末子二钱休多罕少也。另方醋浸白芷焙，通甘煎酒调其散。

砂石血淋方诗

砂石血淋痛欲死，十钱牛膝一杯水。或言有麝加之良临服加入煎成药中，方出杨仁斋《直指》。血淋四物通桃丹，牛膝红蓝花可以。藕汁发灰调二钱，又闻其应足相儳。血瘀治法正如前，若是血热鲜红矣。实热在心在小肠，数而有力左尺是上声。柿蒂泽苓侧柏叶地，柏连牡丹皮芍木通使。视其血色黯乙减切，黯，不明貌不明，兼之面色苦白耳。尺脉沉迟下部寒，金匮肾气即八味加牛膝、车前祖张氏上声。

膏淋治法诗

膏淋如涕如米泔，精尿俱出行趴跔趴，爬上声；跔，抲上声。行不前也。南唐·李建勋诗：趴跔为诗趴跔书。欲出不快痛悠悠，以其精塞尿道者。鹿角霜丸茯秋石，菟丝子丸桑螵泻。

白浊方诗

白浊因闭精行房起，文字劳心不肾交。茎中之痛如刀刮，萆薢分清饮益智、菖蒲、乌药、甘草梢，入盐煎众褒。

北直梁敬州白浊，三年召客蒋士吉拔擢。心热心火不降下，脾胃之清不高卓。养心升补浊增加，问其体健谁云津液斲音捉，斲，断也。《书·泰誓》：斲朝涉之胫。清升浊积驱不容，脏腑无牵浊降邈驰入声，远也，远而不知其所之也。

阴虚遗精服药后诗

阴虚遗精补阴司主也，服补阴药反梦遗。此是神中之火降，翻为佳兆莫狐疑。

湿热遗精方诗

酒多湿热干精藏，下部遗泄头如旋转于浪中。六脉滑大术知橘，葛花蔻砂仁黄柏向。

带淫遗浊裳时帧罩孟切，以手帧扯也，其亏其虚在肝命。韭子或兼龙骨或带桑螵蛸，或单醋煮韭子酒丸竟终也。《史记·项羽纪》：不肯竟学。

遗精不固治方诗

遗精用茯苓全五倍子半一法，更陈《直指》书名古书盼。梦遗白浊沺调灵，东坡作日是何旦。

灸遗精穴诗

夜梦遗精精宫灸，十四椎下穴左右上声。椎旁各开寸当平声三，限定七壮人壮叟。

阳从下竭势强精滑治法诗

黄庭脾也衰惫火下陷，陷入阴中迫孤阳孤阳为阴所迫。阳从下竭精倾泻，无端起势玉茎有强梁。其人必见脾虚证，补土升阳人参、黄芪、白术作主张。更当百会艾来灸，举陷安阳药可帮。苓橘皮徒然真气泄，附桑螵蛸枸桂火逾忙。釜底抽薪更误事，孤阳立铲于寒凉。

赵范庵曰：见舒驰远论。

强中方诗

强中之病玉茎强，精流刺痛如针恸胸上声，惧貌。骨脂韭子水中烹，二末均齐无轻重。

阳痿方诗

阳事不兴其法颗①，单行一品均酒假借也，借酒行也。用酒有

---

① 颗：诸本同，疑为"夥"字误。按：夥，盛多之意。

三法。浸淫慈石十天外饮酒一法，熟煮淫羊藿铴初庚切下火饮酒一法。浸湿覆盆子烘燥椎末，仍将酒服总无亘普火切，音颜。饮酒一法。

阳事不行腿脚弱软而无力，一双羊肾腰子切而作。先炊糯饭称四两，枸杞酒蒸加半六两着长入声，附也。羊肾更同糯饭蒸捣丸，酒行药势百丸落。

阳痿不举有奇药，屋檐之内雄麻雀肉。相和蛇床慢煮膏，每将温酒三钱嚼。

阳痿三具雄鸡肝，要量一升菟丝子。雀卵和丸小豆大，酒送百丸即自起。

平人无故痿其阳，菟丝五味子蛇床。蜜粘酒仰①三日到，春树萌芽枝上扬。

缩阳治验诗

华陀疗缩阳看众目，葱白炒热熨脐家圁蓄。二十一茎更捣烂，酒煮灌药阳气复。

缩囊无药乌豆熬，淬酒釜鸣②性味交。温热服之三五盏，阴证渐除揣茎睾揣，试也。

---

① 仰：谓服下，多指服药。
② 釜鸣：犹言煮沸。

第二十五卷

干霍乱方诗

吐泻不得霍乱干，五证之中搅肠瘟得吐泻则解。炒盐童尿淬以饮，降火行血勿夸宾。童尿或无生姜换，同熬色变水来炊。

干霍乱以甜瓜蒂，猪牙皂角丹砂细。淡豉炆汤搅化投，即大呕痰涎食滞。

吐泻霍乱治法及刮沙治验诗

吐泻霍乱汤以盐姜煎，徐饮徐吐无碍伤。再吃姜酒如犹故，三以胡椒完下末饮汤。或斟生熟阴阳水，数口连吞静倚墙。一法二陈施探吐，吐藏发散急危匡。吐而不减或增痛，气塞咽喉亦更防。介宾传有刮痧法，光滑瓷盂快取将。香油挑入热汤里，碗口蘸刮背中央。滑易外行暖内散，由轻渐重屡低昂。别安一碗相替换，胸中胀滞渐难藏。稍觉宽舒腹里响，大泻如倾痛已康。少时搔痒通身极，发出风疤有似疮。此以寒邪充寒也表里。脏气既行经气昌旺也，里既解而表亦散。

吐泻霍乱治诗

吐泻霍乱昏去顷，罐煮橘皮灌徼幸徼，叫平声，求也。《左传·昭公三年》：徼福于大公；幸，茎上声，非所当得而得曰幸。《礼·中庸》：小人行险以徼幸。烧砖沃酒急包缠，置其心下无何睯未多时日无何。《史记·曹参传》：居无何，使者果召参；睯，鸦猛切，影母，明也。

绞肠沙痛寒四末，但看其身有红点。灯草蘸麻油燃火焠，焠于点上功无歉。鞋带一穴即昆仑，艾丸七壮救危险。已死胸温亦灸之，先取白盐填脐坎。

霍乱转筋治诗

霍乱加之乎转筋，其人已死心下温。朱砂二钱蜡三两，熏药之烟汗满身。皂荚末来吹两鼻，盐炒填脐灸屡臻①。

转筋治法诗

转筋松节散吾知，黄松节即茯神心木足万厘十钱。熏陆之香一钱使，木瓜汤调下申筋嘻。蒜白以擦足心热，生姜罨暗入声痛转休啼。

足上转筋将旧絮，浸湿醋中取甑蒸。乘热裹之冷即易，差而后已莫姑听。

转筋入腹臂脚直，鸡屎散投温饮唇。姜汁对酒炊席上好，瓜茱盐煎任屈伸。

干霍乱及反胃治法诗

霍乱转筋暨翻胃，昔调二病医名世。铅汞洪上声结成灵砂子，汁其姜而末硫桂调。人家苟欲忌烦难，灵砂作粒单镇坠。

脚气治验诗

两腿软酸肿足跟，赤白痛痒均无定。久之而或如鱼皮，或皲裂亦奇病。日落夜分焮热疼，补中益气八味肾肝并。

脚心发热时时痒，浸渍滚汤溃水流。肌削口干脾肾败，水泛为痰吐加衰益也，言吐痰多。进以理中参六味，年余疾瘳始登楼。

---

① 臻：到，及。《说文》："臻，至也。"

寒湿脚气治诗

寒湿脚气牛皮胶，黄色而明刀切片片。面炒为珠末一钱，酒调痛止须立见。樟脑乌头皆细粉，醋糊一个有如弹。足踏下以微火烘，衣被围之使出汗。再将白芷白芥子，姜汁和涂脚所患。

风湿脚气治诗

风湿脚气发其汗，黄荆茎叶烧于坛。熏彼涌泉及痛处，《永类钤音钳方》系李仲南著。

内湿脚气宜外治诗

脚气主湿内外分，外因湿气莫熏洗。湿从内生开导去，杉木橘叶一盆水诸治风湿之药皆可洗。红肿以砭其恶血，随投内药泰无否。

脚气入腹治诗

脚气入腹胀闷喘，制成末子威灵仙图谋也。两钱称定咽好酒，又法大乌豆汁煮红炉。

脚气冲心治诗

脚气冲心心下硬，腹中虚冷非其性土本温暖。去白陈橘皮和杏仁去皮尖，三之一杏仁当难去声靖安也。《诗·周颂》：肆其靖之。

肾虚脚软治诗

新娶少年软脚疼，单将杜仲烹酒水。微辛润肝兼补肾，子令平声母实肝为肾子陈于纸。

屠南洲曰：出庞元英《爱竹谈薮》。

伏火恶寒治验诗

妇人久病怕寒嗥音豪。《素问》：诸噤鼓栗，皆属于火，悠悠[1]医不识窠巢。华佗等待日长至，旦使其人坐石槽。冷水百瓢头身灌，须臾欲死室号嗥音涛，泣不止。《易·同人》：九五，同人先号嗥而后笑。火郁发之脉藏隐，寒折逆击冬至朝冬至阳生于内，平旦阳气始盛。满头气起汗肤冷，暖床粉扑识坏霄壤，犹地也；霄，犹天也。华佗之后徐嗣伯治将军房伯玉，二子神仙千古尧高也。

格阴恶寒治验诗

有人当暑怕寒相，虽穿棉袄不挟纩音旷，绵也。《左传·宣公十二年》：皆如挟纩。洪数证兼小水赤，火极似水阳盛于内，格阴于外犹装潢黄去声，染纸也。《齐民要术》：有装潢纸法。言非本也。皮硝半两化温汤，服此可遵时令亢阳盛也。《易·乾卦》：亢龙有悔。再记传遗疗战剽，以大承气粪燥脏。

背恶寒治法诗

背寒掌大胃家饮，温以燥之看证审。口中和、燥渴辨门有二证互详，还阅其书为去声君谂[2]告也。

圊后寒热误治救法诗

大便之后寒热作，颇似外感实内伤。素艰大便努伤气，寒因便出阴乘阳。顷之稍定阳复胜，故显发热彼又强。误医湿热施滑剂，澼出无度滑其肠。由是阳气越远也于上，两寸浮空枉自忙。由是阴气越

---

① 悠悠：众多貌。《史记·孔子世家》："悠悠者，天下皆是也。"

② 谂（shěn 审）：告知，令知悉。

于下，关尺微细推之详。腹鸣真气乱欲散，肛门火烙汗外亡。而且下空则上壅，郁郁不舒在胸场。喉痰阻塞口干燥，彻夜不寐心皇皇求而不得之意。四君本是理脾胃，减苓淡渗所禁切，漏也恐其为阴戕音墙，害也。其次在收诸气散，三脏一腑要商量。枣肉收肝气五味收肾气，芍药乃于收脾气良。宁国府，属江南古宣州木瓜匪易得，非此胃气不收藏。升麻之升又所赖，阴阳和矣气皆昌。下焦有病人难会，须用赤石脂禹余粮。取其专固下焦脱，填空粘着两般匡。前药大料煎膏子，二末浓调慢口尝。

屠南洲曰：《寓意草》少司马李萍槎案。

血虚发热口干治法诗

血虚发热口干苦，面丹目赫音者，红色脉洪侮。重按难承当归（酒洗）二钱，黄芪（蜜炙）一两补血汤，其状有疑于白虎。

治假渴诗

东垣诊渴渴欺人，烦燥目红西瓜问邻欲吃西瓜。脉七八至按不鼓，阴盛格阳姜附最腾津。

喜饮恶多治法诗

烦燥面红渴井游欲至井，却不能多顷顷刻复求。中气虚寒水泛上，逼得上焦火浮游。故令胸喉引水救，一落中焦转为仇。冰冷理中加附子，证痊投水即眉愁。

谭古愚曰：见赵氏、吕氏方。

热邪干犯气分治验诗

头重胸紧神昏闷，面红脉伏身痛强不能转侧。热邪干犯气之分，白虎加入人参想。

上热下寒治验诗

抽掣眼翻口禁锢，腹疼如搅却难吐去声。汗出淋漓带清冷，上部有热下部寒处去声。黄连汤黄连、半夏、桂枝、干姜、人参、炙草、大枣与势衰减，再吃斯人还其故。

张春田曰：刘宏璧治案。

阳盛拒阴治法诗

膝脚痿弱尻考平声臀冷，阴汗臭臊精不固。沉数有力察来强，火郁于内之缘故。阳盛拒阴当用下，苦寒之品毋瞻顾。

阴走阳分治法诗

阳气旺于上阴气衰于下，髭音资，口上须鬓音摈则黑步履迟。运臂虽轻举腰重，阳道易兴精难持易泄不固。胃家即能多容受水谷，胞弗久留多尿之往也。下之精华暗输送也上，下本不虚虚难回。清阳之分为去声阴凑聚也，上本不实实可疑。阴凑阳窍在目为泪，在鼻为涕在口为涎与唾齐。经云五十阴气衰，不能自主从阳为。是其所以屑越轻弃也者，皆是身中至宝指涕、泪、涎、唾哉。向非收摄以归元，将何所底止也极必衰微。八味为丸称圣药，盏中加油炉覆灰。

屠南洲曰：此《寓意草》江鼎翁案。

第二十六卷

治黄肿捷法诗

黄肿而今有捷法，五倍子，半斤，炒黑绿矾四两，姜汁炒白曲神曲，半斤，炒黄针砂四两，醋炒红。姜汁熟烹红枣做，酒吞荞面绝于牙。

遍身黄肿方诗

遍身黄肿如何样，酒舂百部草浮脐上。糯饭揉粑药顶加，帛缠两日莫轻放。若还酒气口中腾，水从溲下洵须皱切无恙。此病更须内饮汤，五苓平胃茵陈当。

中满及黄肿方诗

脾气衰兮肝气强，中满黄肿当伐木。苍术二斤浸米泔，浸须二日已毕办神曲。四斤同熬干，炒色转黄，皂矾即青矾、绿矾，研末醋拌一斤曝晒干。煅矾糊之，以醋丸梧子，米汤四十朝夕欲二次。色绿味酸矾入肝，变红煅之则红走血无惭恧①。燥湿化涎利小肠，消积诸功纸上录名伐木丸。

赵范庵曰：见李时珍论伐木丸。

脏腑虚冷肠鸣治诗

参桂干姜荜茇诃，脏腑虚冷肠鸣哦哦，犹叫也。李珣须皱切，音询得心而应手，言其报应匪招夸音科，自侈大也。陆机《感旧

---

① 恧（nǜ 衄）：惭愧。《说文》："恧，惭也。"

赋》：招世而自夸。

酸水上攻及如蜇虫螫也。柳宗元《题毛颖传》：后蜇肉裂鼻**治诗**

酸水上攻人一个，近有心间如蜇破。古皆多煎茱萸汤，斩然①
而止新刀剁_{端毋切，朵去声。}

食生米茶叶土炭治法诗

食停湿热诸虫眈_{答平声，视近而志远。《易·颐卦》：虎视眈眈，}
生米茶叶土炭馋_{音谗，贪也。郭使君俗传郭使君疗小儿多是独用此}
物，后医家因号为四君子也领槟榔粉，南星姜制共来担。喜米以麦
芽炒众药，他茶叶、土炭喜炒将喜物堪。蜜丸每早砂糖水，吞下诱
之以味甘。

食茶面黄方诗

口耽茶叶面生黄，椒红适病赵近魏_{赵都邯郸，魏都安邑，相去}
_{为近。}榧子七枚食几天，面容顿改亦称最_{极也。《史记·周勃世}
_{家》：攻槐里好畤最。}

食米成癥_{音征}**治诗**

米癥吐水鸡屎白捻_{念入声，指捏也，}熬与米同米水變_{音屡，和}
_{也。}苍术米泔浸一天，焙之为丸蒸饼匜_{簪入声，以蒸饼糊之周匜也。}
米饮日三回五十限，后方恰似前方捷。

腹痛脉大及下虫加药诗

凡诸腹痛脉偏大，细审猜其蛔作怪。若肝倍大兮谁晓由，肝木

---

① 斩然：断绝貌，形容药效速而显。

生虫自在不言外。偏嗜一物必有虫，下虫之药须更此物在。

下　虫　诗

半月以前虫头向上，一天不食令虫饥。猪膏五钱熬精肉，嚼久莫吞惹嗅知。鸡蛋煎饼连下虫药汁，饮而食矣见雄雌雄胜雌负，比两军之胜负也。服下葱汤行药力，虫当大下少留遗。

多食反眩治法诗

多食善饥反困倦，甚而昏眩不离床。虫因人动随之动，扰乱神昏其理长。火煅明矾药一味，即饭为丸杀伐彰。

张春田曰：舒驰远治谢生案。

胁下痃^{音弦}癖方诗

痃癖石坚蟠胁下，商陆根汁一升商。杏仁一两捣如泥烂，商汁绞杏_{去渣}煎如糖。热酒空心送枣许，利下恶物是祯祥。

腹中龟病方诗

人间龟病《肘后》穷_{晋·葛洪著《肘后方》}，肚里砖硬治者丛。人指僵蚕白马尿，软如绵絮叹此翁。

腹胁痞块方诗

腹胁痞块雄黄矾石，面糊纸贴气十五日旬十日延。直须等也大便肛门重，乃始药力得周旋。又法茱萸酒煮摩于块，再四求消莫惮烦。

阴块误攻救法诗

小腹块坚手拊_{音抚，摸也}疼，两尺洪盛余微细。其块初起必不坚，峻猛之投医聋聩_{顽怪切，疑母，聋也。《晋语》：聋聩不可使听。}

古今医诗
二三八

误攻真气不自得，转护音互，救助也邪气为大厉恶也。肾气本以传膀胱，膀胱传两阴窍易。今破其气不能旋转运，结为石块手难试。若是血块苟得手，有何疼痛足畏忌。附子理中通上下，补肾收藏再毕事。

张春田曰：《寓意草》袁聚东案。

气鳖血鳖治法诗

气鳖之成由拊膺①，醉余使气怒也血教凝。酒汁沉寒败血入，血鳖异与气鳖异水出岩砯②醽平声。掉尾摇头形大小，蚀音食，犹食也肛附胁腭音愕，齿内上下肉也喉振音桭，触也。谢惠连《祭古冢文序》：以物振拨之。生硫黄末煮陈酒，杨仁斋到处请迎争。

哮证治验诗

宁哮白果炙麻黄，苏子款冬半夏桑皮。甘草杏仁芩略炒，金陵江南江宁府药室动遐③方。

冷哮时发求人视，一两江西白豆豉。白砒十之一饭三之一，莱菔子丸七粒试。木鳖子将摩水饮，即吐顽痰真易易。肾液上腾气不归，地黄汤乃断根蒂。

风痫方诗

暗风痫病涎来骤，忽尔头旋运也目瞀瞀音茂，目昏不明。仆音赴，犹倒也于地上如僵音姜死死而身直也，吐以蕉油以竹筒插入皮中取出，瓶盛之可立救。

病称风痫类昏痴，紧咬牙门见者迷。藜芦最令风痰涌，糯米

---

① 拊膺：捶胸，表示哀痛或悲愤。
② 砯（pīng乒）：象声词，状水击岩石声。
③ 遐（xiá 霞）：远，远方。《说文》："遐，远也。"

拌煎百转几转，犹沸也；几，将及也。《易·中孚》：月几望；《礼·乐记》：知礼则几于乐矣。昔者月池李时珍父也，名闻言，号月池翁医太医吏目，用此以灌和王妃。

痫病发时百会穴灸音久，不拘壮数甦俗苏字歇手。一以皂角汁鼻门吹，吹后风涎甚者则以盐汤一斗。

不眠内治诗

永夜迢迢不合眼，将身辗转于床秆。灯心煎水捧茶瓯，饮即长瞑忘早晚。

不眠外治诗

昼夜不眠身反复，炙温新布熨其目。更蒸大豆更番枕两枕互换，《肘后》奇方谁所卜。

恐畏不能独卧方诗

恐畏不能独自卧，胆壮气充他日后日也贺。柏子取仁熟地黄，五味枸杞莫即罢。更饶肉桂山茱萸，参茯神菊壳酒匀借赖也。

祟病治验诗

百邪鬼魅音妹，老精物也岂天殃，悲泣惊啼若猖狂。其证大都肝与胆，穿山甲火化烧灰存性搅酒浆。

猝倒苏后语言乖，左脉疾大右迟微。料得祟凭灸鬼哭穴，手大指少商，七壮哀辞求去兮。

中鬼猝僵方诗

中鬼猝僵尸莫移，急忙呼唤多人围。打鼓焚烧名品香，候其醒了方抬回。

第二十七卷

夏月痉病用桂枝汤加栝楼根诗

夏月痉病太阳证备,项背几几音殊,鸟之短羽者,动则引颈几几然,状人项背难舒之貌诊沉迟。太阳证备邪在表,沉迟却因内湿持。即系湿热相交合夏月之湿为热湿,以栝楼根入桂枝汤。生津彻热栝楼主,桂枝为臣乃是陪。和营卫以养筋脉,以和法为表法后贤师。

夏月痉病用葛根汤诗

夏月发病在太阳,无汗尿少气冲胸。口噤欲作刚痉状,葛根汤葛根、麻黄、桂枝、芍药、甘草、姜、枣剂正相逢。胃之筋脉外环口,筋脉牵引语难通。邪在太阳阳明界,两经热并于胸中。延伤肺家之清肃,津液不布汗无从。水道不行小便少,刚痉发汗伤寒同。

屠南洲曰:并上条见《法律》。

少阴用麻黄附子细辛汤诗

少阴病脉沉肾憹憹音惨,不乐,反发热属太阳原两感。验其发热病始得之,知非阳越断之敢。盖因津液未曾亏,何至亡阳如此险。麻黄附子细辛汤,喻氏屡遵循之信其法检。

罨暗入声伤寒结胸诗

伤寒罨网从上掩之也结胸奇法,大蒜二十头炒捣如泥厚纸摊贴。冷斯轮换胀痛休,一云凡是胀痛神妙合。

伤津舌黑治法诗

身热渴烦耳失官，北门久日不开关。腹如平人无壅碍，舌上薄黑舌形微丹。也枯也有些须刺，了了朝昏不得鼾汉平声，鼻息也。稍睡呢喃一二句，或带笑而或发叹。此乃津枯血燥候，炙甘草汤炙甘草、麦冬、桂枝、生姜、参、阿胶、生地、大枣、麻仁阴回还。

屡经汗下兼消导表里略清，舌胎灰黑药师冒若目无所见也。无拘湿润或不湿，与夫却亦不干燥。过伤津液此之由，其脉必虚虚火上炎到。虽无心悸脉来代，炙甘草汤斯为要。

舌纯黑色治验诗

水来克火舌纯黑，呃不休兮肢厥逆。弘①治明孝宗年号，系辛酉院判吴仁斋，附子理中诸药择。老姜擦减犹能医，坚不退者邻传嗄屋虢切，影母，惊怛声。

屠南洲曰：此治金台姜梦辉案。

张景岳治舌黑芒刺诗

舌如黑炭锋芒惮，其便虽艰然可按。脉软昏沉喜饮多，身烧直以阴虚断。甘温壮水莫言迟，冷水间将资润灌。

伤寒与水拓音塔水诗

伤寒思水为欲愈，新汲之水少少与再索再与。胸中热甚青布蘸，时时拓之法当取。

---

① 弘：原作"宏"，系为避乾隆皇帝弘历名讳，今从改。

年老人房得病治法诗

老年枯涩卫与营言营卫枯涩而虚，入房得疾于仲冬。头疼发热肌肤烙，眩喘痰涎涌上胸。小便频多躁不寐，喉如烟火饮凉松。遍舌生芒唇黑裂，又加面赤目珠红。真阴亏者显洪弦脉，洪而无比与阳同。肾经虚火游行外，十全大补麦门冬。五味附子一钟睡，薛己于斯为上工。

张春田曰：立斋治案。

表汗不出治法诗

表汗不出取香附，将醋炒之熨背胸。以火烧地布桃叶，垫音店病人寝汗即通。一盆炭火烘床下，法简易行取室中发汗不出用此，但汗出须粉之。

补拓汗出不止再进止汗诗

衰翁七十病伤寒，药将温补以虚看。十余日外忽作战，不能得汗有半天。六味回阳熟地黄、归、干姜、附子、肉桂、人参加倍附，人参一两煎下咽。少顷大汗汗不止，身冷息微正忧煎。再投前药转收汗，元气枢机妙不传。问此良医地与姓，张公乃是会稽人。

汗后鼻血治法诗

发汗之余热已退，鼻血不休新汲水。数层草纸蘸之湿，拓颈项间温即改。

下药缓投法诗

脉厥体厥均下之，下法要当缓缓施。阴气未残可急下，阴气已残急下非。喻有调胃承气案治黄长人，三品共约半两宜。煎成初服其半盏，少顷又将半盏持。人渐苏而厥渐退，再进人事大清兮。浑身壮热忽然起，大柴胡汤已无遗。

下后夺气不语诗

夺气不语因下后，神思不清气血虚。似寐非寐寤非寤，向里床卧证无余。静守待时元气复，若用药必人参养荣人参、麦冬、当归、芍药、甘草、地黄、知母、陈皮、五味诸。

伤寒传心不语治法诗

伤寒传心昏不语，或睡寐中略独言。其唇焦而其目赤，口不饮水舌却干。六脉细数无洪大，痞满俱无二便安如常。形貌有如饮酒醉，导赤或栀子芩连。吾意导赤散已够，栀子芩连太过焉。

热病喑痖诗

热病喑痖足少阴，少阴之脉萦舌本。肺为肾母主音声，子病而母亦有损。金水二脏被火刑，要详虚实用方稳。白虎凉膈实者怒之，六味二冬虚者愍①之。祛热养阴实虚分，皆以得汗能言准调胃承气加翘、芩、栀、薄，为凉膈。

寒热怪证治诗

寒热不休夏子益方，数日四肢坚若石。击如钟磬渐瘦颓，木香茱萸病解释。

---

① 愍（mǐn 敏）：犹悯，忧愁。《集韵》："愍，心乱也。"

吐食疑反胃诗

吐出才餐起右中，即谓关；起，言旺也，讹传反胃疗徒讧音洪。门生懵懂并上声张诗诗，字墨诗迓①，脾胃填伤手拊右关雄。

狐惑治诗

狐惑致之因失汗，食少胃空虫作疮。上唇生疮虫啮脏，下唇生疮虫食肛。下唇为狐上唇惑，狐惑之名晓未羌语助。其候齿惨声音哑，舌杪白胎唇黑炕音康，色如火之灼也。四肢沉重喜眠睡，恶食面容数改常。治哑桃仁汤槐枣艾，清热黄连犀角汤。黄连乌梅另先煎，末子犀角与木香。

伤寒无脉诊趺阳诗

伤寒九日目难视，言动皆废四肢寒。医手按其腹病人以两手护之，遮也，眉皱音绉，攒眉作楚楚，辛楚，痛也。陆机《与弟士衡诗》：慷慨含辛楚状可怜。脉无却去趺阳诊，大而有力哲难瞒。乃知腹中有燥屎，大承气汤破肠团。

阳盛格阴腰膝痛脉伏诗

徽州太学方鲁儒，腰膝异痛时嗟呼。不徒桂附饮无益，冷寒痿软更加诸。脉伏下边极重按，庚庚横貌。《汉书·文帝纪》：大横庚庚有力病径途。阳极似阴火热极，溺红怕热滚汤悰兔平声，怀忧也。黄柏芩连栀子胆草，生姜向导李士材图。

王七宣曰：《医宗必读》案。

---

① 迓（yà 亚）：迎接。《说文》："迓，相迎也。"

抹衣谵语脉伏案诗

刘复真乃户部员，万历丁未三十五年。诊得关洪余脉伏，抹衣不寐语狂颠。医认阳证见阴脉，附子理中救命悬。刘云伤寒温热异，温热中经不别传。此一二经或洪数，他经脉伏火邪逼勒然。为火所伏非阴脉，急将竹叶石膏竹叶、石膏、粳米、甘草、半夏、麦冬煎。

发狂谵语不知人，循衣摸床口目瞤。肌肉瘈抽三部隐，通身尽冷肌肤徇周遍也。张令韶来审视久，大呼疾声虚则声音迟小辨天渊①。热郁于内阳明实，故教脉道隔关津②。九日至今无大便，拒按大黄焦黑捐。

脉歇至案诗

张崑源有六旬室，滞下后重脉常歇。两动一止或三动，叁伍不调匪危绝。年高下利脓血多，脉涩固亦诚非吉。食色声音如平常，芍药汤芍药、黄连、黄芩、大黄、当归、槟榔③、肉桂、木香、炙草行气血活。

脉厥兼体厥不听救逆诗

施幼声者体肥胖，舌刺如锋口燥干。咽喉肿痛时太息，满胸胀腹按愁颜。渴思冰水日晡甚，赤涩溺疼涓滴难。指甲黑青身尽冷，六脉如丝有无间。素禀丰肥易壅遏，莫猜阴证且盘桓。内热之极气道闭，亢阳之极反兼胜己之化看。此证脉厥兼体厥，大承气汤力回天。附子

---

① 天渊：比喻区别明显。语出《诗·大雅·旱麓》："鸢飞戾天，鱼跃于渊。"

② 关津：水陆交通必经的要道。

③ 榔：原作"郎"，据文义改。

下咽如火烈，大加烦躁一命颠。

雾露中人治法诗

雾露之邪中人也，但入气分清道哉。往往头晕而发热，培元气厚谷气邪出来。

酒

酒者，味甘、苦、辛，气大热。苦入心而补肾，辛入肺而补肝，甘入脾和气血而行营卫。若因而大饮，是不知节矣。大饮则醉，醉则肺先受伤，肺主气，受伤则气上逆而病吐衄也。

醇酒不浓不淡，得气味之中和，宜微凉饮之。初得其凉以养胃，次得其温以养脾。人之喜饮热酒者，善病胃脘痛，此有瘀血热伤其胃也；喜饮冷酒者，善病腹痛，不嗜食而呕，此寒伤其脾也。

酒停不散，清则成饮，浊则成痰。入于肺，为喘，为咳；入于心，为噫，为心痛，为怔忪；入于肝，为胁痛，为小腹痛满，为呕苦汁，为目昧不开；入于脾，为胀，为肿，为吞酸，为健忘；入于肾，为溺涩，为赤白浊，为腰痛，为背恶寒；入于胃，为呕吐，为泄痢，为胃脘当心而痛。不亟去之，养虎遗患，并以十枣汤主之。

酒伤寒治验诗

酒后寒名酒伤寒，头眩身烧口渴病。弦滑而数指下来，葛花解醒微汗应。三日以来两胁疼，似刺音戚，穿也刀锥要殒命。酒之性气已消散，酒之水汁猝难尽。向得微汗气已解，水为停饮胁疼证。芫花二两醋熬焦，大枣十枚脾胃庆。水煎止须作一服，利下清水胁疼复休正切，远也，远去也。

屠南洲曰：万氏案。

欲解类病状诗

寒家表药服之罢，冒瞀冒瞀，头眩目花渴烦看者惊。脉伏或见有寒栗惧也，阴阳氤音因氲慍平声正邪争。却宜镇静以姑待，此乃作汗之明征。

谭古愚曰：上滑伯仁。

房劳受外感诗

凡以房劳受外感，所感之热倍寻常恶寒、发热、头痛皆倍重也。阴虚而阳往乘之耳，匪曰阴盛而无阳。

屠南洲曰：黄长人案。

虚人发表误彻人参诗

体虚之人得外感，大热蒸蒸数日间。元气已漓薄也精津尽，身比枯柴病实难。汗下都行热不退，人参不用笑愚顽。汗下邪不衰者死，正谓虚人强上声夺蛮。

屠南洲曰：并上条见《寓意草》。

胃热津干致病诗

天真之气自然冲和之气，故曰天真在胃口，邪热烁商入声，销金也之津液干。所由卧寐无宁者，不克内荣魄与魂。热因移肺失清肃，面足肿浮脾不关。

感后余热津虚诗

感病愈后余热胃津虚，生津泻热甘寒图。参麦牡丹皮生地，梨汁邀同竹沥于依也。

赵范庵曰：二条属王主原案。

病后津枯致病诗

病后胃中津液烁，火热内燔音烦易上燎上声。有时得食以压之，胃中隐痛亦乍暂也杳冥也，冥而不见也。然而邪火当炽昌志切盛，正气消亡难皓皓白貌，难长白也。有时食饮或稍过，气不能运痛愈绞。火热不除正无权，下脘音管浊气由斯挠铙上声。不利前后二阴传二便不利，中脘之气衰微兆潮上声。降其火而生其津，下气止疼痛巨遂也。《后汉书·隗嚣传》：帝知其终不为用，巨欲讨之。又《后汉书·班超传》：超欲因之巨平诸国少。次当收摄膀胱肾，浊气之源清不搅交上声。

屠南洲曰：陆子坚《调摄论》，并上三条见《寓意草》。

乍寒乍热治验诗

乍寒之时被蒙头，不胜其寒作寒战。乍热之时露体卧，不胜其热连挥扇。此乃半表半里邪，阴之与阳相混乱。阴气乘阳寒证显，阳气乘阴热证见。小柴表里从中和，栀子豉汤错杂散。

张春田曰：万疗生员胡晏。

察脉断死期诗

夏月南都一女流，吐血痰嗽遇医投。两尺烂绵沉、小、软之弱脉指下见，两寸数大火相雠。肺本浮涩反洪大，贼脉见矣怕逢秋。及秋肺洪变细数，肾弱变疾大人世偷。少阴司天岁戊午，两尺不应反大则忧。寸当浮而反沉细，尺寸反者一命丢。经言手太阴气绝，丙日笃丁日死不能留。寅时气血注于肺，不能注矣又何尤①。

---

① 尤：怨恨，归咎。《广韵》："尤，怨也。"

猝倒死证诗

猝倒阳衰与阴坏，脏气之脱显在外。口开不合胃绝胃将绝，撒手吐沫脾绝脾之败。眼合筋疼肝绝肝断绠音梗，汲井长绳，声如靬音汗，卧息粗也睡肺绝肺难耐。昏沉不醒众惊慌，发直头摇心绝心已悖，息高气喘颧音权，颊骨隆起上戴其阳命门绝，命门之根几何在。直视肾绝失溲膀胱绝无救药，肾并膀胱谁倚赖。

虚劳死证诗

阴劳脉细数尽消形阴主形，阳劳脉微革气阳主气脱抠音枨，撞也，言恐抠撞。枯白肉色颧红一侧卧，嗽哑咽痛吐红星吐血。五脏无胃脉无和缓之象谓之无胃气为真脏名真脏脉，形肉虽存不久瞠音撑，直视也。一息二至名曰损，一息一至行尸评。大骨颧、肩、股、腰之大骨枯痿骨软不能支大肉头、项、四肢之大肉陷肉消陷成坑，动作益衰涸髓精。真脏未见一岁死，若见真脏克期倾。喘满动形六月死，痛引肩胸一月征。身热破䐃音窘，谓肘膝后肉如块者肉尽脱，十日之内不能生。真脏脉见目眶陷，目不见人难解醒音呈，醉病。若还可见则精神犹可支持，至所不胜时日如脾病属土，逢木日则病所不胜也轰状其猛烈之声，以喻不祥也。

肿胀死证诗

腹胀身烧血反倾下血，四末瘦寒泻数行。肿起四肢后入腹，旋利旋满愈下利愈腹胀腹筋青。唇黑脐突阴囊玉茎腐烂，缺盆脊背足心平。先从四肢肿归腹难治。先起于腹，后散四肢，可治，自下肿上男可惊女则从上肿下难治。

脚气死证诗

脚气脉急小腹顽，不三五日入心间。呕吐喘满目额黑，恍惚谵妄无复还还，还生也，见前。

痢疾死证诗

痢家阵阵下纯血死，又或黯如屋漏水死。大孔如竹筒死唇若涂朱死，发热不休则举死。脉细皮寒气少入，泄利前后食饮断止不入。是谓五虚凡病怕，见于痢证仍同此主死。

反胃噎烟入声膈死证诗

反胃噎膈怕年高气血俱虚，白沫时来脾气害。大肠无血下粪如羊屎，腹中痛如刀割营虚败血竭于中。

汗出死证诗

汗出须知六不医，气粗脉脱痛无地。发润浸淫而至颠，油滑珠凝皆可畏。

吐衄音恧死证诗

吐衄头额出汗多，独身无汗总不波头汗不波及于身也。或为汗出不至足，阳亡阴竭奈之何。

第二十八卷

月 水 论

李东璧曰：女子，阴类也，以血为主，其血上应太阴，下应海潮。月有盈亏，潮有朝夕，月事一月一行，与之相符，故谓之月水、月信、月经。经者，常也，有常轨也。天癸者，天一生水也。或先或后，或通或塞，其病也复有变常，而古人并未言及者，不可不知。有行期只吐血衄血或眼耳出血者，是谓逆行；有三月一行者，是谓居经，俗名按季；有一年一行者，是谓避年；有一生不行而受胎者，是谓暗经；有受胎之后月月行经而产子者，是谓盛胎，俗名垢胎；有受胎数月血忽大下而胎不陨者，是谓漏胎。此虽以气血有余、不足言，而亦异于常矣。女子二七天癸至，七七天癸绝，其常也。有女年十二十三而产子，如《楮记室》① 所载平江苏达卿女年十二受孕者；有妇年五十六十而产子，如《辽史》所载觇普妻六十余生二男一女者。此又异常之尤者也。学医者之于此类，恐亦宜留心焉。

女人入月，恶液腥秽，故君子远之，谓其不洁，能损阳生病也。今之方士以法取童女初行经水服食，谓之先天红铅，巧立名色，多方配合，谓《参同契》之金华、《悟真篇》之首经，皆此物也。善乎萧子真《金丹诗》云：一等旁门性好淫，强阳复去采他阴。口含天癸称为药，似恁沮洳恁，音稔，俗言如此也；沮，将预切；洳，如去声。沮洳，渐湿也，言浸处下湿之地也。《诗·魏风》：彼汾沮洳枉用心。呜呼！愚人观此，可自悟矣。

---

① 楮记室：明代笔记小说，十五卷，潘埙撰。

月经忽断辨诗

妇人忽尔月经断，胎之与瘀配平声，败血凝聚变色。《素问》：赤如虾血者死要详辨。经断之前三月顺行经，此际怀胎堪直断音 煅。漏血不止前三月，经断成瘀当究论。动居脐上不当脐，瘀即名癥瘀之别名攻之便。一诀乳头转黑色，乳根渐大胎如见。艾汤芎末一匙投，三月有形略似煽。

孕辨男女诗 三条

重身之妇辨男女，遣面南行还复呼。首向左回知是子，右边回首女之符。又看上圕时其夫从后，急呼之回首亦相如。夫自摩左乳房生核，熊黑入梦《诗》云：梦熊梦黑，男子之祥待悬弧男子初生，悬桑弧蓬矢以射四方，志四方也。

《圣济》经将动月数，男性早三月动女性迟五月动。男胎面母坚其腹，女背母怀软丝缕。

坎卦其人脉沉实，中满之象生男主。离卦其人脉虚浮，中虚之象宜生女。

恶　阻　诗

妊娠之由有征兆，饮食无端有弃取。倦怠喜酸胀满烦，恶入声心欧即呕吐不能语。多属胃衰兼滞人，《巢氏病源》名恶阻。此因下部之气血，先自不足于其所。转盗中气养胎元，故令脾胃自弱沮。不胜谷气一闻香，恶心防阻患斯苦。

妊娠寡欲

妊娠之妇，大宜寡欲，盖以胎神巩固之日，极宜保护宫城。使不知慎而多欲动火，盗泄阴精，则藩篱由不固而伤血气，由不聚而乱子女，由元亏而夭。而产育之艰难，及产后崩、淋、经脉之病，悉由此而百出矣。

小产_{二条}

凡小产之后，多有胎既落而复又下坠如更有一胎欲产者，此非胎也，乃因气虚而胞宫随胎下陷也。

凡小产有远近，其在二月三月为之近，五月六月为之远。新受而产者其势轻，怀久而产者其势重，此皆人之所知也。至若尤有近者，则随孕随产矣。盖胎元始肇，一月如珠露，二月如桃花，三月四月而后血脉形体具，五月六月而后筋骨毛发生。方其初受，亦不过一滴之玄津耳！此其囊籥正无依，根荄尚无地，巩之则固，决之则流。故凡受胎之后，亟宜节欲以防泛溢。而少年纵情，罔知忌惮，虽胎固欲轻者，保全亦多。其有兼人之勇者，或恃强而不败，或既败而复战。当此时也，主方欲静，客不肯休，无奈狂徒敲门撞户，顾彼水性热肠，有不启扉而从，随流而逝者乎？斯时也，落花与粉蝶齐飞，火枣共交梨①益逸，合污同流已莫知，其昨日孕而今日产矣，朔日孕而望日产矣。随孕随产，本无形迹，盖明产者胎已成形，小产必觉；暗产者胎仍似水，直溜何知。故凡今之衙衙②家多无大产，以小产之多也；娼娼妓者多少子息，以其子宫滑而惯于小产也。今尝见艰嗣求方者，问其阳事则曰能战，问其功夫则曰尽通，问其意况则怨叹曰：人皆有子，我独无。亦岂知人之明产而尔之暗产耶！此外如受胎三月五月而每有堕者，虽衰薄之妇常有之，然必由纵欲不节致伤母气而堕者为尤多也。故凡持强过勇者多无子，以强弱之自相残也；纵肆不节者多不育，

---

① 火枣共交梨：火枣、交梨均为道教经书中所说的仙果。

② 衙（yuàn 冤）衙：古时称妓女或妓院曰衙衙。

以盗损胎元之气也。岂悉由妇人之罪哉！

验 病 诗

妊娠腹中自结实，按之一块动狌猝。却非虚大胀满等，月经亦时渗森去声，水入地下乃气病情达。

胎 漏

妊妇经血不固者，谓之胎漏。而胎漏之由，有因胎气者，有因病气者。而胎气之由，亦有二焉。常有脉见滑数而别无风热等病，问其经脉则如常不断，而但较前略少者，盖因胎小血盛有余而然。故虽已受妊，而经脉有未止也。今每见怀胎七八个月而生子者，人但以血止为度，谓之不足月，然其受胎于未止之前，至此而足而实，人所不知也。第此等胎气亦有阴阳盛衰之辨，如母气壮盛，荫胎有余而血之溢者，其血虽漏，而生子仍不弱，此阴之强也，不必治之。若父气薄弱，胎有不能全受而血之漏者，乃以精血俱亏，而生子必萎小，此阳之衰也，而亦人所不知也。凡此皆先天之由，若无可以为力者。然栽培根本，岂果无斡旋之道乎！至若因病而漏者，亦不过因病治之而已耳。

妊娠猝然下血诗

妊娠忽然而下血，四桩斫平声之证胸中豁。或因火热迫血，或因郁怒气逆则动血，或因损触胞宫受伤，或因脾肾气陷命门滑。

动胎治验诗

偶然触跌动胞胎，砂仁慢炒捣方比也埃。酒吞俄顷腹中热，尚药孙君写在牌出孙尚药所著方。

六月胎动治法诗

六月动胎已笃困，斤斤①其势落将近。一握葱白三升水，渐煮一升瓯服逊顺也。

惯堕胎法诗

素惯堕胎乘未雨，彻土绸缪其牖户《诗·豳风》：迨天之未阴雨，彻彼桑土，绸缪牖户。彻，剥取也；土，徒上声，桑根白皮；户，胡上声。杜仲八两炒断丝，久沃糯米汤中渭胥上声，滤酒也。《诗·小雅》：有酒渭我。此渭而去其药渣也。酒浸续断二两焙为末，六两山药糊召侣谓召其侪侣作丸也。

女胎将堕诗

女胎将堕诚危切，腹痛如锥腰如折。有可下之病证虽宜承气汤，只能全母非医拙。有故无殒若早知，大黄安胎称圣哲。酒制大黄原无伤，小心先以蜜汤啜。不效终必用大黄，护胎法亦显功烈。井底泥青黛伏龙肝，脐下二寸水调刷如干再涂。殒，筠上声，落也。上无殒，言母必全；下亦无殒，言子亦不死。见《内经·六元正纪大论》。

顿踣朋入声，偃也，僵也胎动治诗

顿踣胎动芎藭研如粉，咽以二三胎即稳。胎死即来人事吉，铫温坛酒以为引。

---

① 斤斤：明察也。《诗·周颂·执竞》："斤斤其明。"又谨慎小心貌，于意亦通。

孕妇秋燥漏下清水治验诗

闾阎里中门孕妇当秋燥，漏下清水泄泻叫。心烦尿短口干槁音考，肌热面枯脉洪跳。天门玉竹阿鸡白，梗草开提和以告。

屠南洲曰：舒驰远《痢门》。

妊家皮水治法诗

皮水身重寒洒淅，内水兼之小便塞。阻遏阳气头悬空，茯苓冬葵子米汤吃。妊家取用此方载《金匮》仲景著，专于通窍小肠逊音惕，远之也。

孕妇淋证治法诗

妇女重平声身若患淋，前阴火烙痛呻吟。单单一品地肤子，大剂而投果快心。

妊妇脏燥诗

重身悲惨人奇骇，脏燥前人言肺歹好歹之歹。大枣十枚小麦一升，二两之甘草以手掰普买切，犹扶持物也。

妊家怒后呕逆治验诗

儿在乳怀经未行，怒伤而得呕逆病。随其食物下喉中，即作其嗅气也无不应。明医请得万全字密斋来，三部和平右手定。沉实搏指左之三，直断双男方在孕。盖因诸嗅皆属心，怒气伤肝有此证。肝传心而心传脾，口食鼻闻如神圣。呕逆食嗅宁有他，肝心二火上炎并。黄芩一两为之君，术连香附橘苓听。五般跻跻①都为

---

① 跻（jī几）跻：众多貌。

第二十八卷　二五七

臣，尿炒莎草即香附取其性。佐以砂仁以神曲糊为丸，比于绿豆差相称。

诸痛非产候诗

八九月来常试痛，若伤胎作痛药调和安胎。食痛当脐愁手按，寒疼最喜热烘摩。足月痛而时一止，又说弄胎水作波。纵然胎水来少少，终非正产只凭他。

正产用力诗

小儿身转顶无偏，浆水流来腹疼频。痛极连腰知要产，胞从肾系是此间。中指节边筋乱跳，临盆用力顺儿关。

下胞衣方神验诗

芡叶菱叶池中扱音插，收取也，完全无破两方法不拘芡、菱，但取完全者。晒干一叶水烹翻，以酒对入尝其汁。扯破入罐作三块或两块，胞衣亦依裂数合一法。产妇小腹炙热熨鞋底一法，蜜搅沸汤一法侍口欸呼合切，晓母，大嗳也。一法或用白矾末吹带口，不知不觉胞衣接。

当产之时用力早，水衣先破为去声风吹。产户肿干而狭小，熏洗紫苏汤一厄。润以香油和白蜜，从容少待下衣时。

盘肠产治法诗

盘肠产者母肠先出，子产母肠却未收。先以盐汤洗净净，熏在五灵脂，烧烟上头。肠盛漆盆莫着急，黄芪浓汁浸之周。四十九粒蓖麻子，研涂其头顶力能抽。内治有方依李杲，补中益气不他求。

横生逆产诗

横生逆产真堪畏，十四蝉蜕一蛇蜕。只须人发握般多，烧灰存性酒服分为二次。针儿足心三七下，擦盐俄顷看顺利。

子手先出产名横，药饮如以水投石硁硁①。右脚小指至阴穴，艾炷小麦三壮生。

胞破产难诗

胞破产难厥有故，一由母气血虚胞不固儿转触破。一由儿身未转时，坐草急忙用力误。十全大补汤帮气血，浓煎葱汤熏洗产门助。持久力衰血涸危，八珍大料一斤做。益母加之重四两，连饮不停必顺路。黄芪芎归数斤煮，氤氲满房如烟雾。使他口鼻受其气，此法传来亦妙悟。胎干儿死内寂然，拊其小腹阴寒沍②。卧床进食莫气衰，脱花煎，加入芒硝五钱具。倘因初产产门仄，交骨未开毋急遽。下夺之药必损母，十全大补加熟附。外边以药帮医此，巴豆一枚无过度。蓖麻二个麝一分，脚底脐中贴两处。

儿初生不啼治法诗

难产劳伤儿脱胞，乏力垂危儿或死。纸捻香油大炷烧，往来烧断上炎撤知上声，指也。取其阳气续胎元，儿得啼声即活视上声。且免胃寒泄泻病，立斋医案详于纸。

验死胎及下法诗

内寂不动口臭胎朽烂，面赤舌青冷肚皮。舌赤面青母难保，面

---

① 硁（kēng 坑）硁：象声词，形容饮药声。硁，状击石之声。

② 沍（hù 互）：冻结，凝聚。《广韵》："沍，寒凝也。"

舌俱青哭二尸。胎死大人无胀急，决津①炊好投朴硝绥却而在后也。胀痛平胃散入硝煮，朴硝五钱决藩篱。

产后血晕诗

血晕脉形俱实蓬蓬，胸腹之痛傺啮虫。血逆由来失笑散凿音作，犹凿粟也，痰盛气粗二陈舂书钟切，犹舂粟。

唇红面赤是停瘀，芎归大剂急饮祛逐也，散也。去血过多唇面白，荆参芎术归芪趋。

大法以水烹荆芥，半杯童便入瓯匀。口闭即从鼻窍入，醋涂口鼻自收神。韭叶园中采一把，切向有嘴壶内存。热醋罐中密扎口，病人以鼻向壶亲。

产后去血过多作血晕，脉必浮弦而大散。阴血既亡阳无依，芎归大剂急投爨②。熟附一钱黑姜五分，以醋炭烧铁秤锤，以醋淬之冲开神不乱提起头发，扶坐床，对鼻熏之。纵然滞痛兼之有，行血略加本末辨。

恶露不行诗

恶露当行而猝止，腰腹痛疼口饮水。颧赤喉腥阻二门，肺实咳嗽热烦起。脉洪实数败血停，上冲心肺至于此。血毒相搏破秽开，莪茂延胡香附子。苏木红蓝花大黄，有实当攻非暴矣。

产门不闭诗

产门不闭问源流，虚其阳气难收摄。或由阴火下边流，肿胀淋沥阴挺急。气血俱虚大补汤，补以敛之五味执。痛而门户热蒸

---

① 决津：即决津煎，详见本书第四十七卷决津煎方诗。

② 爨（cuàn 窜）：炉灶。《玉篇》："爨，灶也。"

蒸,丹栀去与逍遥集。忧思伤脾血热人,加味归脾在收拾。暴怒伤肝肝火动,龙胆泻肝真腤即吻合。若因胎大有擦伤,益母艾汤频洗湿。

子宫不收诗

子宫不收而外坠,敛之举之相遭际。举是补中益气汤,醋炒芍药敛一味。黄芪外用或硫黄,炆汤熏洗心中记。大如绿豆艾绒丸,三炷五炷灸百会。也用蓖麻十四枚,敷顶才入即洗弃。醋三分、冷水七分喷其面,三喷三收真微谛音帝,审也。

膀胱坠出产门治法诗

儿并膀胱都下后,膀胱坠出于产门。香油涂手徐送入,补中益气可因循。稳婆不谨膀胱破,四物四君是八珍。象形加以猪脬引,可能破者复完全。黄丝一尺剪而碎,丹皮白及各十分。二末同丝煮极烂,服时不可作声闻。

产肠脱出治诗

产肠脱出皂角树,楝树二皮各半斤觑蛆去声,视也。皂角核石莲子均一合,炆汤熏洗上边溯音素,如水逆而上也。

产子舌出不收治法诗

产子之时多异形,凭空吐舌惊飞鹜音木,言鹜不常飞,忽飞使人惊也。末研朱砂盐舌头,声响一惊掷瓦器以惊之舌本缩。

儿枕治法诗

产后小腹摸有块,按之亦颇拒人手。古谓儿枕胞宿血,会卿张子则云否。蓄子既久忽相离,血海陡虚痛所有。胞门既以产受伤，此间壅肿若培塿音瓿篓，土稍高也。所以亦如块之形，实非真块看莫苟。肿既未消微拒按，不抚而剿必干咎。

产后腹痛虚实辨诗

产后腹痛胀满兼，上冲胸胁手难触。此为实痛血停阻，行散之方可以逐。虚痛无血自宽松，揉之熨之皆所欲。得食之时则稍缓，补养气血宁须嘱。

产后身热皮肤粟起外治诗

产后通身作火烧，形如粟粒生皮上。猪膏要取腊天收，合扫桃仁为傅相。

产后中风及怒郁治法诗

产后之人百脉空，洗拭太早令中风。角弓反张噤不语，手足搐搦女白切，掣也尽形容。或因怒气郁肝家，发热昏迷正蒙蒙。都将芥穗酒炒黑，当归三钱二品工。半水半酒半童便，摩喉捏鼻霎时松。

产后亡血成痉治验诗

产后背张牙咬紧，手抽目札血空虚。元气已亏阴火炽，炮姜十全大补醒徐徐。

产后瘀血治验诗

产后血停无二便，腹疼有块状昏沉。楂核炒黄荆芥炒黑干漆炒烟尽，通草红花都会临。灵脂醋炒蒲黄炒，甘草酒水各半斟。

产后中寒小便不利治验诗

产后喘满未见行瘀，尿滴欲死胀悬梁。痞块虽疼非血分，阴寒凝结其内外必有三阴证作主张。小便不利为无血，仲景之言在篇章。膀胱蓄尿有成法见《伤寒·太阳经》，更破阴邪益加也附姜。推之孕妇癃闭亦取用亦用膀胱蓄尿之法，大补中气说荒唐荒唐，广大无畔，犹言不可踪迹求也。孕妇癃闭，女科谓之转胞，言气虚则胎下坠，压翻膀胱为转胞，因而胞系了戾①，小便不通，法主大补中气。

产后呃逆治法诗

产后呃逆伏龙肝，丁香豆蔻细如粉。茱萸桃子煎汤下，声响寂寥称顺稳。

产后狂言血晕烦渴治诗

产后狂言作血晕，口渴求饮连瓯捃君去声，拾取也。生姜香附红皮枣，水煎咽之少选须臾也。《吕览》：少选发而视之镇。

冲任蓄热胎前产后遗尿诗②

妇人有热蓄冲任，妇之胎前妇产后上声。遗其小便不知时，白微芍药末子酒。

通乳汁诗

妇人气郁儿乳少，天益《卫生宝鉴》人共晓。王不留行鳞鲤瞿，门冬龙骨热酒搅效上声，挠也。以木之梳梳外边，内用猪蹄汤稍稍渐也。韩愈诗：近亦能稍稍。罗公大老书曾读，经验方名夜讽恒至卯③五字，韩愈诗。僵蚕酒服麻茶继，流水梳头滴滴豹貂上声，

---

① 了戾：纠结屈曲貌。

② 诗：原无，据本书本卷标题体例补。

③ 夜讽恒至卯：谓通宵达旦地吟诗读书。见韩愈《答孟郊》："朝餐动及午，夜讽恒至卯。"

悬也。

腊炼野猪肪音芳，脂也贮瓮，和酒饮音荫，以酒饮也妇滋益也乳涺音冻，乳汁。向涸乳人看起流，孟诜虱平声《本草》唐贤颂。

酒噍樵去声，嚼也胡桃捣烂议议论，一儿乳少乳流易。通润血脉诜《本草》，岂真效验即斯意。兹方不省所从来，李秀拔言曾女试。

吹奶治诗

涺不行兮气脉拘，奶房疼痛作痈疽。滑能利窍冬葵子，以配砂仁末酒满盂。宋陈子自明字良甫本所得，于上蔡县名，属河南汝宁府先生张字不愚。

妇人吹奶面为糊，乘其将熟酒投诸。搅匀热饮徐徐按，或炒面黄色，加醋煮铺。韭菜地中蚯蚓屎，凉水或醋干换敷。

溪石黄麻投烈火，通红以淬醋坛中。醋热乳垂坛口上，能医吹奶肿而疼。

乳痈内外方诗

乳痈白芷半生姜白蔻，桔甘橘核乳香嗅。更参表里热或寒，循经解散药坊购。外用生南姜黄芷，沙糖调末匙耕耨匙调如耕耨也。

乳痈一法青皮石膏，甘草节天花真有劳功也。橘叶金银皂角刺，蒲公英归没酒相遭。肿处灸之三五壮，笑谈自若乃英豪。再法忍冬藤二两，黄花地丁即蒲公英半来交。

又有神灵难理喻，陈橘皮留白何所虑。面炒微黄麝香酒，吞末一钱疏血瘀。

妒乳乳痈乳头裂治法诗

妒乳乳痈乳头裂，三病却只一方选。乌骨雄鸡屎白炒而擂，一匙酒下日三转。乳裂秋茄已绽开，阴干烧末水敷满。

乳疬治法诗

乳疬乳中含小块，不痒不疼痰与寒。药与和阳加土贝，数日全消拭目观。

乳岩方诗

乳岩停饮协郁气，病在气分膺间横。六君南蔻菖蒲远主此药，若证显虚寒则加姜附与同盟。

第二十九卷

血色辨诗

血浓而多血之盛，色淡而少血之衰。紫赤鲜红成条成片，新血妄行火焚柴。紫而兼黑散而薄，真气内损寒风喈喈，疾貌。《诗·邶风》：北风其喈。甚则陈如屋漏水，甚则腐如宿血虾。是皆紫黑之变象，肠澼便血仿佛规正圆之器也。言二证与此仿佛，当依而规之。

妇人血枯诗

妇人之血本冲任，冲任一亏源头亡即无。《诗·邶风》：何有何亡。尪倦咳嗽夜潮热，减餐亡血不自如。与夫非痛非阻隔，经久不至是血枯。

肝枯血少治法诗

鼻闻腥臊吐清液，眼花唾血四肢清。胸胁支满妨于食，前后时时有血行。或因年少大脱血，或因醉入房中成。气竭肝伤血枯少，当期难比好人经。治之四股乌鲗鱼，鲗，音贼，一作贼骨，一股藘一作蘆茹若打钉。雀瓦雀，或麻或黄卵丸如赤小豆大，每服五丸是法程。骨茹皆以走恶血，雀乃强阳益阴经。饮以鲍上声鱼汁水煮下丸，补肝利肠此物灵。鲍鱼即是淡上声晒薧一作槁，并音靠，干也，萧蒿承曝①有双名。

---

① 萧蒿承曝：谓以蒿艾承托鲜鱼以曝晒。用此法制成的干鱼又名"萧折鱼"。

经不调治法诗

妇人痰嗽不经调，肌肤赢_{伦为切}，来母，_{瘦也}瘦夜来潮。青黛水飞栝楼仁尿浸，炒香附，蜜调含化时时挑_{审属肝经血热，用此。}

断信已久治法诗_{三条}

妇人断信已经年，胸疼腰股重难旋。寒往热来青芥子，热酒尝调三两钱。孙氏仁存堂中著，经验方名积惯传。

月经久闭原再也，晚蚕蚕沙，惟①炒半黄四两嘉。壶酒煮翻沙滤去，一钟连饮攻其瑕_{有可攻之缺也。}

闺女谁家月不来，拣雄鼠之粪摩灰。以放醪中不及斗，又汁煮糜下死胎。

阴虚火旺闭经治法诗

阴虚火旺血短少，渐至干枯靡音信。归地黄明黄明胶，_{即牛胶之明者。因阿胶难得，故直用黄明胶}养阴血，丹皮泻热如秋风振。行血中气降真香选少加，片其莎草香附子以发轫止轮之转也，_{去轫，轮动而车行。屈原《离骚》：朝发轫于天津。}

经前作痛治法诗

经前作痛有潮数，血实气滞知其然。桃莪四物丹皮索，红蓝香附雅黄连。

经水过期色淡治法诗

经水过期其色淡，_{其色淡者乃痰奢侈也。}物有四而陈有二，生

---

① 惟：同治本、清刻本均作"微"。

姜几许勿言侈桩加切，音咤，犹夸也。《唐书·陆赞传》：侈言无验。

经行胃口作痛治验诗

经行胃口痛初来，憎寒壮热两相挨。服官桂莎草入四物，即吐血而疼愈可哀。六脉数洪乃实火，火邪逼血上楼梯。二两山栀姜汁炒，由黄到黑色如煤。

经行遇怒变病治验诗

经行遇怒不行焉，口噤筋挛音恋搐忡入声搦女白切骈辩平声，并也。鼻血头疼有痰气，瞳子上视肝火遄时员切，音船，往来数也。小柴熟苄胡上声山栀炒，钓藤钩子喜绵绵详密也。《诗·周颂》：绵绵其麃。

逆经吐血治验诗

逆经吐血诊微涩，有力血虚火盛泣。四物地黄乃生用，各各六铢音殊，二钱五分无启蛰沉入声，开而出曰启，藏而伏曰蛰。等分，故云。大黄酒蒸一两够，煎成童便滴来翕音吸，合也，聚也。《诗·小雅》：兄弟既翕。

经闭成劳治验诗

经闭年余而作烧，饕飧减少肌肤瘦。汗似蒸笼气水来，经血内闭惟有从皮毛透出一路耳。设若无汗则血已枯，势必皮毛干槁而死必骤也。宜用苦药敛其血，入内而下行于冲脉之旧。热退经行汗自收，当归龙胆、芦荟丸方立可救。

张春田曰：《寓意草》杨季登长女案。

经从后户治法诗

妇人异证每当期，大小腹痛连阴里。三阴寒结阳火衰，冲任不行如拦抵。脾家统摄失其权，血从后户倾流水。术芪附桂茱萸椒，兜转大肠山药以。万年霜，即人中白香附导前阴，管取泰来而去否。

屠南洲曰：舒驰远示马贯一。

病疟经断无脉治法诗

病疟经断脉藏头，梳洗言动常应酬。非关血脉虚赢伦为切极，积痰凝结故于脉经二者有所因系也。当作实治毋顾虑，汤将三化药厨搜。

王七宣曰：丹溪治案。

痰占胞中治法诗

痰占去声胞中腹渐大，白带常来尔试猜猜其为痰。孕妇喜恶无常食，动于脐下知有胎。二者皆无此何故，知是湿痰为祸阶《左传》：阶之为祸。脾胃素虚，阻塞其生化之源是以经血止而不行，兼之肾阳衰不能化气而痰得入来。六君子外干姜桂，砂果南星香附排。

屠南洲曰：舒驰远论。

月经不断治法诗

月经不断侧柏叶，加味木贼微炒焦。为末二钱米饮下，理宜行止恰如潮。

带 淋 论

凡妇人淋、带，虽分微甚，而实为同类。盖带其微而淋其盛者也，总由命门不固，而不固之病，其因有六。盖一以心旌之摇之也，心旌摇则命门应，命门应则失其所守，此由于不遂者也；

一以多欲之滑之也，情欲无度，纵肆不节，则精道滑而命门不禁，此由于太遂者也；一以房室之逆之也，凡男女相临，迟速有异，此际权由男子，而妇人情兴多致中道而止，止则逆，逆则为浊为淋，此由于遂而不遂者也。三者之外，则尚有湿热下流者，有虚寒不固者，有脾肾亏陷而不能收摄者，当各因其证而治之。

白带神方诗

白带神方述所闻，硫黄多少不须论。豆腐以剞中一块，纳硫腐盖依原存。先铺稻草于锅底安腐，腐上草加烈火炆。添水频频腐黑止，取硫为末任转旋。火煨芍药纸包水湿，等分面丸吃五分。烧酒一钟好送下，一朝一次五朝痊。未痊加至一钱服，再吃五分愈必然。

白带治法诗

白带拣净韭菜子，蒸熟曝干黑皮簸①。同于煅好龙骨研，借酒行药药王课议也，一法。一方日曝白鸡冠，吃末酒传米以糯糯酒，一法。日日艾酒烹鸡子一法，疾愈讥人气息惰。

白带浓臭治法诗

白带如浓泔秽臭，思知湿热郁而富。茯苓二术椿树皮，黄柏家藏在屋溜②。

败脓淋露痛脐肚，单叶蜀红葵根二两主。白芷一两次之继芍枯矾各五钱，蜡丸米饮十连五。

---

① 簸（bǒ 跛）：谓用簸箕扬去黑皮。《说文》："簸，扬米去糠也。"
② 溜（liù 六）：本义指屋檐下流水，此处借指房屋。

赤白带治诗

赤白带宜马齿苋，捣浆三合立时办。一枚鸡白炖①之热，下苋微温功转盼攀去声，眸子黑白分明也。转盼者，一转眼耳，言其捷也。

崩　诗

阴虚阳搏搏激谓之崩，尺虚阴损血愁薨黑平声，亡也。寸搏阴火逾炽发，迫血妄行斯固恒。

止　崩　诗　五条

止住血崩蕉掘挖也。《孟子》：有为者辟若掘井根二两，炉荆炒，百粒以蔓蔓荆，非牡荆酒纹涟言酒煮蔓荆，滚起纹如涟也。馔肚牡猪纯黑色，且术八钱且荆炒蔓荆二钱纳纳肚内灼煿音焚，焚也。王充《论衡》：中身则皮肤灼煿。借本草书中笔记余借本草，李干亭道张义臣方，李藏本草。

崩血陈槐花百草霜，轹音历，研也细花为君霜佐相共也。烧赤秤锤淬酒谓之醋炭进，此由《景岳全书》张。

崩血鲫鱼五寸长，入滴乳香骐骥竭换胃肠。绵浸湿包煨火旁烹酒，每每末三钱注酒一筋。凌霄花末酒调得，鲫鱼之外更求方。

《医垒元戎》血崩案，气腾颠顿欲狂乱。莎草木贼方之君，一半朴硝三味用散进。色黑酒吞红水吞，荡之使热无烦倦。脐下痛而加乳香，当归没药来同煎。

漏下崩中五色错交杂也，别证乳痈断汁小儿饿。露蜂房末吃三钱，温酒传之愈一个。

---

①　炖：原作"顿"，据文义改。

白淫白浊论

淫浊与带下之不同者，盖白带出于胞宫，精之余也；淫浊出于膀胱，水之浊也。惟膀胱与肾为表里，故带、浊之源，无非皆出于阴分。然带由脾肾之虚滑者多，淫浊由膀胱之湿热者多，此其所以有辨也。

癥 瘕 辨

癥、瘕之病，即积聚之别名。癥者，结硬成形而可征，世所谓石癥是也；瘕者，聚散无时而实假，世所谓肠覃是也。癥之痛者，联于气血，所以有知，气血一行则自愈；癥之不痛者，不通气血，另结窠囊，药食难及而难愈。

肠覃石癥①诗

肠覃属气石癥血，状如怀子但肠覃有月经，而石癥不月为异。外邪干卫气客如作客，暂寄肠外，肠覃经事如期出。外邪干营血客胞中，石癥经事不闻说。

肠覃治法诗

肠覃治卫砂仁沉，炙燥大雄鸡里金。三般石磨去声挨之烂，姜汤调下气难寻。

石癥治法诗

石癥猛药攻其营，蓬莪五灵黑丑索。郁金牛膝桂穿山甲，酒下醋丸胞血落。

---

① 癥：原作"瘕"，据正文内容改。

胞宫瘀血治法诗

女子腹形如抱瓮，滑数如弦六脉共。滑为血聚弦气结，斟酌硝黄将瘀动。

鬼胎治验诗_{二条}

经事不通月已五，腹如怀子大如鼓。面容乍白乍而红，鬼祟所凭妄言妄见。凭，依也又或梦中与鬼交。桃仁煎汤饮之下瘀色如猪肝血，元膺字也名复其姓吕。

鬼胎瘕积月经谢绝也，根与芫花盐、醋炒之罢为末。桃仁煮水熬于炉，每用一钱恶物挫摧折也。

女子祟凭治法诗

女子邪鬼有外干，言笑不常如对晤。或喜幽寂畏见人，且悲且泣本无故。面色不变者有之，面带桃花亦时遇。脉则乍数而乍疏，三五不调无度数。或促结或弦细或伏沉取，代易不常指下据。丸以卫矛虎头骨，砂麝雄黄赶鬼去。鬼哭两手少商穴，七壮或二七灸无恕。

女人邪病外治诗

女人邪病交邪物，言笑悲欢时恍惚。松脂二两雄黄研末分半也，熔化虎爪搅汩汩音骨。弹子夜烧竹笼中，女蹯其上如高杌①。以被蒙之头在外，三剂才周邪已没。

---

① 高杌（wù悟）：古时的一种高脚凳子。北魏·贾思勰《齐民要术·种桑柘》："春采者，必须长梯高杌。"

离魂失魄治验诗

女子清晨正梳洗，眼中二妇迫相拘。目眩不眠成冷热恶寒发热，惊啼无数只狂呼。肝脉弦强指下见，肺脉诊之直上鱼大指后近寸脉处有肉高起如鱼，故曰鱼，亦曰鱼际。肝家藏魂肺藏魄，所见即其魂魄与平声。小柴减去甘草之恋，加入羚羊龙牡诸。清肝清肺镇惊怯，廷实刘君名宏璧举一隅一隅，一角也；举者，举起而言之也。譬如一桌有四角，教人一角，要人悟到三角也。

大恐胆横目张不瞑治验诗

一妇病因大恐起，愈后目张不得瞑。目系连肝恐则气结，胆横不下故惺惺。钱乙字仲阳教烹郁李仁，散结，随酒入胆，饮之而醉睫交桯睫，音接；桯，音汀，床前横木。言使交睫于桯床之间。

发瘕饮油治验诗

发瘕饮油心腹痛，有似虫行兵战阋洪去声，兵斗也。三升白酒二升猪脂，煮沸而投瘕从谷道送出。刘宋明帝病宫人，徐公文伯此方供。吐蛇三尺挂门端，干之一发哗音华，喧传也于众。后此徐之二百年，立言甄①音坚氏唐朝重，有尼明律发瘕闻，水搅雄黄半两用。我昔仿之果绝奇，至今更为时人颂。

女子阴虚骨蒸治法诗

女子阴虚蒸其骨，寝寐出汗气冲饮口渴碗掇。两天、麦冬生地煮如胶，饮以咽之期望也始卒终也。

---

① 甄：原作"瓯"，据本书第一卷引据及文义改。

病疟脉伏治验诗

一女病疟素味厚，寒多饮滚喜辛辣。脉伏面惨知痰证，枣芫遂戟以刀镢栈入声，切草。粥糊黍大十丸子，津咽日三次病邪杀。

谭古愚曰：丹溪治案。

阴户肿治验诗

一女丑时阴户肿，小溲不出似遮拦。此时厥阴肝经脉，起于足上阴器环。况夫肝家之为病，本主大小二便难。胃苓汤中有肉桂，木得桂而枯可因。

屠南洲曰：密斋治万邦瑞女案。

牙龈_{音银}肿胀治验诗

《医统》《古今医统》有云宋汪丞相伯彦也，高宗朝，其宠妾也厚味自无量。牙龈肿胀填满口，水浆不入希谁仗。医捣生地汁一瓯，皂角蘸之火上炕音抗，炙也。蘸炙数挺汁都完，末敷肿上方斯创。

女人小便闭治验诗

一女闭癃猪尿脬，吹胀含翎管插阴户胡上声。捏音聂动尿脬吹气入，少时大尿欢诸女。

阴　冷

妇人阴冷，有寒证，有热证。寒由阳虚，真寒证也；热由湿热，假寒证也。假寒者，小便涩数黄赤及大便燥结、烦渴者是也；真寒者，小便清利、倦卧、粪溏者是也。

女子阴寒治法诗

女子阴寒北五味，口中津唾好糊丸。有如兔屎一般大，频纳不须包以棉。

阴寒阴痛治法诗

子宫寒冷阴抽痛，蛇床子末性能温。枣大棉裹藏阴窍，熏蒸暖气病无存。丁香、吴茱二味皆能塞，水煎硫黄濯几盆。

女子阴疼有吃药，却将牛膝酒来烹。矾石三分甘草半，裹置其中止痛程。

阴疮阴痒治诗

女子阴疮虫可畏，时疼时痒终蒂芥蒂，音蛋；芥，一作蓟。《史记·贾生传》：细故蒂芥。注：鲠刺也。桃叶枝头手折来，捣纳连更包除害。十钱蛇粟①二钱矾，煎好浇之尤痛快。墙角烂茅牙皂荆芥，阴痒汤淋问孰喝啮也。《孟子》：蝇蚋姑喝之。桃仁捣膏雄黄末，或同鸡肝椎一块。蒸枣水银和几寸，塞之亡命虫逃外。龙胆泻肝须取采，加味逍遥亦大概。

阴挺阴菌

妇人阴生瘜肉，多由湿热下注，或七情郁火，或纵情敷药，中于热毒。其外证则或有阴中挺出如蛇头者，谓之阴挺。如菌者，谓之阴菌。或如鸡冠，或生虫、湿痒，或内溃、肿烂疼痛、常流毒水；其内证则或为体倦内热、经候不调，或为饮食不甘、晡热发热，或为小腹痞胀、腰胁不利，或为小水淋沥、赤白带下。

---

① 蛇粟：中药蛇床的别称。

第三十卷

脐风用火攻诗

三朝七日细心娘，恐怕脐风肝受伤。吸乳口松方岌岌①吟入声，眼角眉心忽见黄。挨延到鼻犹可治，难治人中及承浆。唇口紧收舌本硬，纵有良医定丧亡。初起曲儿左小指，外劳宫上医揉忙。外劳手背当中得，灯火十三指其乡。囟门眉心人中穴，承浆两手大指两少商囟门、人中、少商俱见六卷，承浆见本卷后。脐轮脐之四围六灼音醮燃带口，一灼带落即灼脐中藏。除却脐轮余数一，风便止矣退其黄。

又言吃乳觉牙松，更扪儿乳有核生其中。喷普冈切，鼓鼻出嚏音帝。《诗·邶风》：愿言则嚏多啼点生腭昂入声，齿根肉，灯火十三训汝攻夏禹铸脐风法。

张棕坛曰：友人余性茎雪天产子，会其家男女以他事奔迫，收洗稍后，予煎附子白术茱萸汤饮之。后性茎以治脐风，加入肉桂、白附子、天麻，往往取效，乃曰：非脐风也，殆脐寒也，因其在面，故用白附子、天麻之药。

防脐风药实脐诗

夏斋聚客甘奏功，陈人汉章即中文论脐风。乡党相惊婴夭札，丹砂麝冰蓬矾火熔枯矾。下地断脐脐眼末未实脐眼而包缠之，可以提防二竖殊上声，二竖子，见《左传·成公十年》凶。

噤口脐风方诗

噤口脐风恶状摧，啼声渐小眼不开。舌上聚肉如粟米，饮乳

---

① 岌岌：危急貌。《集韵》："岌，危也。"

不得母泪颐俗作腮。吐流白沫两门前后闭，上腭荧荧①白点该备也。雄三分蓬二分青黛二分郁金三分末，乳调擦上外方栽。或将指甲爬之出，白蔻木香两者来。各以五分而煎汁，化投沉澄丹，大黄、芎、柏、芩、槟、芍、滑、翘、牵、壳、薄，蜜丸缶尊罍②。

脐风三不治证诗

锁肚脐风脐腹肿，便尿不通枉费功。撮口脐风唇紧撮，环口青色吓上工。一曰噤风口紧闭，不乳不啼作搐凶。皆因初起多喷嚏，吮岨衮切，音隽乳之时儿口松。上腭已生白疱子，未曾刮去留在中。已而其疱吞入腹，故为此证祸相逢。

张棕坛曰：腭生白疱，病之标也，轻者爬之即已，重者虽爬亦必病矣！疱生根于脏腑，岂有还吞入腹而为祸者哉！

用火口诀

婴儿全身灯火六十四灼，灯草大小适中，以麻油染用，择老练妇人为之。勿谓火数太多，悯其难受。盖经络凝滞，脏气不舒，以火散之，正欲使其大叫大哭，方得脏气流通，浑身得汗，营卫宣畅，立时见功。凡治闭证实邪，非此不可。

屠南洲曰：陈飞霞法。

指明火穴诗

仙传神火天然睹，始自角孙瘰尺制切，音掣脉数上声，男女皆从左边用起。角孙，耳尖上；瘰脉，耳后根。俱手少阳。听会曲鬓本

---

① 荧荧：光闪烁貌。

② 缶尊罍（léi 垒）：缶、尊、罍，皆为古时盛酒器具。尊，亦作"樽"。

神旁，次及天容仍右取听会，耳珠前陷中。天容，耳下颊车后陷中。俱手太阳；曲鬓，耳上入发际陷中，鼓颔有空。本神，额角。俱足少阳。左边已完，右亦如之。**囟会承浆两肩井，曲池合谷诸邪屏**颃，即凶。囟会，详六卷督脉。承浆，下唇宛宛中，任脉。肩井，缺盆骨后一寸半，以三指按之，当中指下陷中。足少阳；曲池，详三十七卷。合谷，虎口叉骨处。俱手阳明。**气关已过至神门，右亦如之昏可醒**气关，食指第二节；神门，掌后下廉锐骨之端。手少阴。左完，右亦如之。**左耳根下乳下一寸六分直下七，右亦如之何待诘**启吉切。**脐下阴交任脉，脐下一寸续命关，平平三点资匡**弼。**脊中身柱至长强，肺腧阳陵泉承山当**身柱从上至下九灼，至长强穴止。长强，背脊骶尾骨下陷中，跌坐地上取之。长强，互见本卷后，俱督脉。肺腧，足太阳。身柱、肺腧俱详三十七卷；阳陵泉，膝品骨下一寸外廉两骨陷中。足少阳；承山，脚肚尽处，拱足去地一尺取之。足太阳。**昆仑解溪丘墟穴，涌泉右亦效之方**昆仑，外踝后跟骨陷中动脉，足太阳；解溪，足腕上系草鞋带处，去内庭上六寸半，足阳明；丘墟，外踝骨微前陷中，足少阳；涌泉，脚底中心，足少阴。

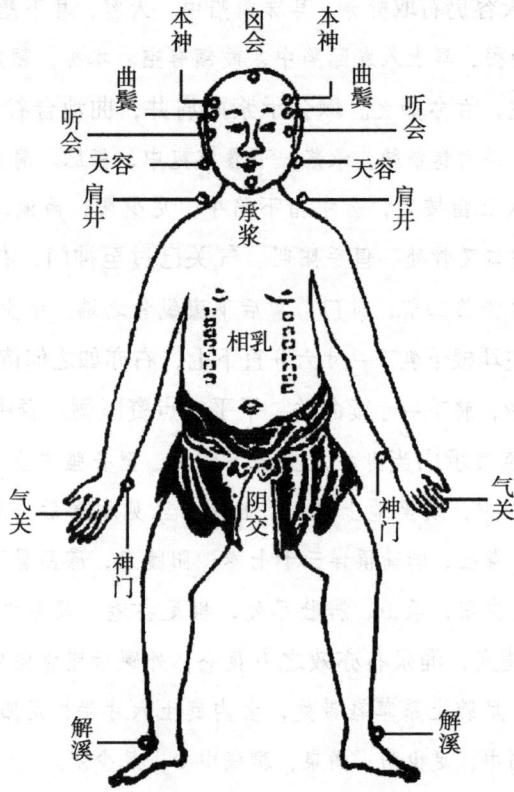

陈复正神火正面图

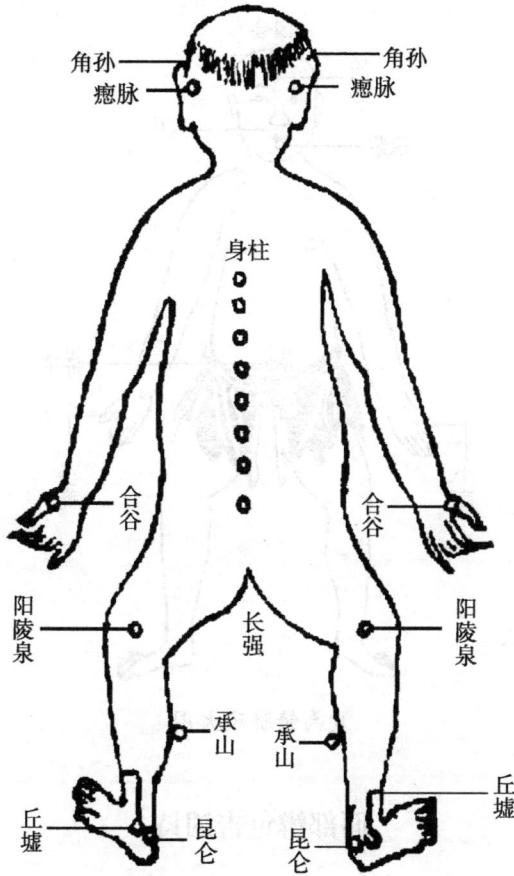

角孙 ——
瘈脉

—— 角孙
瘈脉

身柱

合谷

合谷

阳陵泉

长强

阳陵泉

承山

承山

丘墟

丘墟

昆仑

昆仑

丘墟

神火背面图

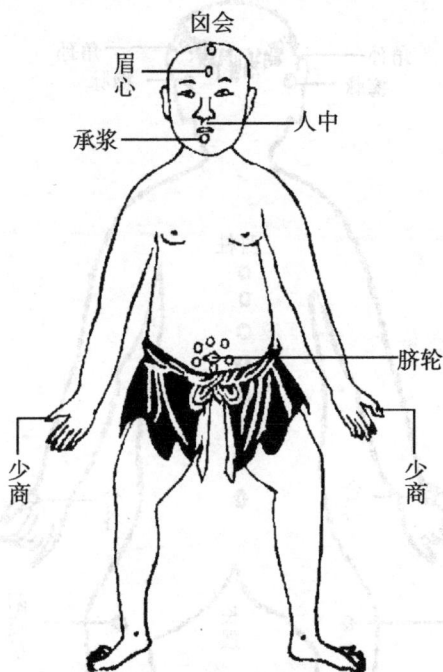

夏禹铸脐风火图

面部辨色吉凶诗

右颊与年寿俱属肺气门，气陷则成坑而赤有火。眉上为风池左颊二穴为肝，实则眵此支切，目汁凝也干硬热泪洒。虚乃胶粘冷泪多，发如穗征其血衰知不可。眼下为气池与山根属胃，色宜平和无偏颇。风门在耳前方广在眉梢俱少阳，黑则为疝青则为风光亮䫡音假，福也。面若涂朱心火燃，手如数物肝风打。

屠南洲曰：此从《面部形色赋》① 节取之。

---

① 面部形色赋：见清·陈复正《幼幼集成·面部形色赋》。

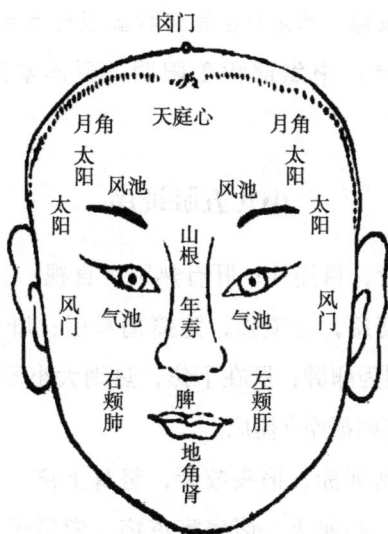

五脏所属图

指纹表里寒热虚实辨诗

食指三部寅卯辰，三关之起自前人。何乃分为风气命，既有其说亦姑存。

指纹何故乍然浮，邪在皮肤未足愁。腠理不通名表证，急行疏解汗之投。

忽尔关纹渐渐沉，已知入里病方深。莫将风药轻相试，仔细从容里证寻。

身安定见红黄色，红艳多从寒里得。淡红之色本虚寒，深红乃是热之愿邪也。

关纹见紫热之征，青色为风古所称。伤食紫青痰气逆，三关青黑祸难胜平声。

指纹薄薄亦堪惊，总为先天赋天与也禀人受也轻。脾胃本虚中气弱，切防攻伐损孩婴。

三关全无活泼意，因热积在胃使营血卫气为之羁留故外显指纹推之涩滞而不活泼。中焦郁积正阳明，更详察外证果属实热下之易。

小儿五脏证序

肝有风则面青，目连札；肝有热则目直视；肝疳则白膜遮睛。肝主筋，肝病则筋急，为项强，为搐搦牵引；肝主怒，病则性急大叫，句①哭甚则为卵肿；肝在下焦，热则大小便难；肝藏魂，热则寻衣②拈物，甚则撮空③摸床。

心恶热，热则面赤，掐头咬牙，努身上窜，喜合面而卧，与肝风相搏则发搐；心属火，诸痛痒疮疡，皆属于心，火盛则津液干而病渴；心藏神，热则神乱而卧不安；舌者心之苗，热则舌破成疮，又为重舌、木舌、舌长出而不收；心主笑，心气不足则多笑。

脾属土，其体静，故脾病喜困，脾气不实则睡久；土主湿，湿伤则为肿，为胀，为黄，为吐泻；脾之窍在口唇，脾有风则口喎唇动，热则口臭唇疮，寒则口角流涎，谓之滞颐，气不和则口频撮；脾主舌本，热则吐舌弄舌；脾主津液，热则口干饮水；脾主四肢，热则四肢不收。

肺者鼻之窍，肺受风则喷嚏，鼻流清涕。受寒则鼻塞，呼吸不利。受热则鼻干，或为衄血。寒热伤肺则气逆，为喘为咳。肺热则手掐眉目，肺疳则鼻下赤烂；肺主皮毛，肺虚则皮干毛焦，

① 句（gōu 沟）：如果，表示假设。
② 寻衣：现通作"循衣"，谓两手不自主地抚衣捻衣，为疾病危重之候。
③ 撮空：撮，原作"提"，据明·万密斋《育婴家秘·五脏证治总论》改。撮空，谓神志昏迷时，两手向空中作抓物状，为病重元气将脱之候。

喘不止则面肿，咳不止则胸骨高，谓之龟胸；肺属金，其体燥，病则渴不止，好饮水，谓之鬲①消；肺主哭，肺气不足则多哭，其声不续。

肾主骨，肾气不足则下窜，盖骨重惟欲下坠而缩身，肾虚则目畏明，目之白睛多，其颅即解；肾之窍在耳，肾虚则耳薄，肾热则耳聋，或出白汁，两足不喜衣盖；肾主齿，热则生疳，即走马疳也；肾开窍于二阴，肾热则大小便不通，肾冷则小便下如米泔。

五㑌俗作软

肾主骨，骨会大杼。大杼以上，喉骨也。项者，头之茎，茎弱则头倾矣；大杼以下，脊骨也。脊者，身之柱，脊弱则身曲矣；脊之下，尻骨也，尻骨不成则儿坐迟矣；尻骨之下，胯骨也，胯骨弱则不能立矣；胯之下，膝骨也，膝骨弱则不能行矣；齿者，骨之余，骨气不足则齿生迟矣；发者，血之余，肾血不足则发不生矣。皆胎禀不足之病也，谓之五软，并宜六味丸加当归、杜仲、牛膝、川续断主之。

屠南洲曰：出万氏《幼科》。

小儿骨软治法诗

乘醉成胎儿子祥②，骨软如瘫枉治忙。美酒多多数十斛，布列儿之四面，煮之三昼夜肢体强。酒气熏达坚其骨，起立运动如人常。

---

① 鬲：通"膈"，横隔膜。《素问·风论篇》："食饮不下，鬲塞不通。"
② 祥：预兆，迹象。凡吉凶之兆皆曰祥，此处偏指凶兆。

小儿实证虚证辨

实则面赤气粗，口燥唇疮，作渴喜冷，大小便难，掀音轩，举手动物衣露体，烦啼暴叫，声洪脉强，伸体而卧，睡不露睛，手足指热。皆为实证，实以邪气有余。

虚则面色青白，气怯体软，脉息缓弱，口鼻微寒，饮汤安静，泄泻多尿，呕恶惊惕，抱腹喜按，乍凉乍温，夜则虚汗，屈卧露睛，手足指冷。皆为虚证，虚以正气不足。

小儿暮夜发热脾虚伤食诗

小儿脾虚多伤食，或胀或疼或吐泻。小肠有宿食《脉经》西晋·王叔和著云，旦则平安热暮夜。

小儿发热方诗

烧热无殊早晚天，日有一时甚于后前。每食滚汤哭叫后，每或眼翻手足牵扯也。都能汗出热稍减，独他腹上之热却依原。一哭喉痰常呕出，服清脾饮著严①笺。

五疳潮热治法诗

五疳潮热五灵脂，一半胡连脂水飞。雄猪胆汁团团小，《全幼心鉴》寇平著说如兹。

发热将出痘疹辨诗

发热连潮脉紧数，耳后红筋睹灿然。眼如包泪指尖冷，方知

---

① 严：即严用和，字子礼，南宋医家，著《济生方》十卷，有清脾饮方。

痘疹到身边。

癖热如疟诗

小儿有癖腹中生，寒热如疟却非疟。不可妄用小柴胡，癖去自休能卜度①。

小儿脐湿诗

小儿脐湿当归盐去声，胡粉水粉同行亦自敛。或露蜂房寻野际，烧而有应勤思念。

儿目诊诗

勇视睛转肝风鱀音洪，大谷名，风所出也，黑珠黄色殆号恫音通，痛也。四白眼白青兮风侮肺，淡黄脾滞于其躬。瞳子无光发且黄，肾气到此下阓嵩关临也，居嵩而阓，喻下虚也。大角属大肠如破烂，总因风在肺家攻。小角破烂属小肠，心火炎炎复爞爞《尔雅·释训》：爞爞，炎炎，熏也。

惊啼腹痛啼辨诗

忽啼忽止是惊惕，多教两眼泪汪汪。面青粪青知其候，钟铣无闻神昏茫。蹙蹙音戚，缩也。《诗·小雅》：蹙蹙靡所聘眉头知腹痛，无泪声长却不扬。

夜啼治诗

小儿邪热少阴心，往往夜啼不识佥②。数颗灯花滚水调，涂母

---

① 度（duó 夺）：推测，估计。
② 佥（qiān 千）：众人。《楚辞·天问》："佥答何忧。"注："众也。"

乳头吮徂衮切，音隽即夆感平声，盖也。犹盖而掩之，寂无声也。

小儿昼日静无事，夜间发热尽号啼。惟心主热属血热，安神丸黄连、生地、甘草、当归出李明之。

啼哭治诗

颊腮眼赤哭苍黄急遽失措貌。《风土记》：大雪被南越，犬皆苍黄吠噬，延师无相去声枉伥伥抽良切，怅平声，狂行也。《礼·仲尼燕居》：瞽者无相，伥伥乎其何之。以言腹痛面不青，以言伤食面不黄。邪热在心导赤散，连冬灯草检廊厢。

断脐风冷儿哭诗

断脐风冷肾阴飔音聊，风也，哭为去声寒疼看只嚅音翘，不知。捣艾如绵烘令热，封脐再四臂腰貂暖如佩貂。

无内外因啼哭治验诗

白门胡道五逢儿，无故曛日入余光。谢灵运《晚出西射堂》诗：夕曛岚气阴朝不住啼。细询乳母于其夫，乃因睡压臂损为。药敷臂上汤内进，痛啼均减笑容姿。

拗哭治验诗

拗亚教切，违也，捩也哭儿身本无病，口不能言夺所欲。问伊所弄马鞭子，大人拾起挂檐屋。急忙取至笑而持，击其乳母不复哭。

屠南洲曰：出万全《幼科》。

吐乳方诗

吐乳不化因于寒，理中汤外砂藿香。因于热者乳成片，黄连竹茹理中襄。《太平圣惠》蚯蚓粪，吃以二三服米作汤。

尿白方诗

儿尿初然色微红，澄久白如米泔状。乳哺失节致伤脾，清浊不分变前样。恐其久则遂成疳，胃苓草薢分清饮，菖蒲、乌药、益智、甘草梢审停当。若乃湿痰下坠者，喉有痰鸣儿体壮大也。茅山苍术二陈汤，通草升麻加在上。

小儿尿色如米汁，或停少顷变成泔。此乃胃家之湿热，食饮不节理宜谙音庵，熟闻。亦有虚气下陷者，莫但寒凉性所贪。

小儿淋证治验诗

《爱竹谈薮》庞元英著载①宁宗南宋帝，幼时淋沥病沖沖音忡，水深广貌，借喻也。医官孙琳来治此，依法而除三日中。蒸饼大蒜淡豆豉，捣丸令以温水冲下。云是小儿无淋证，惟此三物水道通。

咳嗽知外感治法诗

小儿咳嗽知为感，初起作烧唇面红。眼包微肿额间汗，喀喀痰鸣气芃芃音蓬，方盛长也。《诗·墉②风》：芃芃其麦。急宜疏解无别治，人参败毒荆翘防薄供音恭，供给。

咳嗽肝风有余肺气不足诗

白面淡唇青白睛，嗽声连续痰不应音膺，当也。不应，不相当也。疏风清肺燥阴液，肝强侮肺愈狰狞狞，桩茎切，摘平声；狞，乃庚切。狰狞，恶也。或者当冬月建亥，金气已衰木始生。面色白

---

① 载：原作"戴"，据文义改。
② 墉：原作"卫"，据《诗·墉风·载驰》改。

兮肺①衰极，头摇手摆肝风凌。侮所不胜肺绝证见音现，乘其所胜脾败证呈。回生何处寻卢扁②，此子魄亡临土坑。

小儿痰喘外治诗

小儿通关除痰喘，如霜巴豆纸来卷。以塞鼻门分女右男左，痰能顺下气能转。

泻久囟陷治法诗

泻久大虚囟门陷，狗脊炙黄细细研。鸡子白调掩其上，大料参苓白术扁豆、陈皮、山药、甘草、莲子、砂仁、薏苡、桔梗炆。

泻后成鹤膝风方诗

小儿泻后肾虚涸，两膝红肿膝如鹤。虎胫牛膝川续断，故纸加入地黄汤可托。

小儿泻后戴眼诗

小儿泻后戴其眼，眼色如金气欲断。肝风血乏飞赭石煅赤，醋淬七次，瓜冬瓜仁煎水调下五分即能瞥蛮上声，视也。

小儿实闭掐音恰法炙法诗

小儿闭证忽然死，即以大指掐人中。人中合谷人中，即水沟，详六卷；合谷，详本卷前都掐过，不应其时只得掐中冲中冲，详六卷。中冲犹然掐不应，更于其处用全身灯火火攻。艾如莱菔子般大，火燃即活有奇功。中冲脉出心包络，本与少阴心主通。如其

---

① 肺：原无，据同治本补。
② 卢扁：即扁鹊，或谓其为卢地人，故称。

此火全无觉，一梦黄泉已告终。

小儿虚脱回生艾火诗

回生艾火救元阳，根蒂收归气海藏。纸薄生姜如爪甲大片贴，尾闾穴脊骨尽头将。又贴命门的当①穴，阴交一并用灸方尾闾，详身上下名。尾闾、阴交并详本卷前；命门详三十七卷。

小儿痉病灸百会穴诗

百会一穴管通身，此穴由来在顶心。扑前仰后歪斜痈，艾灸三丸抵万金。腹痛难禁还泻血，亦将灸法此中寻。

张口摇头反折灸鬼眼穴及脐中诗

张口摇头并反折，速将艾灸鬼眼穴在膝盖两旁，左右二穴相对。更把脐中壮一艾，却是神仙真妙诀。

小儿柔痉方诗

小儿不耐伤寒病，初病风寒中太阳。多汗身强筋脉动，人事昏沉桂枝汤。误用金石镇坠外邪入，深入脏腑惯多亡。

屠南洲曰：见《尚论后②》辟惊风。

心火发搐治验诗

心火昏睡醒大笑，旋作猫声而发搐。火生于寅猫类虎，导赤一汤下走速。

屠南洲曰：万氏治案。

---

① 的当（dídàng 笛荡）：恰当，合适。
② 尚论后：原作"后尚论"，据文义乙正。尚论后，即《尚论后篇》。

食痰发痫治验诗

痫病宿食作痰迷，水火不知解去衣。连栀以泻浮散火，胆星白附痰可为。菖砂神志当门子①，牙豕心中血一厄。同来神曲丸黍米，灯心之饮下喉兮。

心痫治验诗

心痫昏仆音赴，倒也喉无痰，口眼俱合身不动。连归菖远真茯神，泻火补血通窍孔。南星真珠铁华粉，开痰且以资坠重。

后血治法诗

小儿后血愁炭炭吟入声，论见丹溪过眼雪衫入声，散也。言略读论，但能过眼霄然而已。脾统血食伤叹旷官②，大肠下走坠其摄。消食扶脾以快气，书陈治法药品杂。

梦中咬牙诗

小儿口热气如焚，睡梦之中错锯闻咬牙。狂言啼哭恒多泪，那知积热在心门。

小儿解颅外治诗

解颅鼻塞少通泰，姜汁南星炒而在。醋调末子涂诸帛，贴而熨矣千年载。

---

① 当门子：中药麝香之别称。
② 旷官：空居官位，不司其职，谓脾失其职。

小儿跌下瞳人到①视治验诗

一儿高处跌地下，瞳人到视室堂翻。张恺元鄱阳名医呼人有力者，颠倒其儿数回顺以安。

屠南洲曰：见《鄱阳志》。

五疳证

咬牙舒舌，睑音检，眼弦也。王叔和《脉经》：脾之候在睑，睑动则知脾能消化，脾病则睑涩嗜卧红舌疮，壮热饮冷，喜伏地卧，便赤盗汗，时或虚惊，其疳在心。

白膜遮睛，惯嚼指甲，肚大青筋，泻青泄血，茎睾音高肿溃音会，烂也，颈头茎两旁曰颈盆缺盆结核，其疳在肝。

贪食面黄，腹胀脚弱，泄泻瘠音籍，瘦也羸，喜食泥土，体四体，谓手、足也疮唇烂，恶闻木音，其疳在脾。

鼻外赤烂，口中腥臭，右颊晃音恍，光也白，咽喉不利，喘嗽热寒，皮肤皴错皴，七荀切，清母，皮细起也；错，甲错也。皮起如鳞甲错出也，其疳在肺。

耳疮内外，脚如鹤膝，头缝不合，发稀作穗音遂，禾吐华也，齿痛面鬵，牙龈音垠腐臭，其疳在肾。

疳用红燕丹诗

积疳头大柴儿身身瘦如柴，作热米泔尿视盆。奇会何人教以异，药藏糖果粥炊餐。雄雌兼使大石燕，淬醋烧炉九次完。朱砂三钱红曲一两，投儿每以二三分。

---

① 到：通"倒"，颠倒。《庄子·外物》："草木之到植者过半。"

小儿吃泥诗

吃泥有单方一个，十分轻粉沙糖和。麻子一丸下米汤，泄中泥土毋涎唾。

疳痢治法诗

疳痢面黄肌骨见，好食泥土不思饭。大干蟾音詹蜍署平声皂之荚兼入声，皂荚有皮有弦铲初雁切，平治也。韩愈诗：活计以锄铲。烧灰存性一钱麝五分，细小为丸粟米但第也，第有粟米之大。米饮空心四十丸，日连二服莫疏间去声。

无辜疳不治诗

哑门一毒大如桃，已溃白脓不干焦。无辜疳是此证谓，微生未见有能逃。

走马牙疳外治诗

走马牙疳初起口臭，由口臭而齿黑，而龈烂，而齿落，而穿腮破唇，不可救治，此即肾疳之变也。由肾经虚热，其气直奔上焦，故以走马为喻选雄黄，凿空南星雄黄装。以面包烧雄作汁，取出加麝少盐去声斯疮。或因骨槽风初起，温补散痰弃莠稂①。末流酿患真其所指物之辞，犹许也，洒药勤勤法穰穰音攘，物丰盛也。《诗·周颂》：降福穰穰。亦将五倍子青黛，枯矾黄柏皆量平声长等分。量长，言弃短。以盐煎滚漱喉净，干末堆上便览方。

牙疳

牙疳延烂红枣子，一枚去核裹红砒。线缠新瓦炭燃炙，试看

---

① 莠稂（yǒuláng 有狼）：莠、稂，皆恶草也，比喻有害之物。

白烟将尽时。加冰片一分同研吹烂际，语云神效匪传奇。又凡烂孔多时日，也堪迅速以生肌。此方本号赤霜散，王维德著《证治全生》教尔知。

鼻疳治法诗

鼻疳穿透鹿角，锉，炒矾煅，各五钱发乱发，烧灰，二钱五分，花椒汤洗后涂疮。如其久而不收口，火煅松脂实烂疡。

小子肤生鳞甲及重舌木舌鹅口疮外治诗

儿肤鳞甲何由酿，气滞血凝少通畅。僵蚕去嘴末熬汤，浴方《保幼大全》书名①上。重舌木舌鹅口疮，涂敷之法又无量。

小儿卵肿治诗

小儿卵肿蚯蚓泥泥，即粪，薄荷煎汁涂肿退归。危氏之方编《得效》，也诚简易那须稽音鸡，卜以问疑。

涂疮入腹治法诗

小儿肤上生虫疥，涂药遍身疮忽无。腹胀而喘家惶惧，雄黄解毒丸，郁金、巴豆阚相于犹依也。孔融书：举杯相于。言与人相依以居也。灯心竹叶煎汤饮，利下黄涎疮出肤。沉麝一丹堪备用，但观病状以乘除。

疮隐入腹治法诗

疮非涂药忽然平，陡加痰喘莫解利。翘参甘草橘芎连，通芍煎成竹沥对。

---

① 书名：原作"名书"，据文义乙正。

陡然疮隐腹膨胀，荆防翘壳薄升麻。独羌葛梗甘栀子，芎芩通草忍冬花。

疮隐发搐治验诗

疮隐发搐泻青丸龙胆、栀子、大黄、羌活、防风、川芎、当归，加上僵蚕全蝎子。服完搐止遍身红，皮肉红者疮复始。

小儿赤游丹外治诗

赤游丹肿成片段，身热走游通体遍。抱鸡鷇音段，败也卵内之臭水，拂二三回间呼唤疮愈，间事呼唤。白菜名菘原一物，敷取团中捣手腕碗去声。赤小豆和鸡子白，至于磨刀水简便。

儿口红肿外治诗

儿口肿红有一块，五钱生地一钱大黄。陈酒浸之捣附足，男左女右涌泉汪。

小儿目疾诗

小儿目疾利于敷，左男右女黄连胡连。人乳调敷男左女右涌泉穴，目中红赤自然除。

小儿继病治诗

儿乳哺时母有孕，眉心青黑泄泻羸。《尔雅翼》① 谓之继病，伯劳毛带可已此法垂。

---

① 尔雅翼：训诂书，宋·罗愿著，系解释《尔雅》中的各种物名，以为辅翼，故称。

小儿断乳诗

小儿断乳法难测，山栀三个炒仁黑，雄砂轻粉共调油，儿睡画于眉心域。醒来云自不吃乳，或无雄黄亦可得。

第三十一卷

痘 诗

痘有正热手足温，微热时退有微汗。人事清和食味甘，崇朝①
褪吐困切，暾去声，卸衣也绤音库。《史记·赵世家》：夫人置儿绤中
而旋粪。有病之痘按六经之证医，依经作剂无错悔五代罗绍威疾，
牙军骄恣，尽杀之，由此势弱，曰：聚六州四十二县铁，铸一个错不
成。喻错误也。本气阳虚主附姜，表邪纵极表药止可兼带表邪不重，
专主温经。

苗齐邪热有过胜，色赤而暗滞粒小若针尖作烧口渴饮冷烦躁。
大便不通小便涩，牛蒡蝉生地紫草茸攀。大黄重用芒硝佐，荡除结
燥身凉安。苗已红活而光壮，忽然烦哭揣内间。大黄过剂损里阳，
苗气不送转内钻。以故愤闷难名曰，温中助阳气氤氲氲，愠平声。
氤氲，天地合气也。热邪过胜宜除热，不可尽除信格言。

热盛脉浮发揣宜解表，食填脉沉发揣吐与消。火壅经络营卫
滞，血燥津枯难透苗。亦能发揣身大热，口臭舌干饮几瓢。柴胡
干葛天花粉，竹茹生地黄连翘。

发热见点通身痒，此证由于卫阳虚。充拓腠理有不能，苗气
游移于皮肤。桂葛草芪术附子，助阳解表既无虞。芫荽音绥煮酒对
姜汁，麻巾带热蘸摩须待也，待其痒止也。或将大纸捏来照，腠开
苗出止爪初止其爪而不搔爬。

痘痒作于灌浆日，其人心中无大热。必其痘顶多平陷，灰色
淡白皆可决。火衰力补肾脾家，脓浆充满势高凸。

---

① 崇朝：从天亮到早饭时，犹言一个早晨。崇，通"终"，尽。《三国
志·凉茂传》："存亡之效，不崇朝而决。"

阴虚血燥痒烙铫，焦枯紫赤堪嗟悼①。其形缩小不开胖音盘，大也，小溲赤涩口干燥。归地胶丹皮紫草牛蒡子蝉，诸患俱无得吉报。药不及时擦破焦干，间有一二犹未暴。亦依此法治成脓，焦干亦有线浆到。

看痘如何是有形，稀疏磊落似天星。不宜三五累成串，黏聚模糊认不清。蚕种之密针尖小，即以无形大乃名。有形尤贵先有色，红活光润运泰亨通也。忌者紫枯而暗滞，此为无色费调停。

气体天而亲乎上，血体地而亲乎下。疱顶尖圆形光壮，亲上之尊高驾马。一线红圈附根窠，亲下之分低处坐。血安其分气居尊，上下泰交造化把。

噀红血色根下走，其势隐隐出部外。血不附气是云何，气虚统摄之权怠。

铺红一片但平铺，身无痘处皆红色。地界不分古有云，腹里有书便识得。其热甚壮渴身干无汗，葛牛地紫草茸甘地骨皮索山责切，取也。口臭舌干不出弓，将军即大黄以导大肠塞。热退身凉地界清，改投平补资膏泽。

锡光痘乃无红晕，通身晃白其人凉。阳虚阴象扶火土，到身大热众佳彰。

灰疱根脚无红线，顶含黑水似汪汪。阳虚阴气凝变为灰陷，防将地堑签去声，坑也早登冈。灰疱灰陷无异治，治法分明同锡光。灰陷线浆亦可救，不然痒塌或丧殇《礼·丧服传》：年十六至十九死为长殇，十二至十五死为中殇，八岁至十一岁死为下殇。

水疱含水但无泙音伻，水声。柳宗元《晋问》：潎泙洞踏者弥数，视其皮薄外晶晶光也。欧阳詹《秋月赋》：晶晶盈盈。痘粒成串为大疱，若不成串小疱呈。阳气熏腾有减杀，更转白陷骇愕声。

① 嗟悼：哀伤，悲叹。

参芪附子术姜桂，顶起浆行阴渐晴。若从旁小粒浆圆足，以子救母亦干城。

脓疱阳虚难化毒，以致无热不干浆。破烂不收水臭秽，久久生蛆肌害戕。助阳补气莫仍缓，蛆药为粉撒其场。

血疱知非血之盛，气不居尊有欠亏。血得妄行僭其位，他日竟成血陷唏叹声。《史记·十二诸侯年表》：纣为象箸而箕子唏。二者总宜大补气，气充脓成陷举跻升也。《诗·墉风》：朝跻于西。

紫疱不与血疱异，青紫疱不与灰疱殊。两般失治为紫陷，失之东隅日出处也收桑榆日入处也，言始虽失之，今犹可收之。温补而成脓，虽晚犹未晚也。

其疱焦枯而紫赤，火旺阴亏他证如。疱到凹轧洽切，低下也时成黑陷，其势已深渐龃龉龃，慈湑切，音沮；龉，音鱼。龃龉，齿不相值也。《太玄经》：其志龃龉。周身若使未全陷，根盘红活稍能舒缓也。重用凉血解毒品，兼行内托急持扶。一线之浆是所望，得子救母更欢娱。

痘苗外触于邪气，出而复隐足嗟吁。紫背荷叶池中摘，取象于卦震仰盂。生生之气能升发，芳香却秽亦须渠。羌活加之以无汗，参芪加之当归加之气血虚。猪尾之血紫草加之橘皮，加之，火旺血热气滞拘。

开盘运水渐长大，从来谓之痘起胀。头面腮颐之肌肉，亦随而高为一样。

痘当起胀却无闻，与夫头面预先肿。皆以元气之虚赢，大加补托贮盈桶。

头面预肿且运筹《史记·高祖纪》：运筹帷幄之中，诸邪壅盛三阳否方鸠切，缶平声，未定之辞也。陶潜诗：未知从今去，当复如此否。分经辨证使邪散，邪退肿消痘优游和柔也。《诗·大雅》：优游尔休矣。

脓成浆足痘回头，肌肤之胀眼逾眍音抠，深目。元气有亏难摄毒，营卫肌肉得遗留。未皆化入疮窠内，所以其胀不能收。

起胀之时常封目，盖因眼弦痘出夥①。胭脂水炖②出浓汁，新笔眼弦频洗妥。

起胀之余养浆靠，浆成毒化收结到。身热不及无火炉，身热太过饼烧鳌音傲，饼鳌。阳气冲和流露喜，阴血翕然随之蹈。

养浆有病少阴系，阴寒挟饮咽喉痹。大便不通寒所阻，将来出弓溏粪坠。回阳熟附驱阴生附兼殖土内服，单单生附以筒吹去声。

喉痹避热偏寒亲，口臭舌干火焚薪。内吃三黄牛子射，脑麝川连末启唇。

痘一回浆辄收亟，通身肌肉色皆赤。邪热外薄搏余毒，郁于肌表化不得。其后必然发痦疮，脓水蔓延何所极。牛甘银蜕术归芪，何首乌紫土苓十味吃。苍柏松枯矾茧壳灰，加麝麻油调以拭。

邪热余毒无开解，又是痈疡之所由。紫赤硬坚成一块，顶高焮痛阳毒浮。柏芷五倍共为末，酒蜜调敷膏盖头。羌忍冬花地归芪乳草，白术托排脓决流。羌活屏除不入剂，何首土苓加服瘳。

回浆适遇虚寒人，泄泻数行痘收快。未化之毒入于中，或结阴毒头无在漫肿结硬，皮色不变。或入眼中生翳障，余毒遗留皆有害。阴毒砂糖敷调药，生南生半姜黄草乌生附薄桂。煎投姜附六君汤，南星薄桂消于内。

遍身烂痘治法诗

遍身烂痘净茶叶，去梗一斤滚水锅。一过捞起铺床席，一层

---

① 夥（huǒ 火）：多，盛多。《说文》："齐谓多为夥。"
② 炖：原作"顿"，据文义改。

草纸令茶遮。痘儿寝卧于其上，寒仍盖被一宿瘥坐平声。若将荞麦粉黑豆末二方，麻油敷布布药于痘上也各成痂。

痘证肺热治法诗

种痘未得大成浆，津液不行热在肺。壳薄着场入声肉不脱肤，名曰甲错责肺气。腹痛叫绝肺壅剧音展，水道不通其气癃音致，碍也。小肠突尔出于脐，茎物弛长所有事。黄芩阿胶清润之，日十余投家人觊音冀。

张春田曰：《寓意草》叶儿海门人。

痘证误攻遗患救法诗

痘用蜈蚣与鲮鲤，攻之太过勃然起。头身汎即泛肿似瓜匏，疮形湿烂未有已。至使真阳顿飞腾，气喘痰鸣命将否。此时惟有黑锡丹，领其阳气下入阴里。旋以地黄汤峻须闰切，严急也补阴，留恋真阳夫妇倚。肌热反清肿反消，疮干成靥厌上声，黑也福之始。

屠南洲曰：《法律·中风门》黑锡丹方后论。

痘成脓时经行忽失音治法诗

邦忠万全子妇痘成脓届音戒，至也。《尚书·大禹谟》：无远弗届，闻其月信下多块。欻熏入声吸欻吸，疾貌。江淹《杂拟诗》：欻吸鹍鸡鸣失音但摆头，成脓之会见之怪。殊非变黑归肾时今已成脓，饱满红活，何以有此逆证，《内经》眼底何必向人丐。妇女重身九月哑，少阴脉不舌上挂。其谓血主于少阴心，今疮属心亦可话。迨经下走裤裆来，血不荣舌短缩愈。

痘伤鸡食水泻诗

顺痘安心停散丸，防其里实戒鸡餐。脓成将靥①五六泻，泻皆清水以鸡瘵音关，病也。内脏太实何嫌泄，饱满红润医从容在酒筵。大泻一行侦泄止，未沾汤药何能然。坐饮鸡汁太多了，停留肠胃止白安。

赵范庵曰：并上条密斋案。

痘风疮治法诗

痘风疮麦饯散由谁，四两西硫一两白砒。小麦十合熬干，炒焦黄，乘热砒硫末搅蕭音兹，鼎属。待冷烟胶末加八两，生熟二矾椒买西蜀椒，俱末。椒数三两而矾各一两，葱汤洗麻油施状粥糜。外用油纸以盖扎，三日一换愈情怡。

麻 诗

麻喜鲜明暗滞忡敕中切，蠢平声，忧也，出多毒透不蕴崇②。火旺苗色紫赤变，虚寒苗色准淡红。且紫且黑须斟酌，热甚血结叹焌烘爨，时壬切，甚平声，灶也；烘，呼公切，挠母。《诗·小雅》：樵彼桑薪，昂烘于爨。亦有阴邪实内盛，阴阳证在别西东。

三朝发热身无汗，喘咳眩昏鼻屑扇。热毒壅肺津液屯音豚，聚也，肌窍不开麻不见音现。芩胶麦梗葛蒡薄，甘草杏仁苗尽献。而色皆成紫黑兮，口干恶热齐见面。前方加减可投之，泻血中热丹皮擅。红花活血连解毒，麻疹塌矣称逢彦③。

① 靥（yè夜）：本义指面颊上的微涡，此处谓痘毒透尽将愈，疮面欲收。

② 崇：通"充"，充满。《仪礼·乡饮酒礼》："再拜崇酒。"

③ 彦：古时指有才学德行之人。《尔雅》："美士为彦。"

麻紫暗滞群睥睨①睥，披去声；睨，音羿，热渴口苦喉间痹。气喘腹疼下红白，小便赤热不可制。火邪充斥于三焦，上奔下迫煎熬厉。杏柴甘草梗黄芩，生地紫草茸血热戾。更用大黄栀子仁，通泻三焦无水漈②音祭。一剂诸般减从前，腹疼便赤均无异二证不减。神砂六一散开支河，桔梗煎汤化服以通天气于地道。气行壅疏各病瘤今别作愈，转为红活苗秀丽。

麻疹淡红爱热饮，唇烂而肿口流涎。大便不通小便短，舌胎冷滑内真寒。清涎上涌津不降，二便之常有所愆。附术吴茱苓半夏，肿烂流涎几剂痊。初行溏粪继而转红白，里邪下走胃有权。小便仍短重用桂，化其气而使自然。

疹家咽痛主甘桔，赤肿恶热渴尿红。芩地牛蒡加入煎，艾蛇床子研末载新铜。点火吸烟才有顷，取出痰涎咽自松。若胎白滑无嫌热，星夏各加外与中。

疹家总宜脾胃旺诗

密斋诊疹始迄终，但看右手一指洪。虽有别证不为害，此定存亡之要踪。

---

① 睥睨（bìnì 碧腻）：侧目而视，有厌恶、傲慢之意。
② 漈（jì 剂）：水边，岸边。《玉篇》："漈，水涯也。"

第三十二卷

大头瘟证治验诗

宁宗南宋嘉泰岁更二，金完颜璟亦二年号泰和。当年太岁是壬戌，四月民间疫厉赊①。初起憎寒而壮热，次传头面肿如瓜。目闭气高咽不利，舌干口燥饮勤拿。热邪客于心肺分，东垣普济消毒嘉中用白芷、青黛、大黄。一书无三味，有橘红、薄荷、板蓝根。发颐但肿耳前后，咽喉不痛可讴歌。桔草翘芩荆薄鼠黏子，斯人转眼庆婆娑。

时行头面肿痛治验诗

姚公茂在中书官名日，肿痛其头与其面。身之下半肌肤寒，两胫之寒愈不善。凡其肿处血先砭，紫血淋漓肿消散。生气之海气海脐下寻，刚刚脐下一寸半。大艾烧来百壮多，助阳退阴斯妙算。膝眼之下胫骨旁，三寸已穷三里穴判。举足取之扪极重，跗阳动脉无一线以跗上动脉止为准。左右三里各七壮烧，胫冷当医莫轻玩。既引热气能下行，既济解毒黄连、黄芩、升麻、柴胡、甘草、桔梗、连翘、当归、大黄新方撰。南宋度宗咸淳之四年，元世祖五年须熟看。号曰至元系戊辰，医工罗谦甫元初见。

赤游丹肿治验诗

赤游丹肿芸薹叶，捣敷随手即消之。昔唐京兆陕西西安府孙思

---

① 赊：多，繁多。

邈音莫，身际太宗乘六飞①。贞观七年岁癸巳，客在内江县名，属四川成②都府三月时。身痛头疼难目闭，额角有丹如弹兮。一遵本草救危急，取汁亦可内投杯。

下后身反热诗

应下之证论下后，必当脉静身凉者。今反发热盖因正气通，郁阳一旦暴伸也。不久自痊却不痊，辨明表里加功妥。

大肠胶闭诗

其人平素便不实，设遇疫邪里面传。蒸作败酱胶粘臭，愈蒸愈闭胃难宣。疫无出路不攻下之死，胶滞一行命可全。

失下循衣而摸床，理线撮空筋肉动。晕眩目中看不清，元神将脱干系重。补则大壅命益危，下则承气医者恐。参附重加承气中，万一挽回驾不覂封上声，覂驾，覆驾也。

锁　肚

此疫毒从口入胃，蟠结而不散也。小儿大小便闭，腹胀欲死，令妇人以温水漱口，吸咂儿前后心并脐下、手足心共七处。

旺　河

人陡然即死，牙关紧闭也。将本人口用铁物分开，以簪刺舌上两旁小青筋，血出即活，切不宜刺舌下正中处。

---

① 六飞：也作"六騑"、"六蜚"，古代皇帝的车驾六马，疾行如飞，故称。

② 成：原作"城"，据文义改。

棺 材 疔

起于舌下，见宜早治，迟则杀人。皂、矾不拘多少，为末，吹之即愈。

喉中作痒难过

不可吃茶、酒、汤水，将薄荷二分、麝香一分作极细末，吹入喉中，待其气通，吐出涎水碗许，然后吃陈米汤半瓯，即愈。起先吃茶、酒者，不救。

闹心内疔

冷战即刻而毙。银朱、白矾各一钱，为细末，老葱三根，黄酒一大钟，以酒熬葱，滚开，冲调朱、矾末，温服之。

螺 蛳 疔

恶寒发热，胸膈作闷，身发红点如蚁迹者。此点起之于手，沿至心前，其人发狂闷乱而死。及早用瓷锋刺其红点之首尾处出血，外用锈铁钉磨水敷之，内服犀角地黄汤，立愈。又牙痛之极，有起疔毒者，亦急为挑破出血。

明疔生于口、耳、眉、目、鼻，暗疔生于身体四肢，误认伤寒，半日不治，毒必走黄入心，人即昏愦。及早知觉，瓷锋入二、三分许，挤去恶血，用家菊花根捣烂敷之。

疔 根

《疔书》云：凡疔之起，必有其根，根除疮愈。其根在肩骨下四寸许，用水洗净细看，即有黑点子，用针刺破，出紫血或黄水，其疮以带须葱捣烂敷之。

青　筋

南方有疹无字，疹，当即沙证，北地患青筋筋，出韵。俗谓乌疹胀，气逆血不行。憎寒复壮热，唇黑面颜青。上下两爪甲，青紫令人惊。浑身麻木痹，手足厥冷并。眩晕眼黑暗，头痛耳常鸣。痰喘胸痞闷，恶心心腹疼。仙方名白虎丹，一服效通灵。

龚云林曰：白虎丹，即千年古石灰去泥土，为细末，水飞，略晒，量可丸如梧子大，每五十丸，烧酒送下。治青筋，能顺气散血，化痰消滞。先砭两手曲池穴，出黑瘀之血，男左女右。

乌　鸦　翻

乌鸦翻：头痛恶心，两手发搐，指甲色青，上吐下泻，小腹沉痛，甚至六脉不起，身出冷汗，牙关紧闭。用箸分开，视舌下有红、黑、紫、青泡者，急以针刺破见血，点雄黄末，再用滚汤调雄黄末服之，盖棉被出汗，忌风三日。

拿　猴

人有猝然恶心，烦扰闷乱，或喉中痰响，或四肢厥逆，甚且昏愦不知人，捏其胸、腹、背、颈有核，即猴也。用手拿住其核，以针刺之出血，凡有核即刺，至无而止，少顷，人即苏醒如常。疫毒属火热觜宿①。猴，火也。诸疮毒属心，心亦火也。心猿，猿亦猴类，其谓此与。

崇祯癸未，京师大疫，人得之猝死。有闽人补选县佐者，晓解病由，看膝湾有筋肿起，紫色无救，红则速刺出血，可无患。

---

① 觜（zī资）宿：星宿名，二十八宿中西方白虎七宿之一，属火，为猴。

又或必有红点在背，中包羊毛一缕，无得活者。王养吾①《痧症全书》云：其证胸腹胀满，生白毛如羊。红点在背，中包羊毛者，想红点必在心腧，犹所谓膏肓也。大抵瘟疫属火，而发现于皮毛之金。火，心也。金，肺也；心之畜为羊。《大易·说卦传》：兑为羊。兑，肺金也。白则金之本色矣；其无得活者，羊之宿为鬼金，人死则为鬼，而鬼宿旁有积尸气，有大陵以见人之死，其尸多若丘②陵然。而心包络之穴有名大陵者，气类固必相应。《痧症全书》有专治羊毛痧奇法：烧酒坛头泥打碎，筛细，即烧酒和成一团，带潮随其痛处滚之，少顷，即有细细羊毛滚在团上，痛即止。又云只照痛处有毫毛竖起者，用小针挑出毛，自愈。

万密斋曰：疫鬼游魂不散，随气往来，乘人之虚而中之，致有夭亡，曰尸疰音注，曰伏连，曰殗殜入声碟③音叶，皆此类也。古者，季冬、季春并有傩④以逐疫，盖季冬之月，日在虚、危二宿中，有四司坟墓之气；季春之月，日在胃、昴⑤音柳，从卯作昴。音卯，误二宿中，有大陵积尸之气，厉鬼随之而行，恐其将来为灾，故傩以禳除之也。

---

① 养吾：为王凯字，清代医家，1686 年编撰成《痧症全书》三卷。
② 丘：原作"邱"，据文义改。按："丘"，因避孔子名讳，清雍正三年上谕除四书五经外，凡遇"丘"字，并改为"邱"。
③ 殗殜（yèdié 叶碟）：古病名，即传尸之病。
④ 傩（nuó 挪）：古代腊月驱逐疫鬼的仪式。《正韵》："傩，驱疫也。"
⑤ 昴（mǎo 卯）：星名，二十八宿中西方白虎七宿之一。

第三十三卷

五　轮

大小眦大为内眦，小为锐眦属心火，为血轮；黑珠属肝木，为风轮；胞眼皮睑音检属脾土，为肉轮；白珠属肺金，为气轮；瞳神属肾水，为水轮。

赤脉所起部位

《内经》谓目痛赤脉从上下者，太阳病；从下上者，阳明病；从外走内者，少阳病；从内走外者，少阴病。太阳温之散之，阳明寒之下之，少阳和之，少阴清之。

太阳主表，或眉棱，或脑顶，或半边头肿痛；阳明主里，其证多热或便实。

杨仁斋曰：乌轮赤晕、刺痛、浮浆，此肝热也；燥涩、清泪、枯黄绕睛，此肝虚也。瞳人开大、淡白、偏斜，此肾虚也；瞳人集小，或带微黄，此肾热也。热证瞳人内涌，白睛带赤；冷证瞳人青绿，白睛枯槁。眼热经久，复为风冷所乘则赤烂；眼中不赤，但为痰饮所注则作疼。肝气不顺而挟热，所以羞明；热气蓄聚而伤胞，所以胞合。

王节斋曰：眼赤肿痛，内用寒凉之药以泻其火，外用辛热之药以散其邪，故点药莫要于冰片。古方用烧酒洗眼，干姜末、生姜汁点眼者，皆有深意存焉。盖内用凉药，驱火外出。若外掩寒凉以阻逆之，则火郁内攻，不得散矣。故用辛热点洗，火郁则发之，从治之义也。

张景岳曰：外障，肝、心之邪有余，当清其邪。其始目赤而痛，赤痛不已则或为胬肉，或为瘢瘢音掩，疡痂。若本无外感之证而内热生风、为痒为痛者，风药一概禁用；内障，脾肾之正不足，当补其正。其候目视不明，多见黑花，珠色青蓝带绿，或瞳子散大，别无热壅等证。

羌活胜风汤诗

羌活胜风术枳芎，前胡白芷独防风。荷荆梗草柴芩共，眉骨痠疼怕日中。头痛鼻塞或涕泪，诸多表证在外攻。赤脉贯睛加肿胀，眼胞紧涩难宽通。翳膜云雾或丝缕，秤星螺盖并可从。加之赤痒外须洗，杏仁胆草渍法工。若问全方有六味，赤芍滑归尾黄连同。前方慧颖有衰蒲候切，音抔，聚也益，青皮翘白菊变时雍和也。《尚书·尧典》：黎民于变时雍。芎术柴前芩独活，皆从揖退六味不用水火釀音浓，厚也。《淮南子·主术训》：肥釀甘脆。言煎之而水火交釀也。羌活胜风汤，[附] 杏仁胆草洗方、加减羌活胜风汤。

火眼内服诗

慧颖火眼赤小豆，芩翘赤芍栀仁嚘唱救切，丑去声，气也。青橘子皮薄荷叶，白菊木通甘草究极也，竟也。《汉书·晁错传》：盛德未及究于天下。

翳眼内服诗

慧颖翳眼使柴胡，牛蒡子草厥明金钗石斛胪音驴，陈也。槟榔枳实郁金香附，草菊翘青皮手拮据音结居，拮据，手作事也。《诗·豳风》：予手拮据。

抽薪饮诗

抽薪眼涩怕明光，猝红肿痛寝深房。木通斛泻山栀子，壳甘芩柏药搜囊抽薪饮。

东垣泻热黄连汤

东垣泻热黄连贸音茂，买也，柴升干芐胡上声且将就。眼赤肿疼龙胆甘，酒炒芩连闻自幼东垣泻热黄连汤。

蝉花散诗

蝉是蜕而花是菊，止题蝉花方号足。谷精草并粉甘草，羌活密蒙①栀子逐。芎蔓防苓草决明芥穗，蒺藜木贼总随欲。肝经风热眼红疼，翳障云阴解驳云开日解驳。韩愈《南海神庙碑》：云阴解驳速蝉花散。

止痛散诗

止痛散闻生地堪，芩柴天花粉归炙甘。目红疼肿连额角，姜枣临床睡口含止痛散。

洗 眼 诗

洗眼葳蕤葳，音委；蕤，切日母。即玉竹桑皮青橘皮，玄参栀子大黄恤收也，收而用之也。竹叶青盐煎熟后入眼白肿，赤磣谶上声，物杂沙也痒磣即疼依此拂除也。

还睛散诗

还睛胆草菊草椒荆芥，木贼川芎两决明。白蒺藜茯苓楮实子，涩昏翳膜肉攀睛还睛散。

---

① 密蒙：即密蒙花，为马钱科植物密蒙花的花序或花蕾，功能清热养肝，明目退翳。

补血汤诗

补血汤以归熟地，芎膝芍甘白术际。防风干芐胡上声天门冬，男女亡失也血家宝贝。睛珠眉骨太阳疼，眼涩羞明不可视补血汤。

加减一阴煎诗

加减一阴煎景岳，其证阴虚火触角。炙彼甘乎去心冬，芍骨知母二地捉加减一阴煎。

调中益气汤诗

调中益气看虚培，真元下陷纾齿者切，车上声将回。芪麻橘皮木香参甘草，柴苍目涩日临涯日落。膨胀肠鸣与餐泄，脾胃不调之所乖。声低倦怠目黯黯乙减切，黯黯，不明也，气弱不知总是憷戴平声，呆也。明·钱塘吴时用不苟小节，杭人呼为吴阿憷。调中益气汤，苍术辛燥，能平胃中敦阜之气；升、柴轻清，能升胃中下陷之气；木香、陈皮辛香，能去胃中陈腐之气。

起睫音接膏诗

倒睫拳毛起睫膏，木鳖子、自然铜喜相邀。钱鳖半五分铜捣烂为条嗅鼻，外将石燕末脑子少许交。研匀石脑匙调水，水调敷于眼弦高起睫膏。

暴赤翳治诗

暴赤之翳风热强，上壅而痛卧眠床。赤肿热泪羞明痒，连芩决明子芥荆芥风硝黄。

血灌瞳人治诗

血灌瞳人目睛疼音同，犹如血灌看呼童呼童看之。最先止痛没药散，大黄血竭茗过喉咙。次将末子黄归贼，枯芩栀子橘苏红。

近视昏蒙治诗

近视昏蒙远视明，阳光大过损阴精。颇闻丸子天门壳，菊花生地咽茶清。

风牵睑出治诗

风牵睑出眼皮翻，胞睑①俱红眦泪涟。胃热肝风芩地骨，茺蔚子，即益母草芩风草大黄铨逡缘切，音筌，衡也，量也。

冲风泪出治诗

冲风泪出怯寒冬，久而夏天洒蒙蒙。肿红热痛知肝实，茶调散子羌芎荞。石决明石膏防木贼，甘菊甘草复而重。

眼流冷泪治诗

眼流冷泪用木耳，烧存性而拨渣滓音第。木贼配研汁抒音墅，挹也盂音于，饭器，汤下遂收言邑里。

到夜珠疼治诗

到夜目珠疼更加，寒凉点洗皆无用。忽然想起夏枯草，多少要须香附共等分。国老对分当枯附之半捣若尘，约之钱半清茶送。娄全善述所由来，亲见人家医此痛。

目病受湿治案诗

有人早起目无见，食减倦慵脉缓散。意其受湿于房堂，果卧

---

① 睑：原作"脸"，据正文内容改。

湿地月将半。二术芪苓橘附子，连投多剂才能看。

睡起目红肿治诗

睡起目红肿血热，卧则热与血归肝。起时红肿过时退，血散自然要改观。地黄捣汁浸粳米，浸晒凡三粥夜餐。

暴赤肿痛外治诗

眼病风热两者交，防芥归尾芷连翘。皮硝胆矾矾石入，煎而熏洗散飘飘。

目红肿痛决明子，决明须以马蹄使。炒捣茶调贴太阳，才干则易必当止一法。腐蒸朴硝点其中一法，烧酒一法青矾一法各煎洗。红枣葱根捣若钱大，眼皮紧闭贴如此一法。黄连脚底水调贴一法，捣碎良姜吹鼻里一法。

冷泪浸淫点法诗

冷泪浸淫双目暗，或以青盲不得阓。覆盆子末薄绵包，饮男乳底一时暂①。蘸点目中偃②在床，不出几天光比鉴镜别名。

白膜遮睛点法诗

白膜遮睛贯赤脉，目生胬肉怕针挑。雄麻雀屎城楼竖殊上声，立也，号白丁香以手撩音僚，取也。水泛研，飞日干邀乳潼东去声，调清点上目开媌音茅，目里好也。

---

① 饮男乳底一时暂：用饮男乳汁浸，如人行八九里久。见《本草纲目·草部·覆盆子》。

② 偃（yǎn 掩）：仰面倒下。《广雅》："偃，仰也。"

目翳治诗

目中翳膜谷精草，防风泔下二药先捣。方称明目饶唇舌，一样强箭射鲁缟白缯曰缟，鲁缟，缯之薄者。《战国策》：强弩之末，不能穿鲁缟；韩愈诗：强箭射鲁缟。

胬肉治诗

棕坛有孙曰化翎，目红胬肉两角睛。读书写字无所苦，大人怀之忧茕茕音琼，忧也。《诗·小雅》：忧心茕茕。本气常宜白术芪，更参他品炊汤粤劈平声，自由也。乃服舒君重本气，误行他剂脾陷侦彳平声。

胬肉攀睛治诗

胬肉攀睛内眦起，始侵风轮及瞳子。肺经风热痒而疼，泻肺之方斟酌以。

倒睫拳毛治诗

倒睫拳毛内刺睛，皮松弦紧痒而疼。碜涩难开胞睑烂，脾热肝风酌量行。

拳毛倒睫日迢迢，蜜调倍子糊眼胞一法。绸藏木鳖卷糜①烂，翻其左右鼻门交左病塞右，右病塞左。一法。

风眼烂弦外治诗

风眼烂弦一抹膏，蚕砂三宿麻油交。研细以之涂患处，多年风湿也难逃一法。山中又采覆盆叶，蒙眼皂纱一幅饶水浸叶。汁滴

---

① 糜：原作"糜"，据文义改。

下眼皮虫出愈，再滴上眼皮过几朝一法。

风眼口津磨石燕，艾烟覆碗熏取石燕三钱。乌梅五倍枯矾荟，三之一股四味各一钱无多研。铜绿黄连又折半二味各五分，十厘真麝亦干干。既成末子麻油进，油得一匙乳二连。眼弦上下均涂遍，及此才瘳叹十年一法。刘长春用炉甘石，椒汤洗后卧点焉一法。

眼皮生珠治诗

眼皮生珠飞黄丹，鲤鱼胆汁调膏子。点三五次泯音黾，尽也然尽，与人道及非夸侈。

丹砂散诗

丹砂统治目肿红，痛热流泪生翳障。炉甘龙脑海螵蓬，赤肿痛加乳没当。烂弦铜绿脑肉硇，眦障胆矾朱真珠毋人诳。

清凉退翳二散诗慧颖方

清凉甘石一两（火煅），三黄（水淬）管一军，冰片青黛飞附为群各一钱。退翳波斯国青黛不到减，加银朱一钱玄明粉麝各五分芳芬清凉散、退翳散。

厥明木贼散诗

石厥明烧灰木贼微炒等分，赤眼夜疼翳障迫音百，逼迫。损其气血肝之家，无关时气感而获厥明木贼散。

慈朱丸诗

慈朱砂丸子曲峡江临江府辖，峡江神曲道地，慈二两曲三两砂何邦未详产砂之地。神曲以生砂一两，药商远至怕惊尨盲江切，明母，犬多毛者。《诗·召南》：无使尨也吠。熟曲千厘粘加蜜，青盲内障倚栏窗慈朱丸。

丹砂散注

　　丹砂入心，制一钱二分　炉甘石入阳明，磨翳退红除湿烂。火煅，童便七淬，一钱六分　海螵蛸除翳，收风泪。去壳，八分　蓬砂除翳胬，八分　龙脑每前药一钱加七厘　乳香　没药俱主赤肿痛，各加四厘　铜绿烂弦　硇胬肉　真珠　胆矾俱主眦障，各加六厘。

　　丹砂令诸药不黏。

屠南洲曰：张介宾称李时珍妙方。

慈朱丸注

　　慈石二两　朱砂一两　生神曲五钱

　　慈石（火煅，醋淬七次，碾）、朱砂（水飞）、生神曲为末，外用神曲一两为粘，加蜜作丸如梧桐子大，每服十丸，加至三十丸，空心饮汤下。治神水宽大如云雾中行，渐睹空中有黑花，视物成二体。

　　慈石辛、咸、寒，镇坠肾经，为君，令神水不外移也；丹砂微甘、寒，镇坠心经，为臣。肝为心之母，此子能令母实也，肝实则目明；神曲辛、甘、温，化脾胃中宿食，为佐。

屠南洲曰：出倪惟德《原机启微集》。

小儿眼疳治诗

　　小儿眼疳肝脾中，肿疼涩泪翳遮瞳。甲咬鼻揉面合卧，胡连六曲无荑[①]音题门冬。

痘后目翳治诗

　　痘后翳生绿豆皮，白菊谷精草离离。粟米泔熬一钱药，柿饼

---

　　① 荑（tí题）：嫩芽，发芽。《玉篇》："荑，始生茅也。"

同之食柿而语助也。一日三餐七日效，远者旬余效可期一法。及观周密《齐东野语》，蛇蜕天花粉，共为末有作为。羊肝合药定米泔煎，一女一甥觉昨非一法。

近时舒氏名诏号宗工，痘家翳法古贤空。痘收而根脚红盘在不须治毒浅翳自落，均收深毒豹藏雄。用药红盘翻出后，眼中翳落坐帘枕音笼，房室之疏也。谢惠连《咏牛女诗》：升月照帘枕。生芪枸菀人参茯，紫背荷叶用相同。神曲白术桂甘草，滚汤调末碗之中。有火去桂加生地，土茯苓片与友恭言药相合如兄弟也。日投此药二三次，饭听虾子鲜鱼鳙似鲢而黑。

尘丝眯<small>尘秕迷视</small>目生翳治诗

眯目尘丝入眼中，泪涩难开睛痛疼。初宜外治久生翳，酒调乌贼草归芫。苍羌赤芍大黄菊，麻黄翘桔补牢空。

丝芒竹木入眼及生翳治诗

飞丝眯目群方贡献也，芥菜汁，点，一法菘白菜汁，一法墨沈昌枕切，穿母，汁也。元结诗：煮鳜为作沈。一法皆不痛。所眯如其麦芒稻芒，洗将藕汁一法空如送。豆豉煎水一法大麦汤一法，其疗云何藕汁共。更闻竹木在其间，蛴螬粪土中白虫，身短足长，背有毛筋，入秋化为蝉捣贴昔人颂。倘因不出翳生焉，散以瞿麦干姜从。

打伤撞破目治诗

打伤撞破目珠哀，眼包青紫痛难开。捣烂地黄敷四畔，地黄饮子过喉腮。生地羚羊芎赤芍，大黄枳壳木香来。若止眼皮乌以肿，水涂生半夏其灰。

飞箭中眼治诗

　　倏尔眼中飞箭向，钳之不动苦千状。点以饴音怡糖饴糖，糯米作者痛即减，待其痒作抽而放。

第三十四卷

头面肿痛方诗

头上面上有风热，风热炽盛肿大疼。大黄僵蚕制为散，姜汁和匀投一觥瓜横切，咒牛角可以饮者也。

牙根面颊兼入声肿疼方诗

牙根面颊俱肿疼，雄黄国丹杏仁腻粉胡粉。大都炒过舂之细，猪胆调敷雄辈捃君上声，收拾也。《史记·十二诸侯年表》：荀卿、孟子、韩非之徒，往往捃摭①春秋之文以著书。

牙根肿痛传耳项方诗

牙龈音银痛肿传耳项，顿生寒热须表开。真正荆防败毒散，如何加入石膏来。阳明湿热上攻故，一投表证退之哉。龈肿不消针刺血，涂以冰蓬散一辈侪②。贯众汤甘葛根豆豉，半熟半生大力子偕。

牙根肿痛传鼻面方诗

牙根尽处初肿疼，牵连面鼻都一样。升麻白芷蒡翘风，归芥蒺藜甘草当。本是阳明胃经火，黄芩石膏泻其亢。线针先取牙根血，冰蓬散子与摩荡。

---

① 捃摭（jùnzhí峻直）：摭，原作"遮"，据《史记·十二诸侯年表》改。捃摭，采集。
② 侪（chái柴）：辈，同类。《说文》："侪，等辈也。"

唇肿黑痛及唇沈昌枕切诗

唇肿黑痛痛无地，猪胆石上摩古钱。涂之三四疾散去，《幼幼新书》刘昉音纺编。唇沈湿烂常时发，马齿苋汁淋疮边。

口唇紧小诗

口唇紧小难开阖，白布搓果安刀上。烧之汁出拭而涂，日四五回还歌唱。青布烧灰于暖酒，内饮之方何者饷商去声，馈也。《诗·周颂》：其饷伊黍。言未知饷何人也。

病人舌出舌短诗

病人舌出制巴霜，纸捻卷之纳鼻孔一法。脑子冰片半分铺舌上，分功亦见其能勇一法。舌短气虚使人参，心热黄连心懵懵蒙上声，暗也。

悬雍垂下方诗

悬雍垂小舌下落下咽喉闷，矾石烧灰共盐花。箸即箸头频点流涎去，秘宝方名孙用和。若是肾寒虚火逼，还吹生附子末勿掌摩莫但摩掌而已。

口疮治诗

烂疮满口青钱要，要二十文奚奴奚，隶役也，一曰官婢。《唐书·李贺传》：贺小奚奴背古锦囊，遇所得诗，投囊中叫，烧红以淬酒之中，自此而还读酒诰言饮药酒之后须读书而停饮酒也。

酒齄音渣赤鼻方诗

肺热酒齄硫杏轻，油调末子包棉里擦之，一法。煎炼盐花并擦之一法，丹雄二末桐油缸盖启一法。红蜀葵花腊猪脂，夜夜取涂而旦洗一法。栀子黄蜡和弹大，清茶细嚼居厅几一法。或用枇杷栀子末，一日三投煎酒醴一法。

鼻中瘜肉方诗

鼻中瘜肉令心劳，蚯蚓寻来炒一条。牙皂一皮均粉碎，蜜糊瘜缩理头幧哨平声，敛发也，所以覆髻。言瘜愈而理头幧。

燥火内焚邪外束，气滞血凝生瘜肉。升夷麻芷藁防风，引胃升清上头目。结破窍通凭细辛，润燥散郁芎劳蜀川芎。甘能缓其辛散以和中，通草茶清少降服摄服也，服从之也。

耳脓方诗①

小子耳脓患经年，经年服药总徒然。昔人谓此肾疳证，桑螵加在地黄丸。外用桃仁炒作末，朝朝棉裹塞流浑音魂，浊也。老子《道德经》：浑兮其若浊。一法。塞法又传灶下土，别名伏龙肝旨忞忞音旻，心所不了也。扬子《法言》：传千里之忞忞者，莫如书。一法。出鸡卵壳炒黄末，灌以麻油痛且询一法。无壳便将鸡子黄，炒出其油效岂贫乏也。一法。青黛与夫黄柏两一法，莎草香附只行单一法。茺蔚叶茎研汁滴，随便采诸原野间一法。又闻恶水为聤耳，燕脂浸汁点之看一法。或以夜明沙麝末，拭净耳孔传群观一法。

耳中大痛方诗

耳中大痛霎时间，有如虫在里边走。或流血水或干痛，蛇蜕烧灰吹岂苟。

---

① 诗：原作"治"，据本书本卷标题体例改。

耳痒流黄方诗

耳中瘙痒流黄水，明者方知肾有风。以刺蒺藜入六味，频吞水竭五音通。枯矾倍子麝全蝎，吹药岂宜独放空。

阳痈总序

阳痈红活光亮者，气血拘毒出外也；根红散漫者，气虚不能拘血紧附也；紫黯乌感切，庵上声，暗也不明者，气血不充不能化毒成脓也；按之陷而不即高，顶虽温而不甚热者，脓尚未成也；按之随指而起，顶已软而热甚者，脓已灌足也；脓血稠厚者，气血之强也；脓色清淡者，气血之衰也。

阴疽总序

阴疽色白而冷，不肿不痛，然其类甚多。有肿而不坚，痛而难忍者，流注也；有肿而结硬，微痛者，贴骨疽、鹤膝风、横痃、骨槽风在牙根等类也；有手、足无名之指肿而痛甚者，脱骨疽也；有坚硬如核，初起不痛者，乳疽、瘰疬也。有不痛而坚，颈项如拳起者，失营也；有不痛而坚，坚如金石，形大如升斗者，石疽也；有不痛不坚，软而渐大者，瘿瘤也。

痈疽总诀

红肿且热且痛是痈生六腑腑属阳，白陷为疽肉肿疮不肿及平漫无头，不热不痛发五脏脏属阴。用寒治痈用热治疽相去声阴阳，巧立名称如俗工随其部位即有题号虚以诳光去声，欺也。寒药治痈，热药治疽，无余事矣。不识阴阳，妄施凉解，杀人而已。巧立名称，竟何裨哉。

谭古愚曰：见《证治全生》。

发背方诗

发背初兴问何如，生姜炭炙止徐徐。层层刮下层层炙，胆汁调连涂看欲无。

对口治诗

对口疮拾溏鸡屎，胡椒入少蜜频频附。荔枝捣肉煮为膏，涂上不停非他故。

贴骨疽治诗

贴骨疽生环跳穴，肿硬而疼却不红。酒调白芥子末将疽拂涂之，内服补温日照冬。

脱骨疽治诗

脱骨肿疼手足无名指，无名之处色如常不红。仰仗麻黄发腠理，安南肉桂炮干姜。

屠南洲曰：并上条见《证治全生》。

鹤膝风治诗

风名鹤膝酒新造，四两等称坛音罩出报。沙糖芒硝五味子，一两之数都无谬。姜汁半瓯兼烧酒，一枚肥皂研匀扫去声。

肺痈治诗

胸紧气急咳痛疴，痰带血腥寒热梭如梭之行纬不停也。申酉燥金方用事，诸苦倍增心靡涯。肺痈将成通气壅，葶苈大枣泻肺葶苈熬令黄色，捣，丸如弹子大，大枣十二枚，以水三分煮枣，取二分，去枣，纳葶苈煮，取一分服邪。

屠南洲曰：见《法律》。

肠痈诗

肠痈小腹觉重坠，皮肿按痛便如淋。汗出恶寒身甲错，脉滑而溲走骎骎①。

小肠痈治诗

女腹膨膨痛快快，昏迷不醒怕将亡。腹皮紧急光亮见，脐下大热里痈戕。细数而来诊有力，谁识有痈生小肠。净桶滚汤注一半，薏苡汤加酒大黄。药到腹疼扶坐桶，滚汤气蒸脓下若流浆。

左尺数弦如度芍音勺，横木渡水，癃闭欲溲刀砍斫。小肠之痈已成脓，国老甘草膏添血竭嚼。

大肠痈治诗

肚满而疼不许扪，久阒音秘，闭门后门气上翻。六脉数大右尺甚，大肠知有痈脓屯音豚。黄芪皂刺香白芷，多使葵根脓血奔。脐腹摸之有冷痛，或更枯矾芍药抡择也。《周礼·地官·山虞》：凡邦工入山林，抡材不禁。其葵单叶蜀红色，黄蜡助条大豆垠垠，犹限也。谓限如大豆之大，而不可小也。

胃脘音管痈诗

胃脘生痈必自痛，手不可近寨绗衡寨绗，缩㿲之也，见《史记》；衡，眉目之间，见蔡邕《释诲》。诊其胃脉沉而细，人迎紧盛伤寒振音枨，触也。脉类伤寒，有此见抌触之。

---

① 骎（qīn 亲）骎：迅疾貌。《广雅》："骎骎，疾也。"

鱼口便毒横痃悬痈四部位诗

两胯合缝问疮名，左为鱼口右便毒。小腹毛边结横痃，悬痈生在海底穴，在谷道之前、阴器之后豚音笃，俗谓尾下窍曰豚。四证要皆分阴阳，纷纭异姓殊宗族倘有阴阳杂错。

痔疮治诗

痔发当初酸指甲水煮，食之洗之一月消。皂角烟熏灰有用，鹅之胆汁与灰调涂之。火坑掘坑煅赤萸酒纳萸酒于坑中坐熏蠶，葱白熬汤有血浇。

肛痔痛疼木鳖仁，雌雄各五择带润者杵而匀。分作七丸碗覆定置湿处覆之，看看移干就湿频。唾化一丸敷痔顶，止须七个屈旋申。

大肠痔疮煅虾蟆，以猪广肠用大肠头截五寸。扎定两头煮熟焙，二末和同几剂进。

痔如虫咬不得止，谷道红痛不可已。皆以菟丝熬黄黑，涂之须用白鸡子。

痔疮痈漏治呶呶音铙，欢声。《诗·小雅》：载号载呶，矾石青盐猪尿脬音抛，膀胱也。《史记·仓公传》：风瘅客脬。末贮阴干每半两，赵公经验方名道此謷音敖，甚也，言道之甚。

痔漏有管治诗

痔漏有管黄荆子，焙枯半两伴沙糖。陈酒送投管退出，病休药止金医偿。

痔漏青盐矾罔旦霄，细粉且装猪尿脬。赵公经验载于纸，一十二铢食晚朝。

横痃治诗

横痃腿界小腹旁，坚白微疼即阴疮。皂刺六钱为粉隔布袋，糯米二合同烹粥饮日日尝之。

胯眼臀①疡音恤阳治诗

胯眼臀疡真可恨，山药沙糖捣恃持上声，待也储。先以面圈肿处罢，从容上药免粗疏。法外有法草乌末，皆言对入酒糟铺。

便毒治诗

便毒初然何所主，炒温葱白先椎烂布包弄音举，藏也。摩揩楷平声，摩拭也久久再温葱，盐入其中敷令去上声。

阴茎肿痛治诗

阴茎肿痛硫矾草，煮汁连连以浸诸。再用鸡子黄调蛇床外治，木香枳壳饮汤除。

烂茎治诗

唐靖烂茎二三寸，缘从周子守真问。诃子烧灰入麝香，米泔洗后麝诃进。湿痒肥皂烧调麻油，《摄生妙用方》书名可信。二十四铢炉先生炉甘石，孩儿茶但以八铢算。煅石淬醮期五回，麻油调傅古人训。

玉茎穿烂杏仁烧黑，七个研筛当绝细。一分冰片与之匀，冰片亦磨细于肆陈设货鬻之处。葱汤浣濯拭干涂，先于好肉生根蒂。手拂轻轻渐至疮，不痛收功看水荬奇去声，四角、三角曰荬，两角

---

① 臀（xìng杏）：肿。《玉篇》："臀，肿痛也。"

曰菱。《楚语》：屈到嗜芰。

烂茎治法诗

茎烂汞二钱五分铅五钱，化开即入汞搅匀，急倾入研子内磉至不见星化作尘，蓬砂一钱轻粉二钱五分共寒水石，三钱五分，以上研和极细。艾叶椒葱澡洗涂，如畏痛难洗，即以药水入瓶，就瓶口熏之止痛，盐前末。又治舌尖咬断方，没乳煎含后盐此。

乘醉入房茎端肿裂治诗

樊子敬天际①赤肿，碎裂如丝痛不禁平声。素禀阳旺嗜烧酒，乘醉入房止自任平声。岂知酒毒随欲火，一旦下注于前阴。葛花解酒军大黄泻热，栀子车前向导临。

王七宣曰：舒驰远樊敬天案。

囊肿光亮治诗

肾囊肿似琉璃灯，塘内浮萍筛以贮丁吕切。坐在水盆之上晒，每末千毫断木杵断，音短，截也；杵，音处，舂杵也。《易·系》：断木为杵。

阴囊湿痒及囊茎肿痛治诗

阴囊痒湿松毛煎汤浣，茱萸之煎功不远。肿痛囊茎煨葱白，椎盐敷上立和软。

阴下湿汗治诗

阴下湿汗治以滑石，又使熟石膏撺在钵。滑廿四铢一两膏五

---

① 际：边缘，此处指茎端。

钱，枯矾约略盐去声狭阔。

燥囊牡蛎散诗

燥囊牡蛎醋煅，一两散蛇床，枯矾苦参硫黄，各五钱雄黄一钱。先将苍椒盐煎洗，洒药其上以相当。客道唾调涂甘石，轻粉鸡内金脑子香。

脱囊治诗

脱囊生毒因穿烂，肾子落出汤洗紫苏。即将梗叶末其上，青荷包裹解懁悇懁，音罩；悇，他胡切，兔平声。懁悇，怀忧貌。后汉·冯衍《显志赋》：终懁悇而洞疑。翘苓归尾通甘草，赞相①黄连启口须待也。

子痈治诗

肾子作疼不升上，外显红色名子痈。枸橘即臭橘，俗名铁篱笆一枚陈川楝，芫草赤芍泻防风。

石疽治诗

石疽不痛小成大，筋红则怕青无害。到林折柝取其仁，醋磨青石拂其际。干则易之连十回，视其根硬业已退。

甲疽治诗

甲疽五趾皆延烂，盐汤洗拭绿矾烧研末。厚敷软帛缓而裹，汁断疮干可首翘举首望日。翘首，言其速也。白疱更生便擦破，洗濯涂敷日一朝。

---

① 赞相：辅助，佐治。

张春田曰：王焘《外台秘要》载张侍郎病甲疽，医处此方如神。

脚趾烂穿研滑石，添成六一散方灵。近云蚌壳擂粉盐去声，细茶嚼傅疮口平。

毒起止疼散肿治诗

毒起止疼兼散肿，芪归银草大觥投。酒水须当使各半，神方定与鬼神谋。

痈疽内外一药诗附疔

痈疽不痛使他痛，如或极疼要不疼。烙手即时清冷好，气虚冷溃收之能。五钱远志末酒来煎，少顷澄清杯酒擎饮清。乃以药渣敷患处，陈氏《三因》记载明。杜仲故纸我曾试，憎寒恶热肾家疗。煎饮敷法悉相等，乃竟屡投无不灵。

消痈简便治诗

宰相杨愔字遵彦，高齐宰相痈疽甚，进召之进也马嗣明问所图。溪采粗顽黄石到，形如鹅卵鼓红炉。须臾其石烧已赤，醯里连投石解肤石皮。烧淬循环都化尽，取投苦酒日朝晡。

痈肿焮痛治诗

痈毒常多焮且赤，至于大痛有烦冤。大黄生末醋调附，屡附屡更愁易欢。

生毒无头治诗

生毒无头用蚕茧，烧灰酒服多蒙嗤笑貌。《后汉书·樊宏传》：时人嗤之。一枚出一头二枚出二，昔人已试欲传开。

痈硬不穿治诗

痈硬求穿人头颔五感切，低头也。《左传·襄公二十六①年》：卫候入，逆②于门者，颔之，火烧荞秆以淋碱音减。渐渐熬稠盐入内，调石灰末功一览。

痈疽不敛及生蛆治诗

痈疽不敛疮口深，染于疮上丝瓜汁一法。烂穿日久自生蛆，木香槟榔敷之法一法。烂痘生蛆原有规，铺卧引出嫩柳叶一法。

毒烂不收治诗

毒烂不收露蜂房，要取其房兼子者。牡鼠之屎青橘皮，楝子立冬收可也。瓦烧存性共三钱，陈酒调之灌汗被盖取汗奇方寡。

溃烂不收治分内外，既投煎药向里安。大活鲫鱼去腹杂。羯羊屎来填瓦炙干羯，音讦，杀羊割也。好麝十分同固贮，撒上其功可立观。除去麝香有别用，涂发易生黑好看。

患孔毒根治诗

患孔毒根何以名，恶肉突出之缘故。一日一贴平安饼，外将膏药来遮护。连朝不痒痛无闻，毒根落下方才住。饼是乌梅肉一钱，轻粉半之五分无过度。合研不见粉星光，如硬用口津小许做。

漏疮治诗

久不落痂诸漏疮，姜以连皮切片良。涂矾于上炙焦细，贴之

---

① 二十六：原作"十二"，据《左传·襄公二十六年》改。
② 逆：原作"迎"，据《左传·襄公二十六年》改。

毋动验昂昂。

骨疽不合治诗

骨疽不合无能耐，或时有骨出孔中。掘地作坑深三尺，上狭下宽教土工。干鸡屎白二升要，荆叶及艾捣须农有力者。入内烧烟疽口就，衣盖半天当有虫。一法癞虾蟆一个，乱发如鸡子大喝喝音颐，语声也。四两猪油煎枯了，去渣凝结颇膏秾音浓，稠密也。附子母桑根白皮烹浣濯，无脓秽气任吹风。煅龙骨末盐去声四畔，即取前膏顶上蒙。

疮中朽骨治诗

疮中朽骨皆因漏，乌骨之鸡胫骨斯犹断也。实砒骨里盐泥固，煅红作末坐庭堂。饭丸如粟不宜大，纸捻之中一粒藏。一粒每回入窍底，加膏拔毒竟翱翔。

发疹治诗

头疼发热见红疹，疹属太阴风与热。风薄梗芩蝉壳甘，四剂霍然皮光滑。

喉下结核治诗

喉下一核大如李，两旁小核相比连。翘栀贝桔薄龙胆，海藻玄参麦牙丸。温酒每投大弹子，肺心有火结一团。

瘰疬治诗

瘰疬渐大如桃核，累累项间色不变。当用子和控涎丹甘遂、大载、白芥子，曩①曰陈言法甚善。每以三分不贵多，姜汤送服日三遍。

瘰疬初成怕冷热，草乌半两为末及木鳖。木鳖二枚米醋磨，葱头蚓粪杵音处，木椎无别。傅之纸上摊平匀，剪孔贴疮容气泄。鸡子之清半夏星，茱萸大蒜相交结。

瘰疬硬坚贴牛胶，溃者将膏搓作线。寸许之长纫②音壬入孔，频换必消须眼见。

瘰疬恶疮头疖软，白胶香觅蓖麻囤豚上声。万毫一两白胶瓦熔化，简择渣净似人赶。麻之成数上六十，又当加四毋增损。研蓖麻搅熔胶略入油，煎试柔刚帛贴悍毒来勇悍。

瘰疬破烂荆芥煎洗澡，雄黄樟脑麻油扫。《活法机要》载此方，何嫌法众广征考。新出窑灰滴水开，调灰揭瓮桐油舀遥上声，抒白也。未敷先洗蜀椒汤，应是仙传与庙祷《集成》号为白玉丹，云仙方无比。

遍身痰核治诗

遍身痰核芫花雄黄，入鲫肚中纸裹煨。空心服下泻连次，随投冷粥不更衣。

瘤核治诗

曰瘤曰核生皮上，或软或坚不痛痒。生南星大者椎烂如膏，米醋七滴调来往。钻孔于纸气能通，贴之觉痒连三膏两膏。

项瘿婴上声治诗

瘿生项下针砂水，针砂浸在瓦缸底饮、食皆用此水。十天一换

---

① 曩（nǎng 攮）：以前，从前。《说文》："曩，向也。"
② 纫（rèn 任）：本义指纺织，此处谓穿、引。

砂半年消，《仁斋直指》恺开上声而悌音体。恺，乐也；悌，易也。言其怀和乐平易之心以教人也。

鹅掌风治诗

鹅掌风生掌指间，硬皮燥痒心烦难。红砒钱计麻油两，敲细红砒油里煎。烟尽砒枯为准则，沥油瓶贮几头安。临用火烘擦几到，愈而斯罢觉神欢。水熬艾叶将瓶载，瓶口手熏要数番。

白癜颠去声紫癜治诗

白癜癜，风斑片也外方白茄蒂，喜共硫黄擦去风。墨鱼之骨醋磨拂，一片生姜掌上攻。醋磨知母擦紫癜，治法两分白与红。内医白癜蒺藜散，刺蒺藜子六两充。捣成生末二钱服，一日两回早晚中。一月绝根才半月，白处转红西忽东。

疔疮治诗

疔疮初起刺将破，宿根葱白生蜜和。杵贴两时疔即出，醋汤洗矣客来贺。

刀镰疔治诗

刀镰疔如韭叶宽，长有寸余肉紫黑。忌行针刺早须知，矾石三钱七葱白。捣分七块葱汤下，蒙头取汗真良策。无汗葱汤饮以催，涂溏鸡粪化其核。

红丝疔治诗

红丝疔起手掌节，形似小疮人不知。丝牵手膊音博生寒热，甚则恶心呕吐之。红丝尽处针挑出血急，即挑疮破戒迟疑。

冷疔溃烂治诗

冷疔初起于脚上，紫白之疱透骨疼。渐至烂疮孔紫黑，血水气秽久未平。前有好方铅粉散，净铅四两化而倾。倾入水中凡百遍，铅尽取末三钱称。松脂一钱黄丹轻粉五，加麝一分方已成。方成先以葱汤洗，疮上香油调末行。

杨梅疮治诗

杨梅疮毒使人恶，《医学统旨》叶君名文龄著。槐花龟板都成两，一炒一炙均要做。雄砂以比四之一，轻粉十一此其数。每服一钱日再投，蜜丸茶下七天去。

杨梅疮又号广东疮更有棉花、天疱诸名，雄黄恰用一钱半。杏仁去皮三十枚，雄黄三股轻粉二算一钱。胆汁调敷三日愈，忠州《积德堂》中案唐·陆贽著。愈后疤痕黑且红，大黄矾石涂能散。《幼幼集成》更谓杏轻雄，下疳蜡烛皆定乱。

服轻粉破口治诗

水肿杨梅服轻粉，口疮龈音垠烂湿流吻文上声，口之四周也。金器煮汁频含漱，杀其粉毒《外台秘要》，唐·王珪之孙焘作本本之《外台》方也。

龙缠疮及面上脓水有壳疮治诗

龙缠疮看水缸底，蚯蚓椎涂没影踪。百合山中又去采，询其性味也治龙缠疮。通治面疮脓有壳，捣生百合以频封。

天蛇疮治诗

天蛇指上似蛇头，且痛且红斯可畏。其所最怕似雄黄，为末却装鸡子内。患指贯中一宿经一法，烧着蜈蚣烟昧昧熏之。连用三条即见功一法，浸之烧酒惠不费一①法。鸡子也将莱菔更仍纳雄黄，蒸之半熟堪同治仍套指，一法。套指鸡蛋入粪清，人嫌秽恶而功实无二一法。粪清又以猪胆更，时人屡验频经试一法。

艾怀书云苎麻丝，缠其病指当节处。剃下头发篝中火烧烟，伸指熏之上用布罩住。视其两侧见白点，见其白点以为度。一点单眼两点双双眼者重，熏一二时麻解去。而我每投雄黄解毒丸，外边未尝以药傅。三四服后病如失，肿消痛止还其故。

白秃头疮三法诗

白秃头疮窑石灰，久炒色黄退火气。马齿苋寻园圃中，捣汁调敷姑且试。鸡蛋十枚破搅匀，香油荡饼儿头盖。冷时更将一面煎，数盖全瘳书上记。炒末针沙苦酒和，车凌云说研朱志②。铁落以医头秃闻，以落换沙取便易。

蜡梨治诗

蜡梨独核之肥皂破为两边，去核洋糖灌满盈。糖内巴仁更取入，三枚约计庶几平。合之扎定盐泥固，火煅存性作末停。剃头香油调恰好，八分各入槟榔轻二末各八分，入前末内调。炉灰煎汤洗后涂药，明日再涂头上宁。

睑音检疮烂痛盐药及破流黄水渐开治法诗

睑疮烂痛盐药轻粉，乳香竭没密陀僧等分。破流黄水渐开大，松树之香一钱五分外国青黛，一钱二分。黄柏樟脑水银粉各一钱，

---

① 一：原无，据本诗上下文体例补。
② 研朱志：谓用朱笔评校书籍。

青布旧藏用可更。卷药麻油浸透大热如劣切，滴油蘸抹毒能捆姑登切，亘平声，引急也。引急不使毒蔓沿。

头面肥疮治诗

头上肥疮黄水流，沿生渐渐至眉耳。连用五钱轻用三，调以麻油涂碗底。干湿得中碗到悬，灼艾缓熏黑色止。地逋①出火片三分，麻油敷疮面平犹砥音纸，平也。《诗·小雅》：周道如砥。

羊须疮及头生蛆治诗

口下生疮羊须号，红枣烧灰清油到。头上生蛆丝瓜叶，汁至其间蛆绝告。

疮若火烧及风热腮肿治诗

疮若火烧生在面，与彼风热肿颊腮。俱以丝瓜烧作粉，取水更当呼蜜来。

肩担疮治诗

肩担疮取麻油爕，石胆雄黄两味湿涂之。笋箬火焚亦爕之，以酒涂之，再饮雄末爵里屘屄屄，戭入声；屘，音蛰。屄屄，从后相蹑也。

流火治诗

流火燃欣去声，发热红在脚腓音肥，虽疼虽肿不穿烂。矿灰投化水缸中，明日一层凝水面。取起桐油和稠浓，每天涂脚行无倦。医时口味最宜清，愈后自然不再患。

---

① 逋（bū 晡）：出，亡。《说文》："逋，亡也。"

血风臁疮治诗

血风臁疮买水粉，四两碗中水匀调。艾烟熏燥后加乳香少许，研，香油同作隔纸膏一法。旧船油灰烧过后，发蘸桐油瓦炙焦。仍以桐油调膏子，刺孔贴疮两法昭一法。烂疮之治有四渖①，黄连芩柏公猪胆。既辨四渖煅甘石，淬渖涸干没兆朕沉上声，兆也。乃研片麝捣猪脂，贴烂可言于此审。我询程子汉青时，熊瑞云同说连头頷②五感切。

臁疮治验诗

明甫胡姓臁疮方经九十，痒肿紫色皮甦甦音近照母之汁，甦甦，盛也。不用膏药燥裂痒而疼，膏盖水流鞋袜湿。脾湿下流元气陷，补中益气升提纳。热清黄柏湿燥苍，茯苓泽泻膀胱欲呼合切，敛受之意。山居远于市觅家中，留心外药思周匝。燥湿散瘀陈石灰，清热无如侧柏汁。增添火酒为从治，明日疮干宾会合。地是苏州别古吴，蒋士吉古吴人承胡生乏。

臁疮久烂治诗

臁疮溃烂历年所，铅丹黄柏灶心土。赤石脂轻粉油调绢上贴之，收疮渐可皮肌补。纵痒忍之切勿动，赵宜真著《济急仙方》烂疮与。

臁疮蛆蚀马齿苋操持也，蜜调一夜虫皆逃。仍同葱白矿灰捣，阴干研附众言褒扬美也。

臁烂小虾三十尾，去头足壳用虾米。研同糯饭隔纱贴，仍将

---

① 渖（shěn 沈）：汁液。《说文》："渖，汁也。"
② 頷（qīn 亲）：点头。《说文》："頷，低头也。"

纱罩经宵里。明日解开尽赤虫，煮洗葱椒再做起再行贴法。

腓疮治诗

腓疮若粟一般见，搔之渐大成一片。痒不自存黄水流，百药煎，研末唾匀油屏贱。起先贯众煎汤洗，王玺姓名，玺，音徙《医林集要》书名善。

腓疮成漏治诗

腓疮成漏化石灰，熏之洗之师怪傀音瑰。《周礼·春官·大司乐①》：凡日月食，镇岳崩，大傀异灾。有脓以火燃蛇蜕，水和涂其间虫出阅音呙，开门也。《鲁语》：阅门与之言。

阴囊两脚疮治诗

阴囊两脚疮顽厉，一两草乌盐水际。经宿浸一夜炒红为末子，熟煨腰子去膜翳。小酒盘抟比碧豆过些，盐汤转下钱宜二。

魄门牝户阴茎疮治诗

魄门肛门牝户阴户阴茎烂，不愈意中多所失。鸡内金来无落水，焙之瓦上投疮毕。早晚更淋肥肉汤，乃知男女其功一。

遍体疮治诗

遍体生疮痛不痒，粘衣搭被苦床上。席间须布菖蒲末，盖覆得眠疮忽往去体也。

---

① 乐：原作"寒"，据《周礼·春官·大司乐》改。

坐板疮治诗

坐板疮寻青布于笥①思去声，浸透桐油微无也是戏。麻子膏油合雄黄末一钱，布燃爝吹灭熏老稚。

坐板丝瓜皮圜有，疮头敷布瓶烧酒一法。桐油少纳石灰细末煎，滚退两回毋煎狃习惯，言久也。恐其太老成干硬，但抹桐油疮敛朽一法。

足指肿痛流黄治诗

足之大指起于肝，忽然红肿痛蹒跚音盘珊，跛行貌。但流黄水不作脓，此为郁火下来钻。昨闻有方陈猪肉，贴之痛止睡声鼾汉平声。

黄水疮治诗

湿热团聚也肤气血妨，碎小渐成黄水疮。雄黄雌黄乌头各一两，三钱之分松脂香。乱发一团烧存性，猪油六两化犹汤。乌松同煮发消尽，密绢酾清纳二黄。搅匀器贮涂疮上，水干无痕衣看房言疮愈间暇而看衣于房也。

湿疮治验诗

酒食鱼虾发物过，生风蓄热奈之何。湿疮脐腹二阴处，身面微浮尿涩耶。九十六铢马齿苋朽烂，百分青黛手摩挲。涂之痛与痒皆去，八正散木通、车前、萹蓄、大黄、滑石、甘草梢、瞿麦、栀子、灯心方急似梭言当服此药之急也。宋修《衍义》寇宗奭音释，

---

① 笥（sì 四）：古代盛饭或衣物所用之方形竹器。《说文》："笥，饭及衣之器也。"

医官通直在政和政和，徽宗年号。宗奭官通直郎。

疥疮嗅药治诗

新建戴效先来斯，疮法闻匪夷所思。石硫黄槟榔都梁芷白芷
也，产于凤阳府盱眙县之都梁山，上皆粉烂爨和也麻脂麻油。起先
擦摩掌上热，合手握药脂爨药如弹大嗅间去声时。肺主皮毛胃肌
肉，脓窠脱体适高陂音碑，阪也。

疥疮治诗

治疥大风子番音潘，吴芮以百粤之兵佐汉高帝平秦，封番君山
谷，捣烂三钱其所独。轻矾钱半细粉成，二两猪膏旧腊蓄。麻黄
半两熬油中，麻黄色黑滤渣鸡桀目之。桀，鸡栖杙也。《诗·王风》：
鸡栖于桀；凡注视曰目之。《史记·陈丞相世家》：陈平去楚，渡河，
船人疑其有金，目之。鸡桀目之，言欲取羽涂药。疥疮之法杏轻雄，
枯矾樟脑椒蛇床汞。木鳖大风油核桃，裹葛疮间时擦捅动上声，引
动来去不定也。或但核桃并汞樟，大风子肉为主统。

身面烂疮治诗

烂疮身面成孔曰，家蒸糯饭正逢时。甑边气水盘承受，疮间
频扫即生肌。

顽疮不敛治诗

日久顽疮不得敛，须要松脂五十分。银朱五之一一钱等称足，
石灰十之一五分千年坟中者。一两香油化末子，纸摊以贴自收存。

岁久恶疮治诗

岁久恶疮百治不已，燋痛难休敷马齿苋。酸寒叶小采不迷大不

入药，滑肠散血消肿起。唐时相国武元衡，在西川胫疮鲜聊俚聊、俚，皆赖也。《汉书·张耳陈余传》：使天下父子不相聊；《季布传》赞：其画无俚之至耳。到京厅吏上此方，李绛《兵部手集》书名纪。

诸疮一药诗

诸疮一药易贮收，注下粗瓷桐子油。乃用槟硫摩辗转，花椒之末入而稠遍涂疮上。

翻花疮治诗

翻花恶疮根深瘗①幽也，肉如饭粒流脓溃回去声。柳枝柳叶煎膏涂，鸽屎炒锅黄又继。

恶疮涂药诗

恶疮三十枚巴豆仁，以炆麻油中，待仁黑拣迁。硫黄轻粉与油得犹契合也，疮药婆心②《普济》搴音愆，取也。周宪王《普济方》取之。

疮熏被法诗

疮熏被法艾绒一两雄黄，三钱，共三分之，绵纸裹条爝箸中。熏所盖被登床卧，药分三条恙离躬。

痒疮癞疮洗法诗

痒疮药水无轻毁，采山茵陈锅滚起。或用洗法苦参汤，半斤

---

① 瘗（yì忆）：深藏，埋藏。《说文》："瘗，幽埋也。"
② 婆心：谓仁慈之心。

切片挑河水。四瓢熬药滚锅中，参惨平声水一瓢火即已。滤渣猪胆五枚沥入洗之，若疮癞遍身浮萍以煎洗。

癞疮治验诗

癞疮穷乏丐而茹如去声，食也，偶乞麻油有用处。麻油浸坏乌梢蛇，不惜与饮癞瘳欣奇遇。

项癣治诗

颈项之场成湿癣，芦荟炙甘草半夏粉。浆水洗癣完涂立干，中山《传信》中山，即定州，注详前真恳恳音垦，切也。

顽癣新鲜皂角刺，五月初旬取煎膏初煮浓汁沥出，次易水煮半清汁沥出，并二汁慢煎成膏。膏成入少醋再煎稠腻，剃癣涂敷使毒消。日剃日敷恶水尽，从今有效免谠谠音铙，争声。扬子《法言》：谠谠者，天下皆讼也。

顽癣烂肌巴豆仁，三个椎泥生绢裹。轻擦数回三两日，吾尝用此无虚者。

癣疮扎一握灯草，无事其间随便扫。数扫不知而不觉，愈矣陈赟卿见姓赵上声。

第三十五卷

闪颈挫腰治诗

闪颈挫腰蓬砂碎，骨簪之脚含口内。带津粘粉点双目，连点泪流好时晬祖对切，精母。晬时者，周一时也。

挫腰复元通气散木香陈，茴索穿山甘白丑。血瘀不移锥比刺，夜重朝轻活络散纽系也，结而可解。乌乌草、川乳没胆星蚯，加麝灵脂于钵缶。

损伤气凝血滞治法诗

一切损伤气血滞音彘，蒸净黄土布包熨。甚者则闭其后前，豉二合五炊进喙虎秒切，口也。筋节脱离生蟹椎，水酒共食渣伤对。

跌扑音朴治诗

跌扑气伤陡音斗闷绝，败笠可败席亦可烹酒啜。接气以元补其元，车凌云在座间说。

跌地闷绝治诗

跌打闷地形声寂，圃韭捻切泥母，年上声，手捻物，此出汁也。汁于根合童旋小便。儿熟睡床连叫醒，令其小便下裳褰上衣下裳；褰，搴也。《诗·郑风》：子惠思我，褰裳涉溱；《礼·曲礼》：暑无褰裳。清醒呼尿或靳固靳，斤去声。靳固者，制其行也，自然此际独能悛切清母，音铨，改也。有客执韭经过屋，触道高安胡国源。

折伤简便方诗

折伤墙下觅乌古瓦，火烧醋淬黄休语言至黄色便语休也。刮细酒汤三十分，方神物贱焉用贾买也。《左传·庄公十年》：吾焉用此以贾祸。此出邵以正真人，骨断筋离兴栩栩吁上声，栩栩，喜貌。《庄子·齐物论》：梦为蝴蝶，栩栩然蝶也。

坠马折足治诗

定州北京真定府崔务坠马僵即僵字，偃也，仆也。《荀子·仲尼篇》：可吹而僵也。言其人可以气吹之使仆，喻不足恃也，虽安不敢驾腾骧马行迅疾。飞水飞取赤铜打下屑醋炒见火星，研，酒落到其手足伤。亡后十年骸改葬，细观铜束折所创音疮，伤也。苟无《朝野金载》唐·张鷟著出，奇功焊音汗，固金药骨只铜藏。

跌打折骨诗

跌打折骨记《永类》方，酒调白及末一钱意。其功不减自然铜、五铢钱，铜、钱二味肺家血出吐之浮水亦无异。

跌破出血诗

跌破出血问杨姓，《直指方》杨士瀛著中曾救应。偶食庖厨乌贼鱼，骨粉包留于瓦甏彭去声，瓮属。西川羌活莫争能，拦阻彼强此亦劲。

跌打简便救急诗

跌打虽危苏顷刻，野菊花枝叶皆得三同功。子月采取而阴干，童溲酒水三疾克。

跌扑损伤治法诗

跌扑损伤方有两，大老黄茄末酒爽清快。黄明胶又合干冬瓜，熬焦以进相依仿。被盖取其微似汗，青肿立消传世广。外边尤有大黄法，姜汁调翻痛处襁居仰切，姜上声，犹缚也，古人用约小儿于背者。

跌打气郁心痛治法诗

气郁心疼跌打后，喜紫荆皮爰骐骥各二钱。香名熏陆乳香没通草各一钱，乌头酒炒八分匹砂研水飞，四分，每末一钱，灯心煎汤下。

坠扑瘀血攻心治法诗

瘀血攻心因坠扑，面青气短看从木。水粉一钱和水服，其人未几起吞谷。

打扑瘀血不去治法诗

打扑其人有血瘀，在骨节及胁外总不去。生铁一斤酒三升，煮到一升吞急遽。

跌打吐血不止治法诗

跌打吐血山草捋音衰，引取也，荷花池畔说人游。阴干花从酒调酒尝未达，杨拱《医方摘要》置几鬃音休，以漆漆也。

跌打垂死治法诗

跌打一息犹未谢，马钱肉桂降香麝。看伤何部引经加，末子炉烹水酒化。巨胜即脂麻，用油马钱熬得酥，肉桂去皮何须话。桂香都用一分许，三之而足三分马钱跨。麝方比也二味尤其少，约略三厘即便罢。

接 骨 诗

接骨蓬砂十五分，当归水粉各钱群。苏木煎汤传薪烬，苏汤频饮续人筋。

接骨将军大黄二两督，五加牛膝各一两陛下翼上声，天子阶曰陛，天子至秦称陛下。蔡邕《独断》：天子必有近臣立于陛侧，臣与君言，不敢指斥，故呼在陛下者而告之，因卑达尊之意。以大黄为君，则加膝等犹之陛下也足。两乌草、川虎掌南星胡椒各五钱佐，艾二钱五分更中分香满屋。白用葱而汁用姜，葱白十条姜汁一碗办宜速。韭魁头二两诸末齐，椎熬敷上对时复。

打伤治法诗

打伤虫白蜡三股，滕黄一股加巨胜油补。火化涂即血痛改观，汤泼火烧人亦与。

打扑伤肿火烧地，饮酒以麻子膏配。偃卧也。《诗·小雅》：或息偃在床于热上醒无迹，松阳县，处州府辖斗欧①官验未。《行营杂录》赵葵书，此将在于赵宋世。

匠人治跌打破伤诗

有儿登楼跌落杷齿上，头破骨血流闷死。监生姓程其名式，修理城隍屋旧毁。亲见匠折古墙砖，虫丝内膜胡州绵相似上声。取贴伤口指轻按，肉膜自粘布扎止布扎止而不用。指按一下切莫二即灌，血止痂结数日尔。嘉庆三年②督乡兵，宁州贼创刀创二人疮音纸，殴伤也。式亦急忙用此贴，未几即能安步履。

金创《前汉·曹参传》：身被七十创铁扇散诗

金创铁扇散龙骨，上白者，研象皮，切薄片，焙黄，弗令焦，

---

① 欧：通"殴"，殴打。《史记·留侯世家》："良愕然欲欧之。"

② 嘉庆三年：按张望自序称是书作于乾隆四十八年，则知其在书成以后又有所删补。

各五钱。象,祥上声,觅老材香山陕想山、陕用松香、黄蜡涂棺内,迁葬时,棺朽,香蜡如故,谓之老材香。东南以圹①中石灰代之。飞矾矾石熬透松香寸柏香即松香中之黑色者,二香熔化,倾水中,取起晾干,各一两,剭腹剭,滷去声,插刀也。《张耳陈余传》:莫敢剭刃公之腹中者出肠或石破颡。末敷创口忙挥扇,血止人苏明日结痂爽。卧于热地当知禁,伤处发肿黄连煎水以翎毛蘸上。事在阳曲大谷县,二县太原府所掌。其始阳曲韩士勇,大谷卢医福尧学而两。卢福尧于雍正中,塞外神僧授方曩。

金创治诗

金创苎麻叶夏圃手摘取,石灰作饼挂檐牖。或将灰和黄牛胆,月在季冬须彼有。急时取用咄嗟②办咄,敦入声,结痂病者之往也熬糗蚯上声,炒米麦也。迓家熬糗,病愈而往视也。

金创鼠子未生毛,韭白般多无矮高。石臼之中同杵烂,石灰捏饼挂檐乔高也。《诗·周南》:南有乔木。阴干以待他时用,刮落掩创宜帛包。

金刃伤人入骨里,半夏白薮舂细在才上声,转读慈上声。一日三投久自出,每服不过方寸匕音比,匙也。

刃伤痛甚治法诗

刀伤之痛欲死昏,地丢低樛切鸡骨炭铿然坚者名鸡骨炭,丢在地上铿然有声者也。松香相等更用老韭菜,汁入合椎阴久坚。客指掩处乘家有,其末白矾石黄丹。

---

① 圹(kuàng 矿):墓穴,坟墓。《说文》:"圹,堑穴也。"
② 咄嗟(duōjiē 多街):犹呼吸之间,迅疾也。

止血生肌治法诗

生肌止血没瘢表瘢，音盘，疤也。《后汉书·马援传》：吴王好剑客，百姓多疮瘢，盐蓄杨梅和核捣。做成饼子密收藏，末傅其创神圣宝。

刮花乳石末刀创恙，肉合不作脓方岂彊强去声。《史记·绛侯世家》：勃为人木强。掌禹锡林亿椠铅椠，签去声，椠板三尺。汉·扬雄怀铅提椠著《方言》，嘉佑宋仁宗丁酉，命掌禹锡、林亿作《补注本草》饷荒去声，一作贶。魏文帝以所著《典论》及诗赋饷孙权。

舌断重生

舌断重生活蟹炙干，末敷亦遗大投艰。吾意疗门铅粉散，通而用之拾于箪①。

接断指诗

黄陂音碑，今汉阳府辖江尉解银赴京，盗伤两指治兢兢。降真香料象牙脑子，断指幸存取合胜。

杖疮未破治诗

杖疮未破研黄土，刷之童尿鸡子清。干即温水洗复刷，紫色转红愈渐萌。更涂两胯有拦阻，防血攻阴莫视轻。

杖疮青肿治诗

杖疮青肿用绵纸，打湿以盖其伤痕。烧过酒糟捣铺上，痛处渐如蚁行焉。热气上升即便散，妙法宁输豆腐亦贴杖疮贤。

---

① 箪（dān 单）：古代盛饭的圆形竹器。《汉律令》："箪，小筐也。"

刑伤足手诗

夹棍生姜酒醴陈，炒温以罨于其痕。若是伤其手指者，煮皂矾汤浸洗熏。

第三十六卷

五绝吹奶喉痹盘肠产同法诗

五绝缢死、压死、溺死、魇死、产死。缢,音翳,悬绳经也;魇,厌上声,梦惊也吹奶肿痛急喉痹,盘肠生产子肠先出,产后不收皆非细。以嗅鼻中生半夏,每逢此等胸先记。张杰著《子母秘录》医五绝,濒湖《集简》取涎喉痹治。刘长春有吹奶法著《经验方》,随左随右嗅其鼻音备。

缢死治验诗

缢死遵依众法余,或更取生雄鹅置其人口畔。稍将指禁闭其嘴,鹅叫人苏那用唤。

故老所示辟除缢鬼法

法于自缢之人尚在悬挂未解之时,即于所悬身下暗为记明,于方行解下时,或即用铁器,或即用大石镇而压之,然后于所镇四面深为挖取,将所镇土中层层拨视,或三五寸,或尺许,或二三尺,于中定有如鸡骨及如各屑之物在内李东璧云:有物如麸炭,取而或弃或焚,则辟除,将来不致有再缢之事。及时即挖,则得之浅而易,迟则深而难,然亦不出八九尺外也。虽云幻妄无稽,实为屡试屡验,见《虞初新志》① 所载王明德记缢鬼。

魇死治法诗

夜间梦魇魂离舍,有灯则存无莫点。皂雄半韭菜汁咸吹鼻,急

---

① 虞初新志:明末清初时的短篇文言小说集,二十一卷,张潮编。

灌姜汤唾其脸。咬脚后跟唤厥名，人中艾灸知之稔。

中恶治法诗

中恶猝昏醋炭熏，藿香正气散可因。樟皮辛烈而香窜，亦且烧之醒识神。葱尖刺入病者耳，如无血出命难存。吐泻口鼻交流血，最为难治古案传。

惊怖死治法诗

大惊猝恐昏沉疾，此证俗名曰吓杀。止须温酒口头灌，顷刻其人即已拨转之也。

失志猖狂治验诗

失志猖狂取其瘀血与停痰，郁金七两明矾三两。梧桐之子丸依做，一回半百粒水来参。

制发狂诗

病者发狂强有力，亦如御马置鞍勒楞入声，马头络衔也。《前汉·匈奴传》：鞍勒一具。其鼻却将醋炭熏，狂不犹前衹音支暑矩鮪切，音轨，日影也刻。

喑哑治法诗

感寒在肺猝喑哑，粉甘桔梗与诃梨勒。肺热猪油十六两，炼蜜于中每服一匙。风喑①不语姜苏叶，南星煎剂喜开提。

---

① 喑：原作“音”，据正文内容改。

惊气入心治法诗

猝遇非常有惊气，入于心络痖鸦上声，即哑字子朋①。密陀僧用一匙末，茶调服下即声轰切晓母，音匐，群车声。

瘢痕治法诗

瘢音盘痕灭法大牡鼠，秤称四两腊猪脂。煎到已销滤欲净，三回五次日涂皮。先时定以布摩赤，房室避风遵听师。卵黄以和余粮半，马齿煎洗或蒺藜。

痣疣治法诗

痣疣常拂屋漏水，家醋以润天南星。灶灰淋碱石灰调，点之其效莫能京②。

腋音亦气治法诗

古时腋气谓愠羝音低，牡羊也，奇效良方市以归。蒸饼一枚承热气，密陀僧末一钱谐。夹于腋下呼枕簟，冷即弃之绝不来。

腋气生姜汁常使，自己乘热用小溲。铁落细研炒裹熨，绝根断气度春秋。

汗斑治法诗

汗斑密陀僧硫黄，些子水银听短长。麻脂调擦上下肤，明天即可澡温汤。

---

① 子朋：诸本同，疑误。《医说·卷五·惊气入心》作"不语"，义胜。

② 京：高，大。《尔雅》："丘绝高曰京。"

脑头鸣响治法诗

脑头鸣响闻之悚，其状有如虫走动上声。茶子系茶茗之子苦寒将制散，竹筒鼻户尘飞塳①蓬上声。

发斑怪证治法诗

眼赤鼻张斑大喘，发如铜铁苦难软。热毒气结于下焦，矾滑各将一两选。末子久炆服即安，方乃夏公《奇疾》夏子益著《奇疾方》纂集也。

手腕碗去声豆疔治诗

十四女儿腕软袂，黄豆桔桀形貌。张衡《西都赋》：焘累桔桀。言形如黄豆大痛甚锐。且红且紫药枉然，四两水银方士谓。白纸二张揉熟蘸水银，擦之三日忽然坠。

腹中儿哭治法诗

儿哭腹中猜所缘，古方煎服用黄连。熊氏《补遗》书里有，未明姑亦守前贤未明其理，权守前贤之说，不置论也。

乳　悬

乳悬产后乳伸长，细比鸡肠垂小腹。急用芎归各一斤，各裁四两水烹服。产妇身前桌跨炉，余药芎、归各十二两火烧香馥馥。伏于桌上受烟熏，缩乳之功此药足。倘不即上再为之，莫谓无灵便手束。若难复旧用蓖麻，冷水涂颠顶一瞬目。

---

① 塳（péng 朋）：尘土随风扬起貌。《字汇》："塳，尘随风起。"

破伤风治诗

疮口未合猝当风，一时仆地目连札。口喎身及手足挛，桂枝
芪附防风合。

破伤湿治诗

破伤湿证身疼肿，甚则昏而不知人。一两术烹三碗酒，不能
饮者以水炆。

中酒治诗

烧酒醉杀头发松，解浸新汲水祝穹窿天势。带热豆腐贴频换，
此次还生赖祖宗。锅盖汗水灌于于多难貌。扬子《太玄经》：白舌
于于，葛根汤饮雾泷泷弄平声，雨貌，言汤之气泷泷也。

误药治诗

认病有差用药诖①瓜去声，烦躁无宁或吐泻。黑豆甘草煮浓
汤，绿豆便时堪一借。

误吞诸物诗

铁铜石骨哽喉咙，黄柏王不留行汤浸溶。蒸饼丸丸弓上弹如弹
子大，外衣青黛以线悬有风处。及时冷水将擂化，《百一选方》南
宋·王璆即球费功。一说五金吞在肚，肥肉多餐随便通。

失误吞针入腹底，不经闻见医强上声起。忽传蚕豆利人肠，韭
菜扯来不切，同豆入锅子里煮食自下。万表所居积善堂，群方凑集
曾登此。

---

① 诖（guà 挂）：错误，失误。《说文》："诖，误也。"

诸般骨哽化其坚，缩砂蘪草果威灵仙。清水沙糖同配煮，大盏三四服连连一法。单单韭菜吃一束一法，大块饴糖满口吞一法。

或刺或骨哽喉中，其间必有锋芒挂。下而逆者上须顺从，饮食之势权当借。涌以吐之便易出，有如拔刺脱当搚七夜切，清母，且去声，斜触也。

吞钉入腹求援之，慈石朴硝本草思。铁畏朴硝慈吸铁，油润蜜甘四法驰犹往也。究其所以用甘者，非蜜则儿不吞喉必羁。

屠南洲曰：并上条见景岳书。

葛山蔡氏本朝孙吞钉，苏子瞻沈存中良方遇喜惊。剥新炭皮研末煮粥食，炭屑裹钉出到圊。苏沈二公好医药，宋人集论二书朋。《永乐大典》收全集，而近书坊不见行。

屠南洲曰：出纪昀《槐西杂志》。

误吞马蝗治验诗

少师吴公宋·吴玠，陇干人，以保蜀功累加检校少师四川宣抚使。陇干，今甘肃平凉府静宁州夏用兵，涧饮马蝗入胃婴触也。韩非《说难》：龙喉下有逆鳞，婴之则杀人。饮食下咽万虫诌音炒，相扰，且疼且痒为蝗甹劈平声。《尔雅·释训》：甹，曳也。为所掣曳，入于恶也。张锐教公断早食，大路黄土取一程。搅之温酒杂他味，虫下千余约斗升。

中砒毒治诗

砒霜中毒躁狂虩虚逆切，晓母，恐惧貌。《易》：履虎尾虩。虩，恐惧，心腹极疼而四逆。防风一两煎汤饮，昔人用以收亡魄。四两黑铅磨水灌，或锡或矾安家宅。桐油一物家家有，饮以吐之解困厄音厄，困也。《史记·季布传》：两贤岂相厄哉。毒流四体恐难治，禁其睡卧须当哑。

解盐卤诗 西方咸地也，天生曰卤，人造曰盐

救吞盐卤汁肥皂曹上声，和水饮之吐上声，饮汁即吐，毒随吐解究讨一法。《如是我闻》书名纪公名昀构，张皇莫措逢一媪音袄，老女。自言老狐化作人，法自神仙记到老。隔墙卖腐店豆浆，挹①灌勿疏吾手爪一法。

麻油解饮食毒诗

麻油解毒谨蒙诃谨，慎也；诃，音呵，谴也。人恐中毒非麻油所能解，熬熟才下肉炒过。然后乃入清水煮，徽池今安徽徽州府、池州府春夏食牛挈铙加切，音拿，手持之。但犯食毒麻油喝呼合切，一杯吐毒无别挪懦平声，言不必挪别物解也。

张春田曰：见景岳书。

误食中毒治法诗

误食断肠草毒中，抱卵清油调若湩音栋，一法。鸡蛋生吃两三枚，都吐恶物肠空洞一法。河鲀音豚作胀香油灌，菌囷上声子中毒地浆哄洪去声，声也。言办地浆时众声哄也。

中食毒案诗

吴参军见鲜蘑菇，贸而羹之大吐泻。黄连黑豆桔甘枳实五般，腹胀气喘皇皇怕。张介宾投参术附干姜，数剂才瘳药报罢。蘑菇枯井深坑生，沉寒极阴遍寻迓。阴气最盛解以连，以寒益寒人世谢。

解河鲀音豚毒诗

河鲀恶鱼毒所禀受命曰禀，今俗以白事为禀，獭及大鱼俱不敢

---

① 挹（yì义）：舀，盛出液体。《广韵》："挹，酌也。"

啖。中毒往问邻舍翁，水浸龙脑香橄榄。传说槐花炒微微，与干胭脂同研其姓昝①篆上声。花脂取水搅瓯灌，陶九成《辍耕录》览。

诈 病 诗

诈病诊时忽欠伸欠，张口呵气也。意阑则欠，体倦则伸，或然向壁卧其身。或闻师到不惊起，脉和已知是平人。

诈病案诗

景岳客寓于榆关，一日谯音樵，城门上楼以望敌者鼓起初闻。剥啄叩门韩愈《剥啄行》：剥剥啄啄，有客叩门求余救，所狎之妓命将阑残也。忌嫌叫跳僵于地，倘遭斯祸脱身难。往观其候果危笃，气口和平脉诚玄。始疑到底豁然悟，仲景所谓诈病焉。大声警妓不可活，试以一法火攻看。如枣如栗大艾炷，眉中人心小腹间。吾寓有艾速往取，姑先检药一面煎。咽药如稍有声息，不用灸法无大患平声。狡奴一闻余之言，惟恐大艾着其身。饮后哼音亨，口出声也声动而起，事解忧除众虑删。

屠南洲曰：并上景岳案。

脱骨汤诗

脱骨汤为缠足方，五钱朴硝四钱桑根白皮。乳香杏仁各得一钱，桑杏瓶煮半干汤。硝乳入瓶封口煎，略煎拖开放在旁。足熏瓶上巾来罩，入盆洗濯莫太凉。三日一作渐绵软，闺阁事宜亦已太也详。白凤仙花根并叶，捣烂炊以洗亦柔软于房。

猘犬伤治诗

猘音制，狂犬犬咬伤立溪河，挤霁上声洗血尽饮姜汁赊。白矾

---

① 　昝：即唐代成都名医昝殷，精于食疗，著有《食医心镜》。

之末随涂裹，毒解疮平约打虾言相约去打虾。

獭犬咬伤虾蟆足，后足椎之水调服。先于顶心拔血发，小溲见沫去其毒。

蛇咬治法诗

蛇咬蜡矾丸我私，书言吞醋务盈杯。绳扎两头防毒走，雄黄要共五灵脂。脂主五钱雄臣二钱五分才制好，酒服二钱马待骑适将出行。黄水渐流肿渐退，仍将雄末长肤肌。或然烧酒淋淋洗，捣附生姜法匪敧音崎，不平也。《家语》：孔子观于周庙，有敧器焉，使子路取水试之，满则覆，中则正，虚则敧。肿毒走疼床发汗，酒化紫金丹早进斯先进蜡矾丸。

两僧到邓河南南阳府邓州为蛇伤，人传一法病如失。刀矛之头烧令红，置矾于上以汁出。真元唐德宗年号十有即又三年丁丑间事也，刘梦得之方称第一。

蝮音福蛇《楚辞·招魂》：蝮蛇蓁蓁。注：蝮，大蛇。《本草》：蝮，形不长，头扁，口尖，身赤纹斑伤昏而欲死肿黑黄，白芷一斤新汲水，调灌。移时过一时也腥水口头流，肿处皆消堪立判。

赵范庵曰：见洪迈《夷坚志》。

蜈蚣虎蜂诸伤诗

蜈蚣头发烧烟熏，虎豹薤白汁饮渣与附之。蜂虿诧迈切，蜂尾毒麻油随简便，又方热酒淋而愈。若是蜂以芋茎擦，立时毒消已到午。

壁虎及蝎咬伤治法诗

壁虎咬伤古无闻，近以青苔涂擦救。再用人参败毒散，加入三钱水煎就。若夫蝎子之毒伤，花椒烂粉醋粘够。

狗咬治诗

狗咬述知凳登去声，床属，或作橙脚泥，凳取常动移不以静取雌。附于疮上血流断，何分暗雨日明曦音義，不论何日。不效问人毡帽剪，汗沾炊酒血当回。

人咬伤治诗

人咬热尿洗牙瘀，栗涂竹木刺同方。肿疼不辍求良治，麻油灯焰比蛇疮。

百虫入耳治诗

百虫入耳六方传，莴苣汁韭汁姜汁人乳汁。小便麻油乘便取，欲其虫出滴而入。

汤火伤治法诗

火烧酸醋浸经时，出醋犹疼疼渐止。不肿不烂不疤痕，真谓神方在眼底。

张春田曰：出《幼幼集成》。

滚汤失误致伤肤，得药乍难简便图。烧酒急将冷者用，浇淋数四妙哉乎。

汤火神圣有地榆，研之如面香油濡人朱切，乳平声，湿也。《礼·曲礼》：濡肉齿决。香油濡，谓以油调之也。若经破损涂上，更加干末，撒药不惮费重图。其有溃而不敛者，伏龙肝要入红炉。水飞日曝仍擂烂，乃将人乳供调敷。左右取之荞麦粉，炒黄水傅《奇效方》言如神不欺予。大黄蜜搅或蛋白搅，此同荞面易谋诸。所嫌污秽烧干粪，妙妙麻油恰与俱。生捣柏叶于肤上，已痛无瘢系定须待也。

汤泼火烧烂不堪，破釜猪毛煅一篮。锅红毛化成黑液，大黄片脑共而三。几钱大黄一分片，麻油菜油烛油随便取一参。赘卿陈曾见用斯愈，昨于座次忆间谈。

谭古愚曰：上出《幼幼集成》诸书。

敬书姓吴，名崇绅省中谒余也堂王持宇所寓之堂屋，失跌茶瓯淋足肉。麻膏涂末锦纹黄，看干即刷烂疼服从也，减烂与疼之势，慢服而从也。语我建昌县神明方，闻见皆于此味属。

火烟煤毒救法诗

火烧闷绝时常有，或受狼烟煤炭毒。轻则莱菔捣汁灌，重须热尿与之速。

中鸟枪铅子治法诗

鸟枪铅子过失过失，误也，律有过失杀人之条伤，生命已危止朝暮。大戟胆星刘季奴，乳香血竭真同路各三钱。雄黄二钱归尾一钱五分儿茶砂各一钱，琥珀麝轻汞各三分来助。轻汞同研诸药齐作末，服下一钱以酒注。更吃酒数杯睡汗出即愈，烧酒生寒都禁住。伤处水银随灌入，化铅流出不差误。

箭镞棕入声竹木入肉治诗

箭头入肉报我适临漪音猗，水波纹也，捣陈腊肉除骨皮。象牙指甲各钱末，调匀却要厚敷医一法。手甲红枣拔竹木一法，生嚼栗子一法鼃室姬音怡，室中妾也。

阴毛生虱治法诗

阴毛之际肉生虱，或红或白痒难过。白果中仁嚼细细，频于其上以擦摩。

衣生虱及壁虱治法诗

熏火烟上出也。《诗·豳风》：穿窒熏鼠衣生虱百部秦艽，末入竹笼烧烟熏。壁虱菖蒲藏簟下，荞秸音戛，荞麦槁也作席亦驰奔。

交接卵肿治诗

交接卵肿或囊缩，矾石一分朴硝三分。入于大麦粥中服，早昼夜中杯几衔。热毒俱从二便出，《肘后》之方是指南。

冻疮治诗

冻疮皲音军裂桐子油，一碗之油一握发。熬化将瓶收贮存，温汤洗软轻轻挞。花椒之水浸半时，须臾再浸出而歇。待燥猪羊脑髓涂，大枫子附亦佳物。

皲瘃冢入声，寒疮坼裂也。《汉书·赵充国传》：手足皲瘃寻山取梅干一个，侧其刀口往上剁。各插饭匙割漆比，取彼甑蒸饭上坐。口呵甲指甲刮挞缝中，皲开坼合如石摩砑牙去声，摩之使平也，言疮愈而平如砑也。持宇之名纯启王，昨宵灯畔与人话。

漆疮治诗

漆疮怕漆真奇怪，白菜捣涂已畅快。新水韭汁白矾汤，三法洗之书上绘回去声，画纹也。嫩檆音杉，俗作杉树表烹而浴，亦有功效人所爱一法。起初面鼻拂椒水一法，或菜脂点鼻防害一法。

蚰蜒音搜尿疮诗

蚰蜒音搜，多足虫也尿疮热如火，如粟如豆痛堪伤。细茶生油附之好，鸡蛋敲孔合亦良。蛋合又医蛛蛇咬，都是人家简便方。

明目牢牙诗

明目牢牙取海盐，滚汤以渍澄清汁。瓦器熬如雪白花色白，故谓之盐花，每早揩牙日相习。然后漱水将大指甲点，闭目坐久毋性急。

远行脚肿诗

远行脚肿草乌头一方有川芎、白芷，无乌头，细辛防风盐鞋底。若还草履水微湿，盐之健足行千里。

解白酒酸诗

解白酒酸九孔螺石决明，火煅之余以捣磨。将酒荡热搅其内，宴宾呼酒捉鸭鹅苏轼诗：知我犯寒来，呼酒意颇急。拊掌动邻里，绕村提鹅鸭。

第三十七卷

太乙神针

艾绒三两　硫黄二钱　麝香　乳香　没药　丁香　松香桂枝
杜仲　枳壳　皂角　细辛　芎䓖　独活　雄黄　穿山甲以上各一钱

上为末，切须各制各称，恐有润燥、多寡不齐。卷如大指粗，
可作十五条，以长五寸为度，每卷药三钱，分三层，层药层纸，
约横五寸许。纸以方尺五寸为度，揪令极紧，又加纸四五层裹之。
再以鸡卵五枚，取清，通刷外层三次。阴干，勿使泄气。

[附] 古有雷火神针，熟蕲艾末二两，乳香、没药、穿山甲、
硫黄、雄黄、草乌头、川乌头、桃树皮各一钱，麝香五分，为末，
纸卷如前法，纳瓶内，埋土中，七七日取出用之。

用 针 法

一、用针先审病证，取何穴道，用墨涂记其上，以红布七层
安于穴上候针。

二、将针向灯烛上烧透，对正穴道，放于红布上。若觉大热，
将针略提起，俟热定，再针。以七记数，小则一七，多则七七
亦可。

三、用过药针，以极干竹筒封藏，犹可后用。

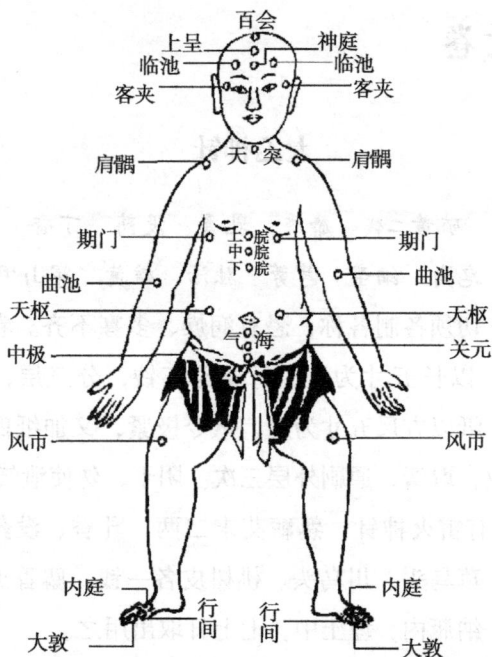

正面穴道图

穴道取寸法

以男左女右手中指第一节、第二节相去为一寸，取稻草心或薄篾量，皆易折而不伸缩，为准。绳则伸缩不便，故多不准。

百会穴从鼻直上入发际五寸旋毛陷中①可容指处。督脉

凡中风、头风、风癫、角弓反张、忘前失后、气绝脱肛、目泪耳聋，针此穴。

---

① 陷中：原作"中陷"，据《灸法秘传·正面穴道证治》及文义乙正。

上星穴从发际入一寸直上可容豆处。督脉

凡脑冷、鼻塞、脑漏、汗不出、目睛痛，针此穴。

神庭穴从鼻上直入发际五分。督脉

凡头疼、目眩，出泪、流涕，针此穴。

天突穴结喉下二寸陷中，低首取之。任脉

凡喉疮、喉风、哮喘、气噎、肺痈、咯血、喉中有声，针此穴。

上脘穴脐上五寸。任脉

凡心腹疼痛、惊悸、痰疾、伏梁、气蛊状如覆盆、风痫等证，针此穴。

中脘穴脐上四寸。任脉。

凡反胃、吐食、心下胀满状如伏梁、伤寒、饮水过多、腹胀、气喘、寒癖，针此穴。

下脘穴脐上二寸。任脉

凡腹胀坚硬、痃癖气块、小便赤涩、身体羸瘦，针此穴。

气海穴脐下一寸五分。任脉

凡男子阳事久惫，妇人经水不调及滞气成块、状若覆盆，针此穴。

关元穴脐下三寸。任脉

凡男子遗精白浊、脐下冷痛、小便痛涩，妇人赤白带下、经水不调，针此穴。

中极穴脐下四寸。任脉

凡男子奔豚抢心、遗沥失精、五①淋七疝、小便赤涩，妇人经水不调、不受胎孕，针此穴。

临泣②穴从目中上入发际五分陷中。不知经所属

凡目痛内障、赤白翳、腋肿、胁下痛，针两穴。

客主人一名上关穴耳前骨上宛中间，开口即空处。足少阳

凡两额暴痛、口眼歪斜、牙关紧闭、失音不语，针两穴。

期门穴乳下第二肋疼骨端。足厥阴

凡伤寒结胸、咳嗽吐脓、腹膨、霍乱吐泻，妇人热入血室、产后饮食不调，针两穴。

天枢穴脐两旁各开二寸。足阳明

凡夹脐痛冲心腹、赤白痢疾、泄泻、饮食不化、男子血损、妇人血块，针两穴。

肩髃穴肩端两骨间陷中，举臂取之。手阳明

凡手臂疫痛不能提物，针两穴。

---

① 五：原作"三"，据《灸法秘传·正面穴道证治》改。
② 泣：原作"池"，据《灸法秘传·正面穴道证治》改。

曲池穴屈手按胸，肘弯横纹尖尽处。手阳明

凡偏风不遂、两手拘挛、臂细无力、肘内寒冷而痛，针两穴。

手三里穴曲池下二寸锐肉端。手阳明

凡手臂不仁、肘挛疼痛、颊颔红肿、齿痛、瘰疬，针两穴。

风市穴膝上七寸，外廉两筋间，端立，
垂手于股，中指尖到处。足少阳

凡两腿麻木、左瘫右痪、一切脚气，针两穴。

内庭穴足次指、三指歧骨陷中。足阳明

凡水肿厥逆、咽喉痛、久疟不食、恶闻人声、口歪齿龋，针两穴。

行间穴足大指、次指歧骨缝间动脉应手陷中。足厥阴

凡白浊尿难、腹胀心疼、咳逆吐血、烦闷短气、手足浮肿、四肢厥冷，针两穴。

大敦穴足大指端去爪甲韭叶许三毛中。足厥阴

凡小肠疝气、小便频数、阳上入腹、阴痛偏大、脐腹肿胀而痛、尸厥如死、脚气红肿、妇人血崩，针两穴。

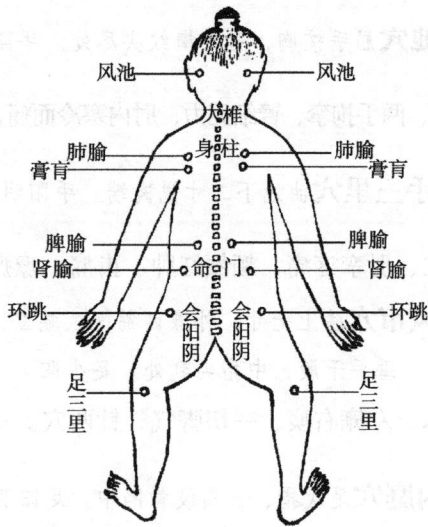

背面穴道图

大椎穴第三节颈骨下、第一节上间。督脉

凡劳疾、遍身发热、诸疟，针此穴。

身柱穴大椎穴下三节骨下间。督脉

凡脊膂强痛、咳吐、瘰疾、发热，针此穴。

命门穴十四椎节骨下间。督脉

凡腰腹引痛、头疼如破、里急瘰疾，针此穴。

肺腧穴三椎骨下，两旁各开二寸。足太阳

凡传尸骨蒸、肺痿吐血、咳嗽气喘，针两穴。

风池穴耳后陷中，按之引耳内。足少阳

凡耳聋虚鸣、脱颔、口噤、颊痛、牙疼并肿，针两穴。

膏肓穴四椎节下，两旁各开三寸五分。足太阳

凡劳伤虚损、肺痿咯血、咳嗽吐痰、寒热、四肢无力，针两穴。

脾腧穴十一椎节下，两旁各开二寸。足太阳

凡诸般黄疸、四肢不收、痹痛膈疼、泄痢、翻胃、积聚、痰疟，针两穴。

肾腧穴十四椎节下，两旁各开二寸。足太阳

凡腰痛如折、便血出精、阴痛身热、耳聋目眩、膝挛足寒，针两穴。

环跳穴在髀枢中，侧卧，屈上足、伸下足取之。
大腿曰股，股上曰髀，楗骨之下、大腿之上，
两骨合缝之所曰髀枢，当环跳穴处也。楗，健上声。足少阳

凡中风中痰、半身不遂、腰胯强直、股痛引肋、不得转身，针两穴。

会阳阴穴尾尻骨两旁各开二寸。足太阳

凡痔疮肠癖、两肾尖痛、久泻久痢、阴汗湿痒、脱肛，针两穴。

足三里穴膝下三寸，行外廉，以手掌按膝头，
中指尖到处，股外旁也。足阳明

凡翻胃气膈、肠鸣膨胀、痃癖、胸胃蓄血、咳嗽稠痰、足痿失屣，针两穴。

太乙神针面背穴道诗

看穴先准鼻当中，上入发际三穴踪。神庭入发五分上星入发倍

一寸，百会入发五寸旋毛宫三穴俱督脉。天突在结喉下二寸陷中，三脘音管，胃上、中、下脐上量平声以通。上脘五寸中渐减，中四下二勿蒙眬。气海脐下寸余五，关元即丹田两股三寸足函容。再下又加其一寸，穴称中极当中穷七穴俱任脉。左右两边共临池不知经所属，从目中直上入发五十厘。两客主人足少阳耳前骨，开口即空而便知。期门足厥阴，在乳下第二肋，疼骨之端试揣之。天枢足阳明以脐为则子，两旁二寸各开驰。肩髃肩端两骨缝，肘弯有穴视茫微。肘弯横纹尖尽处，必须屈手按胸乃见纹尖之曲池。曲池之下手三里三穴俱手阳明，曲池相去二寸锐肉端头觇①次平声。正立垂手两股间，中指尖处风市上声，足少阳归。内庭足阳明乃在两足指，次三岐骨陷中耳。大指次指动中间，谓之行间须载纪。再若大指去爪甲如韭叶许，后三毛中大敦二穴俱足厥阴是。大椎以上有二骨为项二骨，大椎自项骨算起，大椎当第三以下为脊骨第一。第三节下身柱名，十四节下命门三穴俱督脉曰。风池足少阳耳后寸半陷中存，按之则引耳内知的实。肺腧在两饭匙骨缝中脾腧肾腧三穴俱足太阳场，脊骨各开二寸切言不移。脊骨第三椎下为肺十一脾，十四又将肾腧列。四椎节下号膏肓足太阳，各开三寸五分疆。环跳音条，足少阳正在髀枢处，务要侧身眠在床。伸其下足屈上足，以取之乃可识其乡。尻骨两边各开二寸，问讯穴名曰会阳阴，足太阳。膝下三寸外廉畔，足三里足阳明与手殊方。掌按膝头中指尖尽处，诲人认法剧精详。穴道取寸法折衷，男左女右手指中。中指第一第二节，相距即寸于此逢。

按穴治病，针无不愈，方自范毓碕而后，王大德、沈士元、周雍和、业时敏诸人皆用之。近余治程镜之子昌谦风市生疽，漫肿无头，灸之退散。张望识。

---

① 觇（cī 疵）：犹觑也，窥探，偷看。《说文》："觇，窥观也。"

第三十八卷

忆堂苏风丸 _{见方诗}见方诗

苏叶　防风各一两　桔梗　橘皮　半夏　枳壳　前胡各五钱
杏仁火灰炒,下气消食　神曲　干生姜各三钱　甘草炙,二钱

水丸,每二钱重,煎汁,连渣服,盖取微汗,感冒良方也。

天麻丸 见方诗

天麻　细辛　薄荷　白附子　芎䓖　甘草　防风　蝎　甘松
香　白芷　草乌头　川乌头　苍术　雄黄各一钱五分

寒食①面丸小豆大,葱汤下三十丸。治风火湿痰为患,头痛,
眉棱痛,目旋,鼻塞多嚏,耳蝉鸣,皮肤顽麻瘾疹,肌肉蠕动,
及杨梅疮误治成结毒见以上诸证。

忆堂二陈二香丸

陈橘皮　陈半夏　香附子各二两　广木香一两

治痰饮咳嗽,兼有食滞、气腾作痛。用生姜一斤,取自然汁
调米粉二两粘丸,每重一钱五分,白汤化服。

清气化痰丸

南星　半夏各八两　皂角　矾石　生姜各三两　橘皮　槟榔各二
两　木香　沉香各一两　苍术四两

后五味为末,听用。先将皂、矾、姜三味入水十碗,煮至五

---

① 寒食:即寒食节。

碗毕，取汤浸星、夏二日，却又煮至无白点为度，曝干研末，并前末、姜汁粘丸。

治痰简易方臂痛、抽掣、战掉，其脉沉细，校指迷茯苓丸简易

半夏二两　风化硝一两
姜汁粘丸，姜汤下十五丸。

芫　果　丹

芫花醋炒，一两五钱　草果煨，去外皮内膜，一两
饭二两捣丸，每姜醋汤下二钱。

烧矾丸治咳嗽，追涎，并虫证，多食，困倦欲睡

为末，饭捣作之，每服八分。

心胃痛验方

荔枝核烧存性　玄胡索男用　香附女用，等分
为末，水调服。

胃　气　疼

五灵脂研，飞，去砂，晒干。醋调膏，晒干。二钱　沉香沉水者，末，六分　母丁香去皮取仁，六分　巴豆霜六分　麝香二分
醋打末，丸如萝卜子大，服三丸。

水煮金花丸

生半夏　生南星　寒水石煅，各一两　天麻半两　雄黄二钱　白面三两
为末，水和成饼，水煮浮起，漉出，捣，丸梧子大，每服六

十丸，姜汤下，极效。治风痰头眩，目中生花，喘吐青黄，脉弦，或二便不利。名易老水煮金花丸。

瓜蒂散 见方诗

瓜蒂二钱　猪牙皂角　北细辛各一钱

稀涎散 见方诗

巴豆仁六枚　牙皂三钱　矾石一两
将矾石化醒，入巴粒、皂片搅匀，待矾枯，研细，听用。

三物备急丸 治多食饱胀

大黄　巴豆去油　干姜等分
蜜丸如黑豆大，每服三丸，苦酒并温汤下。

雄黄解毒丸 见方诗

雄黄飞　郁金各二钱五分　巴豆霜，二分五厘，计肥白仁四十粒
醋煮米粉为糊，丸如绿豆大，每服三丸或五丸。治中风闭证，牙关紧急，姜汤调灌；喉闭猝死，心头犹热，茶调灌之；顽痈不破，疼痛欲死，曾用之，立即止痛；食停胀闷，茶汤下；虫，花椒煎汤下；食疟寒热，茶清下。

丁香脾积丸

丁香去盖　青皮去白，醋煮　良姜醋煮，各五钱　百草霜四钱　三棱　莪茂并煨　木香各三钱　巴霜二钱五分　牙皂烧存性，二钱
醋、面粘，丸麻子大，每白汤服十丸。

沆瀣丹

大黄酒蒸　芎劳酒洗　黄柏　枯芩并酒炒，各四钱二分　槟榔童便洗，三钱五分　赤芍药炒　滑石　连翘　牵牛子炒，取头末。各二钱八分　枳壳麸炒　薄荷各二钱一分

凡导滞清热、降火利膈、解胎毒、去积热、通利二便用之，蜜丸芡实大，茶汤化服。治胎热胎黄，重舌木舌，乳蛾丹肿，癣疮，面赤口干，浑身壮热，二便闭涩，两手作搐。乳母禁油腻，微泻药行病即减，如不泻者日三服。又治发热证，面赤，唇鼻干焦，喜冷恶热，大渴便秘。又治阳水，身热烦躁，二便不利，以五皮汤调下一丸微下之。又治热胀，大便闭结，小便短赤，壮热面赤，烦躁。又治食胀，同三仙丹服。又治湿热阳黄，身热烦渴，消谷善饥，便秘脉实。又治咳而咽痛，发热面赤，大便不行。虽主通利二便，然相病势，少用之亦有功无害。余尝治老妇临午发热，腹中亦热，二便不闭，用补阴泻火药化服二丸，病减而饮食有加。

三仙丹见方诗

五灵脂二钱　木香一钱　巴豆拣取肥白仁，火焙，纸包榨油，成白粉为度，一分二厘

醋、面丸绿豆大，朱砂三分为衣。治小儿伤食，发热口渴，胃口高胀，腹痛微喘，昏沉目闭，四肢瘫软。此大实有羸状也，用五七丸，同沆瀣丹一两颗，茶汤研化以下之。又治痢疾初起，腹中苦痛，里急后重，身热作渴，能食脉强，与沆瀣丹同服。又治积泻收摄太早，毒无出路转而内攻发搐，亦宜两方合用。有儿泄泻服止涩药，二日不大便，壮热引饮不止，用此丸同沆瀣丹投之愈。《普济方》：五灵脂一两，木香半两，巴豆四十枚（煨熟，

去油），为末，丸绿豆大，每白汤下五丸。

神保丸 治中脘寒痛用理中等温药不效者

木香　胡椒各二钱五分　巴豆仁十粒，去皮，研油净　蝎七个

蒸饼，丸椒目大，朱砂三钱为衣，每服七丸，空腹，津唾下。

徐东皋甘露汤 治反胃，快膈进食

干饧糟头榨者，六分　生姜四分

上和匀，捣烂作饼，或焙或曝干，每十两入炙甘草二两同研。每服三钱，淡盐汤调。

灵砂 治翻胃，霍乱转筋

铅一钱五分　汞一钱五分

先下铅熔化，入汞搅匀，乘热急研，粗者再化再研，以能作末为度。姜汁煮糯米粉糊丸绿豆大，每二十丸，阴阳水送下。

翻胃救急方

硫黄五钱，为末入　汞一钱。共研千遍，不见星为度

姜汁煮米粉糊丸小豆大，三岁三丸，大人二三十丸或三四十丸不等，阴阳水送下。

黑锡丹头

硫黄二两　铅二两。先熔，去渣取净

硫黄铁勺熔化，倾入井水内，随将铅熔化，乃渐入硫黄，俟结成一片，倾地上去火毒，研至无声，姜汁糊丸。治阴阳不升降，上盛下虚，头目眩晕。

黑锡丹

丹头入　故纸　附子　肉蔻　小茴　阳起石　木香　沉香　葫巴　楝肉各一两　肉桂五钱

酒糊丸梧子大，阴干，入麻布袋内擦令光热，每三五十丸，空心姜盐汤或枣汤下，妇人醋艾汤下。治脾肾俱虚、冷气滞痛，止汗坠痰，除湿破癖。

养正丹载万氏书

黑锡丹头二两，就火微熔　入汞一两，顿搅，勿令青烟起，烟起便走了汞　又入朱砂净末一两，炒令十分匀和，即放地上摊冷，为末

糯米糊丸绿豆大，每三十丸，空心盐汤下。治痰晕，腰疼腹痛，呃逆反胃，吐泻霍乱。大能升降水火，助阳接真。

养正丹

黑铅　汞　朱砂　硫黄各六钱

铁盏入铅熔化，次下汞，次朱砂末，炒不见星，少顷下硫黄末，急搅。有焰，洒醋解之。取出，急研末，糯米粉糊丸绿豆大，每二十丸，盐汤下。李蓬溪云：时珍常以阴阳水送下，尤妙。四味皆等分，方本《和剂局》，乃宝林真人谷伯阳制也。治上盛下虚，有升无降，四逆唇青，喘汗欲脱，痰潮涌盛，眩晕腰疼，呃逆反胃，腹痛，霍乱诸证。真有升降阴阳，既济水火之妙。方名养正，亶①其然哉！

---

① 亶（dǎn胆）：诚然，信然。《正韵》："亶，信也。"

泻青丸 见方诗

草龙胆　栀仁　羌活　防风　芎䓖　当归各三钱　大黄一钱半

蜜丸，青黛二钱为衣，如大豆大。治小儿潮热成搐，每一二丸茶下。又主大人寅卯潮热，筋瘘惊怒，目赤肿疼等证。又治儿非饥渴痛痒而哭，又不因拗哭而大哭，昼夜不止，属肝热。又治儿囟赤肿，目连札，目直视。

失笑散 见方诗

五灵脂　蒲黄等分，炒，为末，每以三钱白酒煮

酒癥丸

雄黄皂角子大，六个，计八分　巴豆连皮油，十五个，计四分　蝎梢十五个，同研入，计二钱四分　白面五两半。滴水，丸豌豆大，将干，入麸内炒香，将一粒放水试之，浮则取起。每服二丸，温汤下

治酒癥头旋、恶心呕吐遇饮即发，并治风痰发搐。愚意用葛根五钱煎汁，及生姜汁一两打丸。有人腹痛多年，得酒或暂止呕吐，水浆不入，用此而愈。

闸板丹

巴豆三十四颗，去油净　杏仁二十四粒，去皮尖　滴乳香　明没药各三钱

先用铅丹（飞）六两、好黄蜡二两熔化，入各药为丸如黄豆大，每服一丸。红痢，甘草汤下；白痢，姜汤下；水泻，米汤下。痢疾神方有枯矾、槟、蔻、木香，无乳、没。

伏龙肝丸治胎前下痢产后不止及元气大虚、瘀积、

小腹结痛不胜攻击者

炮黑山楂五钱 熬枯沙饧一两

以一半研末，蜜为丸，留一半听用，外用伏龙肝五钱煎汤代水，以汤复煎末二钱，有顷，取吞前丸一二钱。

榧子煎治寸白虫，化为水

细榧子四十九枚，去壳

水入沙糖，煮榧子干，每月上旬平旦空心服七枚，七日服尽，虫化为水，永瘥。

圣效方治寸白虫神效

槟榔二钱 南木香一钱

为末，五更空心米饮调下。先嚼炙肉，只咽汁，吐其肉，随服药，少间定有虫下，除根。

疝气神方气上冲心欲死、手足冷者，二三服除根

陈皮 荔枝核为末，炒焦 硫黄熔化，投水中片时，研细。等分

饭丸，每服四五十粒，其疼立止。若疼甚不能支持，略加五六丸，再不可多。

㿗疝痛法

严氏以盐炒热置痛处，冷则易，或以葱饼贴脐熨之。

治 口 臭

香薷 密陀僧 蓬砂 华州细辛

取一研末，含之治口臭。

衄 血 方

百草霜或栀仁吹鼻，或以大蒜傅足心。甚者衄如涌泉，用草纸折十余层，井华水湿透，分发，贴顶心中，以热熨斗熨之，微热不妨，久之即止。

金 锁 匙

牙硝三钱　蓬砂一钱　雄黄四分　僵蚕二分　脑子五厘

治喉痹，痰涎壅塞，口噤不开及重舌木舌。

冰 蓬 散

冰片五厘　蓬砂五厘　玄明粉五分　朱砂六厘

治重舌木舌，咽喉口齿肿痛及久嗽痰火，喑哑。

蜡矾丸 见方诗

矾石为末，三两　黄蜡二两

将蜡熔化，离火片时，候蜡四边稍凝方入矾末搅匀成一块，一面置火上微烘，众手急丸如绿豆大，每服百丸，白汤下。治发背火疮，恐其毒气不能外出，必致内攻，预服此丸护膜护心，亦且排脓解毒，定痛生肌。案：恶蛇、猘犬伤，亦宜先服此百丸，然后治之。一女儿无名指为大黄蜂所啮，痛连腋臑，肿延臂上，用蜡矾丸火上化开，入菜子油傅之，臂肿臑痛均已。内吞服此丸二十粒，加雄黄解毒丸一粒，指出恶血，如此五六服而愈。

萧安上阳痈方

当归四两① 忍冬花二两 蒲公英一两 玄参一两
酒煎服。

软 疖

黄泥包煨鸡子，取黄，碾，附溜灯油。
芋魁捣涂之。

神灯照法治发背诸疮，未成者消，已成者溃，
不起发者起发，不溃腐者溃腐，真神方也

丹砂 雄黄 血竭真者 没药各一钱 麝二分
细末三分，绵纸卷为粗捻，麻油润透，点灼，离疮半寸许，
自外而内，周围徐徐照之。火头向上，药气入内，疮毒随火解散，
自不内侵。初用三条，渐加至四五条，候疮势渐消而减之。如已
溃、大脓发泄时停照，以膏药盖贴。

舒敷作传治脚踝内外烂疮方

广木香 大黄 花蕊石水飞 白芷各二钱五分
麻油调末涂之。

慧颖传治顽疮溃烂外涂法

胶枣去核，纳胆矾末，捏紧勿漏，置杯冷水中，以盖药一指
为度，甑上蒸熟，取枣拂之二三遍愈。

---

① 当归四两：清刻本作"冰片五粒"

烂腿疮久不愈方

用米糖（即胶饴也）饭甑内蒸化，椒、防、芥等药汤洗疮净，乃将胶饴薄摊疮上，外以竹箬盖定，用绢缚之，数日即愈，神效。

铅汞散

汞五分　铅一钱，化开，入汞搅匀，乘热急研，粗者再化再研，成末　寒水石七分　轻粉五分　蓬砂二分，均研细末

治烂茎，先用艾叶葱椒汤洗净，涂药。如畏痛难洗，即以药水入瓶，就瓶口熏之止痛。盐前末，又治舌尖咬断，乳没煎含，后盐此。

生肌散

黄柏　枯矾各一钱　轻粉　木香各五分
猪胆汁调，晒。

收口盐药

李氏云：龙游有患背疽者，大溃，五脏仅隔膜。用鲫鱼去肠胃，实以羯羊粪，烘燥为末盐之，疮口自收。

风眼赤烂洗方

地霜一盏水煎化，露滤清，洗眼三次，其红即消，虽半世者亦愈也杨诚斋《经验方》。

内外障翳点方

焰硝其原即地霜，炼过成芒硝，今兵家所用者。一两，铜器熔化入
黄丹二分　片脑一分

铜匙急炒，罐收点之，其效如神张三丰①仙方。

赤眼肿闭涂方

黄丹蜂蜜调，贴太阳穴，立效。土朱即代赭石二分，石膏一钱，为末，新汲水调，傅眼大小角及太阳穴，愈。矾石末鸡子清调，涂之。

吹鼻六神散 治眼暴发赤肿，热泪昏涩

焰硝提净，五钱　白芷　雄黄　乳香　没药　薄荷各一钱

细末收贮，用时令病人口含水，吹两鼻孔，久病禁吹。

锦囊洗眼神方

川黄连三钱　杏仁八粒，去皮尖　粉甘草六分　白矾一分　铜青三分　大黑枣一枚

上六味称准，不得加减分厘，头煎与二煎和匀，用新棉花收之，乘热擦眼，以喉中作苦为度。曝絮干，可藏数十年。此料堪治十数人，不拘风火时眼，频洗之效。老眼昏花、流泪者，洗之仍如少年。

甘石连脑散 治眼眶破烂，畏日羞明

炉甘石五钱　黄连一钱　脑子少许

先以连斤置瓷盆水中，次将甘石煅通红为度，取淬盆水内，七次毕，移盆，向日中曝干二药，入脑子碾，点目眦。余者神曲调粘，略滴井华水，共调末，令睡，箸头蘸傅破烂处。

---

① 三丰：原作"丰峰"，据《本草纲目·金石部·硝石》改。

赤眼肿闭不开

对其人暗以舌书"天火红，地火赤，动雷公，闪霹雳"十二字僧青崖言一再验也。

甘 露 丹

马牙硝一斤，豆腐四块，将硝盐腐上匀一宿，明日辰时加水煎至戌时，取起入瓷瓶中埋七日，取出露七日，瓷罐盛贮。用治目去翳，病轻者加入诸药中或一九对，重或二八对，神效。

即春雪膏，彼云点赤眼法，以朴硝置豆腐上蒸之，待流下者，瓦器盛，点。

屠南洲曰：李光宙传。

足疗怪疾

两足心凸肿、上生黑痘疮硬如疗，胫膏生碎孔、髓流出，身发寒颤惟思饮酒，此是肝肾冷热相吞。炮川乌头末傅之，内服韭子汤夏子益《奇疾方》。

红 丝 疗

小草茎叶捣服之，滓附疗上。

黑 疗

故纸、杜仲二味研末，酒打丸，临用略碾烂，酒煎服，滓附疗上。

治疗疮及凡痈肿发汗毒消如神

鸡子一枚，炊一炷香久，取起，去白留黄，研烂，入银朱一钱、枯矾石末二钱五分，用陈酒（性温）调服。冬以絮被二三床、夏以单被二三床盖覆取汗。毒生上身者，从下渐次揭开；毒生下身者，从上渐次揭开。不徐不疾为佳。

一阵散 见方诗

蛊虫去胸，同生半夏炒，去夏，取六钱　自然铜煅，取二两
每末二钱，温酒调下。

还 颃 散

花蕊石四钱，硫黄一两六钱，各为粗末，入销银罐煅烟尽　真降香二钱　麝香　脑子各五厘
上治刺破咽喉吹末。

刀创出血

松香　半夏等分
老松香水熬，复倾冷水中，如此三次，生半夏同为末，大把敷上，立刻止血止痛，扎紧，次日即愈。兴国州武生余箴亭更谓加刘季奴不拘多少，神方也。

太乙救苦丹

牙硝　雄黄各一钱五分　朱砂　琥珀布包榷碎，灯心同碾。各九分　麝香　脑子各五厘
治痰迷心喉、窍塞及跌打气存一线。水搅三分灌入，设以数厘点内眦即醒。

治 风 丹

苋菜茎、升麻作汤洗之。

治龙缠疮

柿油拂之。

汤火神妙方

冷灶柴草灰一二升，入盐少许，以凉水调稀粘，尝味微咸为度。用以厚摊伤处，觉热即易之，连易数次，则火毒皆拔于灰中，肿痛随散，结痂而愈。

第三十六卷杂科中原有汤火方，此因简便

解中蛊毒预防蛊方

炙甘草一寸，嚼汁咽之，然后饮食。若中蛊，即吐出，以炙甘草三两、姜四两、水六碗，煎二碗，日三服。

千　里　粮

芝麻一升，糯米一升（为末），红枣一斤，煮熟，和丸如弹子大。每下一丸，可一日不饥。

香茶饼清膈化痰，香口止渴

孩儿茶二两　桂花五钱　南薄荷叶五钱　蓬砂二钱五分　海石二钱五分，吾入此味

为末，甘草膏作饼，含化咽下。

务成子萤火丸

萤火　鬼箭羽削去皮羽　刺蒺藜各一两　雄黄　雌黄按：雌雄性味相同，杀鬼雄胜于雌，无则不用　枯矾各二两　羚羊角烧存性　铁锤柄入铁处火烧焦，各一两半

合鸡子黄一枚、丹雄鸡冠一具，和捣千下，丸如杏仁大，作三角①绛囊盛五丸带于左臂上，从军系腰中，居家挂户上。主辟瘟疫、恶气、百鬼、虎狼、蛇蚕及刀箭、盗贼。一方有煅灶灰两半。

吕祖一枝梅试知百病死生诀

朱砂三分　银朱一分五厘　五灵脂三分　麝香三厘　蓖麻仁五厘　雄黄　巴豆仁不去油，各五分

上各研细，于端午日净室中午时共研，加油胭脂为膏，瓷盒收藏，勿经妇女人手。临用芡实大一丸，捏饼贴印堂之中，点官香一枝，香尽去药。已后一时许，药处有红斑晕色、肿气飞散，谓红霞捧日，病虽危笃，其人不死；如无肿无红，皮色照旧不变，谓白雪漫野，病虽轻浅，终归冥路。用过饼送入河中。

鸠摩罗什试病生死法

以五色丝作绳结之，烧为灰末，投之水中，若灰聚浮出复绳本形者死，否则生。

冲 和 膏

紫荆皮二两，炒　独活一两二钱，炒　赤芍药八钱，炒　石菖蒲六钱　白芷四钱

上为细末，葱汤、热酒俱可调敷。紫荆，木之精，能破气逐血消肿；独活，土之精，能动荡血滞，去冷痛麻痹；赤芍，火之精，能生血活血，散瘀除痛；菖蒲，水之精，能攻坚硬，破风止痛；白芷，金之精，能去风生肌定痛。治痈毒发背、阴阳不和、冷热不明者用之。

---

① 角：此下原衍"以"字，据《千金翼方》卷十删。

绿　膏

铜青研，飞，晒，五钱　蓖麻子一两五钱，去壳　木鳖子五十枚，去壳　巴豆肥白仁，三十粒　杏仁去皮，五钱。以上各捣烂　轻粉研末乳香各二钱　白松香去土净，二两

合诸药，净石上斧椎三炷香久，成膏，贴肿毒，立溃。如内有脓而皮硬不穿者亦妙。如再不穿，用新笔以水发开，蘸白砒点顶上，后用膏盖即应。又主疔肿、瘰疬、癣疮、禽兽蛇虫咬伤、箭镞竹木入肉。

巨　胜　膏

麻油五两，生肌止痛　当归四钱，破血活血、排脓生肌止痛　粉甘草二钱四分，活血解毒、生肌止痛　白芷二钱四分，破血活血、排脓生肌止痛　紫草一钱六分，凉血和血　葱白二钱六分，通阳活血　生姜一钱六分，善发散、去秽恶。六味油煎枯，去渣，滴水成珠，入乳、松成膏　乳香一钱六分，活血止痛生肌　松香五两，铁铫熔化，倾水盆中三次，收油

白　膏

麻油一斤　大鲫鱼重六两者　大蛤蟆　巴豆仁一两五钱　蓖麻子仁一两五钱

油熬药，枯棕滤过，将油滴水成珠，离火，以水粉十二两缓缓筛下，再熬，不得煎太黄了，或太稀，又微火再熬，其色以白带黄为度。治无名肿毒，年久顽疮及刀斧损伤。

自制木草寓灵膏

麻油六两　巴豆仁八钱，治疗肿恶疮，腐蚀痛毒、瘀肉，破癥积、留饮，癣疟，拔镞入肉　蓖麻子六钱，止痛消肿、追脓拔毒，治瘰疬、恶疮、

软疖、针刺入肉、恶犬咬伤 大蛇蜕一条，治疗肿石痈、无脓肿毒、无头恶疮、诸漏 露蜂房拣去蜡子，五钱，治疗肿、附骨痈、乳痈、痔漏、头上疮癣、软疖、蜂螫 铅丹二两七钱，治恶疮，拔毒去瘀，止痛生肌，杀虫消积，已积疟、外痔肿痛、血风臁疮、蜂蝎螫人

四味入油熬枯，去渣，滴水成珠，退火，下黄丹炒过，二两七钱，收油。

肥油膏治白秃肥疮

番木鳖　当归　藜芦　黄柏　苦参　杏仁　白附子　狼毒
鲤鱼胆

麻油熬至枯黄色，去渣滤过，滴水成珠，加入黄蜡熔化成膏，罐收，手指蘸涂二次愈。

神异膏治疮及收口甚效，第一方也

麻油八两　黄丹三两，用收油，稍多亦可　黄芪　杏仁　玄参各二钱五分　蛇蜕一钱二分五厘　乱发如鸡子一团

先以芪、杏、参入油煎黑，及入蛇、蜂、发再煎黑，去渣，徐徐下丹，慢火收油，得中为度。预留嫩膏少许，待用久膏硬，和之。

生肌玉红膏

当归身五钱　甘草三钱　白芷一钱二分　紫草五分　血竭一钱
白蜡五钱　轻粉一钱　麻油四两

先用归、甘、芷、紫四味入油内浸三日，慢火熬药转枯色，绢滤去渣，复煎，滴水成珠。下血竭化尽，次下白蜡，预将茶瓯顿水中，倾入，候片时方下研轻粉细末搅匀，待冷取起。治疮溃烂成孔，先用甘草汤、甚者猪蹄汤淋洗患上，揾净，挑膏掌中捺

化填入腐上，以巨胜膏盖外，早晚洗换，内服补托药易敛。

瘰疬恶疮及软疖膏

白胶香一两，瓦器熔化，去渣　蓖麻子六十四个

上研蓖麻，投熔胶搅匀，入油半匙煎，试①软硬添减胶、油得所，绯帛摊贴。《儒门事亲》方云一膏可贴三五疖也。

蒸饼 第四卷造酿法，详诗

炼金顶砒法

铅一斤，罐内炭火熔化，投白砒二两于化铅上炼，烟尽为度，取起冷定，金顶砒结在铅面上，取下听用。

---

① 试：原作"至"，于义不通，据《儒门事亲·疮疡痈肿》改。

第三十九卷　诸方

伤　寒

桂枝麻黄治太阳，桂枝汤芍枣甘姜。里面若除姜芍枣，添来杏子麻黄汤桂枝汤、麻黄汤。

大清龙汤桂麻黄，杏草石膏姜枣藏。太阳无汗兼烦躁，风寒两解此为良。去枝与杏膏为主，夫乃谓之越婢方大青龙汤、越婢汤。

小青龙汤麻芍桂，细草干姜半夏味。表证不解兼有水，或为干呕与短气。或咳或渴或泄泻，或小腹满尿不利。芍味之酸肺欲收，发邪又以收真继。燥不行水肾所居肾苦燥，辛姜之润迫而跂音企，举足望也。小青龙汤。

小柴胡汤和解供，半夏人参甘草从。更用黄芩加姜枣，少阳百病此为宗小柴胡汤。

五苓散治太阳腑，白术泽泻猪茯苓。膀胱化气添官桂，利便消暑渴烦萌五苓散。

桃仁承气膀胱结，寒本伤营多蓄血。硝黄甘草桂宜枝，谵语如狂斯切切。若论蓄血非大肠，似乎硝黄不当列。但以古人常用者，而吾今亦存其说桃仁承气汤。

王宇泰代抵当丸，大黄醋炒足四两。朴硝归尾生地穿山甲，四分之一毋多强。肉桂用来又减半，六十粒桃仁锅里响。蜜作芥子大卧一钱，噎证死血津送往。阳明大肠蓄血证，亦主此方效不爽〔附〕代抵当丸。

大①柴胡汤何以大，枳实芍黄添在外。表证未除里又急，胃邪弥满治法在大柴胡汤。

十枣之医表退后，头胸满痛汗干呕。甘遂芫花大戟末，枣汤调服痰涎剖十枣汤。

陷胸杏苈遂消黄，阳邪结聚身张扬。胃满冲胸邪紧盛，所以至于颈项强。汤下太急丸又滞，蜜丸凝滑疾能镑音滂，削也。大陷胸丸。

黄连半夏桂干姜，人参甘枣理阴阳。腹痛欲呕呕未得，胸热胃寒可作汤黄连汤。

旋覆代赭汤甘草，半夏人参姜与枣。赭之质重降虚逆，血热借平阴可保。噫气不除心痞硬，嗌膈用之都自好旋覆代赭汤。

柴胡桂甘姜之干，牡蛎黄芩栝楼根。寒热往来头汗出，渴烦胸胁满不言柴胡桂枝干姜汤。

大陷胸治大结胸，疼痛切防人手按。大黄四钱芒硝三，甘遂二分却远逊。大黄先煎半干后入硝煎一滚，取起以冲遂末持手执瞋音面眩大陷胸汤。

小陷胸治小结胸，扪之则痛否方九切，不也，不扪则止。先之半夏三钱续栝楼霜，二钱，更有黄连一钱五分在煞尾小陷胸汤。

栀子豉汤肥栀子，四枚栀子二钟水。渐火煮而至一钟，一钟之时即当已。香豉五钱在一边，同来煎到七分耳栀子豉汤。

白虎汤用石膏煨，知母甘草粳皆衡切，音庚，稻不粘者。梁《庚肩吾集》有《谢赉粳米启》米陪。烦躁热渴汗宜此，神昏气弱人参依。竹叶石膏汤添半夏，知母去矣麦冬来白虎汤、人参白虎汤、竹叶石膏汤。

如神白虎膏栀仁，国老母参味麦门。阳明热渴有汗而不解，多

---

① 大：原作"小"，据正文内容改。

寡轻重在乎人［附］如神白虎汤。

调胃承气硝黄酒浸甘，甘缓微和将胃辅。不用朴实伤上焦，中焦燥实负嵎虎①。加入翘芩栀子薄，河间凉膈此方祖。散之不汤轻缓只三钱，竹叶生蜜煎调与。取叶生竹杪酒浸黄，取其上行而下之力，如强弩之末，不能穿缟鲁亦衰小无害。调胃承气汤，［附］河间凉膈散。

小承气汤朴实黄生用，谵狂痞硬上焦强。益以羌活名三化，猝倒非实休急忙小承气汤，［附］三化汤。

大承气汤用朴硝，枳实大黄酒洗厚朴邀。救阴泻热功偏擅，急下阳明有数条大承气汤。

舒拟热入血室方，羚角柴归万年霜。青皮红花并桃子，人参鳞鲤共一觞。再见舌干口里臭，大弓不出加硝②黄舒拟热入血室方。

麻黄附子细辛三，发表温经两法堪。于何表里交加治，少阴反热太阳兼麻黄附子细辛汤。

四逆生附姜甘草钦，三阴厥利太阳证，脉沉。若使阳神大虚者，重加人参辅之临四逆汤。

真武汤壮肾中阳，茯苓术芍附生姜。发汗不解仍发热，振振欲擗开也地阳欲亡。少阴腹痛有水气，心悸头眩肉瞤筋惕保祥康真武汤。

海藏已寒丸已阴病，初服四逆转躁渴。前溲赤涩后门关，咽此而痊当有说。桂附乌头良姜干姜，芍药小茴相等埒③。芍茴之润引而下，阴阳合矣宁和说［附］海藏已寒丸。

---

① 负嵎虎：如虎负嵎，比喻势重不可挡。语出《孟子·尽心下》："有众逐虎，虎负嵎，莫之敢撄。"

② 硝：原作"庄"，据《舒驰远伤寒集注·卷七·自拟热入血室方》改。

③ 埒（liè列）：等同，并列。《康熙字典》："埒，等也。"

附子汤苓参术微，背独恶寒似雪霏。关元灸火不容缓，却使元阳收摄归附子汤。

白通少阴下利汤，附子干姜葱白若有汗去葱白张。厥寒无脉烦干呕，加人尿猪胆治格阳白通加人尿猪胆汁汤。

黄连阿胶汤芍芩，卵黄未判之元阴。育养精阴惟胶者，芩连折火以为钦。所虑内消与外亡，芍兼收摄最宁心黄连阿胶汤。

桃花汤里石脂红，粳米干姜三已终。疾在少阴利脓血，辛温涩肠补胃中。此汤慎斋所不取，古吴蒋士吉尝试效毛公治毛方来疾。桃花汤。

第四十卷　诸方

猝　倒

通关细辛皂角等，入鼻须看有嚏无。去辛加半明矾入，散号稀涎急救乎。更有三生南乌附，木香姜汁可重图通关散、稀涎散、局方三生饮。

稀涎之散有变异，六枚巴豆牙皂三钱。一两明矾先化醒，仁粒皂片投入搅均匀。矾枯吹末三分用，急猝口噤蛾双单。痰涎壅盛灯心饮，一铢二累十黍为累，十累为铢，二十四铢为一两。一铢二累，乃五分也用心虔子礼稀涎散。

资肾解语制于喻昌，羊角天麻酸枣附。肉桂地何首乌枸杞菊，胡麻甘草天门措。肾虚风入浊阴腾，横喉格舌一汤护喻氏资肾解语汤。

宣明地黄饮苁蓉，巴戟山萸石斛从。附子茯苓与五味，菖蒲远桂麦门冬。藏精之气荣于上，浊阴下走语如风宣明地黄饮子。

二丹丸者丹人参，二冬熟地朱砂添。菖蒲远志茯神草，息风养血梦魂恬。痰迷心窍语舌强有热有虚，虚者涤痰汤下兼二丹丸。

匀气参乌术天麻，沉青白芷苏木瓜。左缓右急苡仁生熟草，熄风竹沥麦葳嘉匀气散。

三圣当归肉桂玄，温酒调之末二钱。血虚风入见口眼，左急右缓此方贤三圣散。

百蛋蒺藜重十斤，石臼舂去刺洗干净。砂锅同入煮通宵，除蛋日干磨末听。五钱开水化虚量减，口眼歪斜都反正百蛋蒺藜丸。

正容白附蚕以僵，芫荽筋夏胆星活用羌。风草木瓜黄松节，即茯神心木复名详。姜同煎加酒治口眼，去此㖞邪容貌庄正容汤。

三因白散子无价，附子滑石制半夏。肝肾气厥气逆而上头重眩，挟痰壅逆舌难话。附子大能驱浊阴，半夏开痰胸中过。滑石之重附子帮音幫，浊阴引走阴气罢三因白散子。

近效术附汤甘草，肾气空虚此可保。风挟浊阴攻头眩，胃虚食饭如尝草近效白术附子汤。

星附参苓白附蚕，半夏乌头八味堪。非风能言手足弹音朵，下垂也。务须得汗滚汤淋星附散。

薏苡麻黄苍芍桂，当归生姜甘草配。风湿相搏碍持行，痛疼麻木如将废薏苡仁汤。

喻氏胃风汤麦冬，花粉葳蕤石膏从。生地竹沥梨取汁，升麻葛草入其中。风帮胃火倍常食，肉瞤闰平声肢强面浮攻喻氏胃风汤。

河间防风通圣硝，黄芥麻栀白芍翘。甘桔芎归膏滑石，薄荷芩术力遍饶。表里交攻阳热盛，外科疡毒已残凋防风通圣散。

犀角散石膏参菊羌，归芎天麻独羚羊。芩芪白术壳酸枣，防风白芷草生姜。药味之多十又九，煎成一饮到肝乡犀角散。

乌药顺气芎芷橘，干姜枳梗及麻黄。僵蚕炙草生姜煮，中气身冷痛痹爽音霜。严用和乌药顺气散。

木香调气四般香，为丁为檀又为藿。炙草砂仁白豆蔻，中气宜之兼中恶木香调气散。

桂枝加芪五物名，身体不仁血痹评。寸关俱微尺中紧，引出风邪证自平桂枝五物汤。

指迷王氏茯苓丸半二两苓一两壳五钱，风化之硝二钱五分次第捉。中脘热痰臂痛软，姜汁打糊峡江县神曲指迷茯苓丸。

活络草乌川乌胆虎掌南星也，地龙即蚯蚓，去土，焙，研没药乳香一党。蜜做成丹疗经络，湿痰死血四肢强活络丹。

栝楼实薤白半夏，白酒同煎胸痹贺。通阳气者惟薤酒，喘而短气咳不卧栝楼实薤白半夏白酒汤。

肾沥桔梗麦门冬，赤芍加皮犀木通。杜仲螵蛸加羊肾，去膜切细竹沥同。胞痹小腹急痛者，尿赤之由虚热祟肾沥汤。

喻氏皮痹沙丹参，羊角麻黄北杏子。菖蒲五味刺蒺藜，草膏干姜都有理。如虫走状在皮中，胀满语声不出齿喻氏皮痹汤。

喻氏肝痹人参桂，芎归代赭羌活芪。胸膈气痛卧多惊，筋脉挛急𤺊病疵𤺊，音释，治也；疵，疾移切，病也。主血藏魂肝之脏，血痹不行魂乱兮。气壮血行参芪本，温血解凝肉桂归。代赭重坠通肝血，羌活引入风痹治喻氏肝痹汤。

加味二妙湿热痿音桀，两足痿耎即软热难衰衰，平声，减也。芄当龟板苍黄柏，牛膝草薢音皆西蜀咨加味二妙散。

痓

金匮栝楼根桂枝汤，天花粉白邀在场。痓属刚者热无汗，身体颈项俱急强。始因伤风自汗证，汗多衣湿生病殃。变寒入里营卫闭，重感寒湿得知详。若还有汗之柔痓，桂枝加葛海藏王金匮栝楼桂枝汤、海藏桂枝葛根汤。

防风当归芎地黄，发汗过多使意怆音昌，悲也。太阳而兼阳明痓，身热头摇噤反张。速救阴营静阴燥，养血去风推所长海藏防风当归汤。

当归四逆桂枝通，甘芍细辛枣用红。厥阴肝部司藏血，不养其血脉不充。归本血中之气药，木通能利脉道领归从。肾之血分辛散寒，膀之血分枝散风。芍甘枣子加周密，营卫调和正当庸。戴眼反张太阳病，寒伤营血贼方穷当归四逆汤。

附子青化桂来帮，白术川芎红枣独。汗多四逆渐亡阳，阴痓阴邪何太酷。其项强而筋脉拘，口噤头摇摊冷服海藏附子散。

第四十一卷　诸方

暑

六一滑石同于甘，解肌行水清燥眈音耽。《易·颐卦》：虎视眈眈。又乐也。表里俱热渴心烦，小便不通吐泻担。方载《伤寒直格》中，金刘守真药盍簪疾也。《易·豫卦》：朋盍簪。群朋合聚而疾求也。六一散，一名天水散，一名益元散。

生脉麦味与人参，保肺清心治暑淫。气少汗多兼口渴，病危脉绝盍中斟生脉散。

清暑益气人参草，麦冬五味葛根升。当归二术黄芪曲，黄柏陈皮泽泻青。暑病动而得之者，天热外伤元气征。喘热烦口干头痛倦，暑先入心汗不轻。身重身痛湿之故，暑伤元气脉虚形。浊气在上胸膨闷浊气在上，则生膜胀，浊气在下便溏行浊气在下，则生飧泄。补气强脾消滞气，燥湿清热水金清。升清降浊法皆妙，养血和中疾自平。若无湿热壅滞证，苍柏泽舍减而烹清暑益气汤。

十味香薷参茯术，芪瓜扁豆厚甘陈。畏寒吐泻略无汗，头重而痛倦神昏。香薷发扬脾肺气，皮肌蒸热散无存。木瓜和脾善收脱，能于土中泻木闻。此由局方香薷音柔饮，厚朴扁豆只三端。景岳谓斯暑热用，若为阴暑错关津局方香薷饮、十味香薷饮。

大黄龙丸硫黄先，硫黄买得在番音潘，南番也船。硝石滑石白面打，中暍音谒，中热也昏死三十丸大黄龙丸。

大顺甘草炒锅中，干姜杏仁渐次同。合桂为末沸汤点，吐泻霍乱总归功大顺散。

湿

羌活胜湿羌独芎，甘蔓藁本与防风。湿气在表头腰重，发汗升阳有异功。风能胜湿升能降，不与行水渗湿同羌活胜湿汤。

白术酒治湿可宗，白术一两酒二钟。煎至一钟随时服，不能饮酒水亦通。骨节痛疼胃家燥，利水之法不敢庸。理脾日久脾健运，湿循水道见功中白术酒。

湿郁指下缓沉细，平胃二陈白术畔。独羌香附雨湿袭，阴寒之天重痛倦湿郁汤。

麻杏薏苡甘草汤，汗出当风种谷秧。身疼发热日晡剧，风也湿与两开场麻杏薏甘汤。

清热渗湿黄柏君，盐水炒之是妙法。二术连苓泽泻草，湿非风寒此独合清热渗湿汤。

燥

丹溪大补知母柏，熟地黄与败龟板。猪脊髓同蜂蜜丸，淡淡盐汤送喉管。水亏火炎脉洪大，鸣聋呃逆药堪挽丹溪大补丸。

清燥救肺鲜霜叶经霜者得金气而柔润不凋，麦门石膏煅，胡麻炒国老炙。胶参杏子去皮尖，微火炒黄枇杷叶刷去毛，蜜涂，炙黄，喻氏征君始所造曹上声。诸痿喘呕诸气郁，千年未可此方少清燥救肺汤。

火

附子泻心带三黄大黄、黄连、黄芩，附子起先炆汁等。沸水三黄浸须臾，去渣对入服娭奵音展腜，好貌。上凉下温制度奇，泻轻补重寒热屏附子泻心汤。

黄连解毒汤四般，黄柏黄芩并栀子。一身表里火为邪，狂躁心烦口饮水。干呕不眠错语言，问其大便却不否备上声，塞也。肺火迫血成吐衄，热毒入胃发斑矣黄连解毒汤。

当归龙胆草、芦荟丸《宣明》方，黄连解毒汤与并。酒洗归龙浸大黄，青黛木香麝亦听。搐音蛊，扯也搦音匿，拿也怒惊肝火邪，耳聋胆脉络于耳目眩胆脉起目锐眦胆经病。不利胸咽责肝胆，贯膈肝胆循喉肝须考证。两胁痛疼引小腹，肝胆所由之路径。肝经惹热肺家移，使他咳嗽如呼应_{当归龙荟丸}。

龙胆泻肝栀芩柴，生地车前泽泻偕。木通甘草当归合，湿热耳聋胁痛来。口苦阴汗阴肿痛，血溲浊尿与筋痿_{局方龙胆泻肝汤}。

泻青丸胆草，一两山中栀六钱，胆草味苦肝热摩。少阳火实头角痛，佐以川芎六钱_{不孤栖物止曰栖。陶潜诗：聊得从君栖。}少阳火郁显烦躁，佐以栀仁平静期。风热燥淫归八钱润血，下行泻火大黄三钱资。羌八钱防八钱两品皆升散，火郁木郁_{火郁发之，木郁达之}施。肝胆实热循衣领，作烧寅卯甚旺时。小儿潮热将成搐，及搐已成堵截奇。筋痿不起多惊怒，目赤且肿且疼兮。肝风连札热直视，设舍此方谁与归。蜜丸青黛裹其外，一丸鸡头莲大茶化之。若治大人非小儿，三五钱重任手挥_{钱乙泻青丸}。

泻黄甘草君防风升浮，发脾中伏火，栀子石膏藿叶充。炒香蜜酒调和服，脾家伏火病消中。唇疮弄舌兼口臭，肌热热在血分入夜愈爆爆热气熏炙。_{古方泻黄散。}

钱乙仲阳泻白散，烧摸皮肤按即免。洒淅寒热日晡加，手太阴肺咳而喘。桑皮地骨泄肺有余，甘草粳米罐中转_{泻白散}。

升阳益胃参术芪，黄连半夏草陈皮。苓泻防风羌独活，柴胡白芍枣姜随。湿热身重肢节痛，胸郁其阳意惨凄。大便时溏小便数，口苦舌干味不知。洒洒恶寒火郁发，大升小降恰相宜_{东垣升阳益胃汤}。

东垣安神多用连，草地减连一等当归又减草、地一等做叠减拌_{音潘，挥弃也}。热淫所胜甘寒治，以苦泻之《内经》遵。苦寒气味黄连首为君，除其湿热去心烦。地草甘寒能泻火，补气生阴以为臣。当归心血补不足，连须酒洗必殷勤。汤浸蒸饼为丸朱砂裹，朱砂纳浮游之火以安神东垣安神丸。

痛

灵砂丹乃天麻细，二活膏防翘薄芥。芎芍归栀菊参苓，白术大黄蝎滑在。寒水砂仁桔梗甘，蜜作朱砂而外被。弹丸细嚼送清茶，热郁头疼服渐杀灵砂丹。

大乌头煎煮之浓，两倍蜜投烹法同。脉象弦紧心腹痛，汗厥须当进一钟大乌头煎。

草豆蔻面裹煨丸术曲炒半，苓麦芽枳实橘陈青。干姜炒盐蒸饼做，每次百丸绿豆形。冷物为伤及酒为积，胃脘当心痛不宁。张景岳云此方苓要去，庶乎有不滞之称东垣草豆蔻丸。

散火汤医热肚痛，炒连炒芍壳栀用。橘朴抚芎香附片，砂茴木香甘草从去声。散火汤。

手拈五灵延胡索，二味醋熬草果没药。血滞之因心脾疼，每末二钱滚酒酌。方头署号曰奇效，但未知何人所作。其后叶石林游山，小寺整洁颇不恶。寺僧货此赡其生，因而游山方名博犹易也。手拈散。

柴胡疏肝香附壳芎，醋炒陈皮甘白芍。肝实胁痛转动难，善太息兮须此作柴胡疏肝散。

苏子降气半陈归，前草朴姜汁浸，炒沉生姜依。胸前板塞嗽而喘，多噎大便总无期。与夫吐血气刚旺，血随气上涌河溪。皆云上盛下虚者，火不归元脉证窥局方苏子降气汤。

左金连萸六一丸，肝左胁痛吐吞酸。黄连泻火金无克，萸萸达木金乘权左金丸。

第四十二卷　诸方

疟

清邪止疟升柴提，阳远于阴寒可止。黄芩知母引而降，阴远于阳热自已。却邪归正要生姜，和其阴阳甘草使士材清邪止疟方。

斩鬼黄丹飞一两，七枚独头蒜拔畦魁。小小作之绿豆大，疟当未发五更时。桃枝以煎长流水，一丸向东吞下低。合甘入声在端阳有所忌，鸡犬妇人孝妇知斩鬼丹。

养胃乌梅草果添，二陈平胃藿姜参。胃伤肥腻伤生冷，二者皆能作疟脾家见证森养胃汤。

泄　泻

升阳除湿汤苍柴，羌防曲柏猪陈皮。升麻苓泻炙甘草，餐泄便旋黄赤来。升药提起气下陷，风能胜湿嘴难扨撑佳切，以拳加人嘴。升阳除湿汤。

四神故纸吴茱萸，肉蔻五味四般俱。大枣百枚姜八两，五更肾泻火衰扶四神丸。

葛花解酲香砂仁，二苓参术蔻青陈。神曲干姜兼泽泻，酒伤吐泻头疼珍东垣葛花解酲汤。

痢

黄芩芍药甘草三，秋血稠粘厚重堪。初病脉洪身热者，热留于下痛肛谈河间黄芩芍药汤。

槟芍顺气汤谁署，小承气汤而生姜预①。舌黄里急重肠肛，顺气血调下床地槟芍顺气汤。

秋燥下痢生地胶，养阴润燥信超超。桔梗大能开胸膈，天气旋与地道交。薤白滑利消榨胀，宣发胃气半夏饶。甘草和中缓其急，燥门下痢第一条秋燥下痢汤。

断下高良姜辛热，高州府是广东题。赤石脂姜附牡蛎、枯矾细辛，龙骨肉蔻诃子、石榴皮。脏寒久痢真应证，醋丸米饮晨兴杯局方大断下丸。

咳　嗽

参苏饮者橘之皮，桔梗前胡半夏窥视半夏时而采之也。葛根枳壳茯苓草，木香姜片与枣枚。表病头疼汗咳嗽，涕唾稠粘于此觿音羁，得也。元戎参苏饮。

人参败毒力无边，苓桔川芎柴壳前。羌独生姜并甘草，膀胱胆肺三经缘人参败毒散。

荆防败毒加翘荷姜，升散神方知者听。咳嗽其人气急来，口苦咽疼痰不应。服之反甚再加服，声闻痰出见轻证。枯燥之人数剂后，略兼润药以相并。沙参玉地冬归芍，此类拈来方里订荆防败毒散。

华盖散麻橘杏仁，桑皮赤茯甘苏子。寒咳哮喘鼻不通，声浊无汗姜枣倚局方华盖散。

三拗麻黄甘杏仁，不去皮尖麻黄节亦存。生姜同为咳家喘，鼻塞痰多不手巾局方三拗汤。

阿胶散里有六桩，胶十五钱蛤粉炒。十钱糯米马兜铃半，黍

---

① 预：通"与"，参与。《晋书·唐彬传》："朝有疑议，每参预焉。"

粘子①又减马兜一半炒请嫂。十分炙草七个杏，久嗽无津补贵早。粘之利膈滑热痰，兜之清热降气挠钱乙补肺阿胶散。

痰 饮

二陈汤用半夏陈，佐以茯苓甘草臣。利气调中兼去湿，一切痰饮此方申。《三因》温胆之汤从此起，枳实竹茹加姜炆。胆取不寒亦不热，夜分瞑目为常人。热痰窜入其宫中，神不守舍惊而烦。口苦吐涎虚火溢，茹实清凉使渐温。半夏除痰且和胃，通其阳气入阴眠。参蒲南入温胆里，难言舌强涤痰神局方二陈汤、温胆汤、涤痰汤。

水煮金花生夏星，膏面天麻雄要明。眼中生花头中眩，喘吐青黄脉弦征。以此为丸姜汤下，积痰信矣在肝经易老水煮金花丸。

半夏天麻白术汤，芽曲苍参芪炒蜜。陈皮泽泻白茯苓，炮姜黄柏酒洗必。痰厥头痛足太阴，肢寒眩黑恶心疾东垣半夏白术天麻汤。

滚痰丸子芩酒洗黄大黄，酒蒸。各八两天二味极重，礞石硝石，煅，一两沉香五钱有似渊二味最轻。梧子五十清茶下，代十枣汤王隐君滚痰丸。

吴仙丹乃茯茱萸，头痛背寒痰饮储。吐酸不食时常发，常公子正效见宣和初已亥，子正为顺昌司禄，于太守蔡达道席上得药服之，遂不再作。吴仙丹。

蜃壳蚌壳之灰瓦炒赤，青黛些微同协力。淡齑水是蒜姜捣，搀以温汤麻油滴。妃子北宋徽宗妃咳痰面肉浮，李君防御官名奏奇绩。须知蜃黛皆咸寒，解热消痰认得的蜃灰散。

蚌粉丸蚌粉，即蛤粉，亦曰蜃灰医痰在胸，却同巴豆炒之红。巴七粒兮粉一两，去巴不用醋和浓。每二十丸姜酒下，痛疼呕哕易观空空，犹无也。蚌粉丸。

---

① 黍粘子：中药牛蒡子的别称。

第四十三卷　诸方

虚　劳

小建中汤白芍药，桂姜草枣合心婆犹慈也，老女曰婆。更加饴糖补中脏，心悸而烦去厥疴。又主阴弦阳涩脉，腹中急痛爬草窠。增入黄芪因表后，脉得沉迟身痛多小建中汤，［附］黄芪建中汤。

酸枣仁汤知母芎，茯苓甘草成五数。盗汗虚烦不得眠，酸枣先烹纳药遽同炊，急也。经曰卧则血归肝，虚劳家病以此去酸枣仁汤。

炙甘草汤麦姜桂，参胶麻仁枣生地。肺痿呃逆并虚劳，伤寒脉结代心悸。地胶助营而宁心，人参甘枣益中气。桂枝生姜致津液，麦麻之润复脉易炙甘草汤。

四君子汤参术茯，甘草枣姜煎要熟。合之生地芍归芎，四物配来八珍玉。四君带半又兼陈，君子原名药加六。又捐半夏异功①道，能识病情医中鹄②。八珍加上黄芪桂，十全大补与君告局方四君子汤、局方四物汤、局方八珍汤、六君子汤、异功散、十全大补汤。

钱氏仲阳六味丸，熟地肉枣药苓泽泻丹。此本崔公之八味，却将桂附阳药删。肝肾不足真阴损，憔悴音樵萃，瘦也尫羸腰脚痠。目眩耳鸣精血泄，喉齿俱疼痛足跟。按之至骨热烧手，骨困不任平声步履艰。肾移肺热肾热移肺生咳嗽水沸为痰，自汗盗汗不曾干六味丸、八味丸。

补中益气术陈芪，参草升柴买蜀归。胃脘之阳不能升举，并且

---

① 功：原作"攻"，据《小儿药证直诀·异功散》改，下同。
② 鹄（hú 湖）：即鸿鹄，俗称天鹅。此处喻指医之卓越出众者。

心肺之气陷入于中焦命兹补中益气汤。

逍遥散用当归芍，柴苓术草加姜薄。散郁除蒸肝可清，怒伤目暗加丹栀着局方逍遥散，薛氏加味。

还少薯蓣川牛膝，远志山萸巴戟天。熟地味茯苓杞杜，菖蒲楮实利中年无病之男女。烹枣打糊些小蜜，酒或盐汤三十丸还少丹。

黄芪鳖甲为去声虚劳，骨蒸晡热渴烦謷①。肌肉渐消食减少，盗汗咳嗽血痰交。生地柴芄赤芍草，知母骨皮菀半熬。人参桔桂都损半，鳖甲天冬桑倍饶黄芪鳖甲汤。

麦煎赤苓膏术柴，鳖甲常甘生地归。大黄干漆加人参，小麦引之入胃哉。少男室女蒸骨瘦，口臭便难盗汗来。肺胃脾肝火灼灼，瘀行血润仰鸿裁鸿，大也。麦煎散。

补肝汤治肝虚损，筋缓不能起立稳。目暗䀮䀮音荒。《灵枢·经脉篇》：目䀮䀮。如无所见，甘瓜枣仁四物本补肝汤。

一杯童子还源水，猪胆与其脊上髓。七茎韭白银柴前，胡连乌梅放一起。方中果草俱钱论，煎成而服骨蒸已。古来曾有萨谦斋，著《瑞竹堂方》经验始还源水。

血

犀角地黄芍牡丹，血升胃热火邪干。斑黄阳毒皆堪治，或益柴胡怒动肝局方犀角地黄汤。

麻黄桂枝汤冬芪味，四物减其芎与地。四君又除白术苓，算其方中九药备。此方本出于东垣，麻参芍药方名谓。太阳寒热脉浮紧，太阴嗽血痰兼至。血中或有紫血点，此是寒淫勿昧昧麻黄人

---

① 謷（áo 熬）：甚。《正字通》："謷有甚意，今楚黄人谓事之甚者曰謷。"

参芍药汤。

新定清宁大麦冬十两，酒炒生地十两天圆肉①八两。陈皮三两桔梗粉甘草各二两，煎成膏子真秾郁②。薏珠即薏苡仁百九十二铢八两，水淘已净炒须熟。四十八铢二两川贝母，糯米伴熬干，炒将米逐去米。苏州薄荷五钱切忌火，入膏含化无求速。劳嗽吐红惟此宜，补脾润肺不相触新定清宁膏。

消　渴

生地黄饮兼熟地，天门冬与麦门冬。参芪甘草医消渴，躁烦饮滚面皮红。补气生精濡人朱切，乳平声血燥以上诸药，斛枳泄热胃肺中。疏导二腑大肠、膀胱枳壳泻，肺心气下即降火自津通易简生地黄饮子。

易老门冬饮子参，甘草茯苓杞味添。老弱虚人医大渴，立方无过评者签易老门冬饮子。

洁古化水丹川乌，炙甘牡蛎蛤粉俱。醋浸为丸须蒸饼，两少阴经渴饮除。新汲水吞丸十五，心痛醋汤以下诸洁古化水丹。

猪石猪石子，牡猪势也荠苨参知母，石膏黄芩葛二苓。慈石天花甘大豆，消中日尿八九升猪石荠苨汤。

白茯苓丸治肾消，连藓花粉二参调。熟地覆蛇膀胫斛，蜜丸慈石煎汤邀。肾经枯燥腿渐细，腰脚无力免心焦白茯苓丸。

水　肿

金匮防己黄芪汤，白术甘草去湿长。风水脉浮而身重，汗出

---

① 天圆肉：龙眼肉的别称。
② 秾（nóng 浓）郁：浓厚。

恶风寂然蝁①蝉属，诸证俱罢，如蝁之寂而止鸣也。防己黄芪汤。

金匮防己茯苓汤，黄芪桂甘妙无方。皮水水气皮肤在，肢动聂聂无复扬防己茯苓汤。

芪芍桂枝苦酒汤，七水一酒食人吭②音杭。颇觉心烦酒阻故，六七之朝看循常芪芍桂枝苦酒汤。

乌鲤鱼汤买乌鲤，乌鲤暖胃最行水。开鬼门取葱之白，洁净腑宜赤小豆使。白术陈皮桑白皮，脾肺二家赖清理。鱼药共烹不入盐，服药须待食鱼已乌鲤鱼汤。

导水茯苓须赤者，槟木术冬砂泽泻上声。木瓜桑陈大腹苏，灯草多多但嫌寡。通身肿似烂瓜形，便旋黄赤艰于下良方导水茯苓汤。

五皮饮者五般皮，地骨五加赤茯齐。更有生姜与大腹，肤胀捺之指没兮。此乃后人皮水法，又兼阳水此方施局方五皮饮。

舟车牵牛及大黄，遂戟芫花又木香。青陈二皮加轻粉，水饮胀浮救急忙河间舟车神佑丸。

张棕坛曰：舟车丸，霸劫之药，因河间③有治案录之

胃苓丸是平胃散苍术、厚朴、陈皮各一两，炙甘草三钱，配合五苓白术、茯苓、猪苓、泽泻各一两，肉桂三钱裁制皇大也。二药之中加草果三钱，胃苓丸子制而藏胃苓丸。

葶苈木香合四苓赤苓、猪苓、白术、泽泻，木通甘草桂枝滑。赤色茯苓照眼明，滑石君主方头缀。五钱末子白汤下，湿热中外有壅遏。水肿腹胀不更衣，溲涩而红须放决葶苈木香散。

---

① 蝁（jiāng 将）：又名蜩，蝉的一种，体小而色青。
② 吭（háng 杭）：咽喉。《集韵》："吭，咽也。"
③ 河：原作"云"，据正文内容改。

胀　满

人参芎归术草砂，五灵脂桂半夏乌莪。小便红兮大便黑，厥逆气冲汗而渭音歌，多汁也。枣子生姜苏叶煎，初成血胀讵①言讹人参芎归汤。

黄　疸

大黄硝石栀子柏，热结腹满尿赤色。发黄重证当下夺，先烹群药后硝石大黄硝石汤。

栀子大黄枳实豉，热痛懊恼昏惑剂。酒客阳明病发黄，无汗小便亦不利栀子大黄汤。

茵陈栀子量加黄，谷疸寒热损食尪音汪。脾胃瘀热达肌表，此非外感橐犹囊橐，音托，囊无底。先煎茵陈减汁半，加添二味药闻香茵陈蒿汤。

麻轺即翘小豆梓皮杏，姜枣炙甘水以潦音老，路上流水也。《大雅》：泂酌彼行潦。寒湿瘀里身发黄，分消湿热宁草草麻黄连轺赤小豆汤。

茵陈附子人参术，白茯干姜同一律。黄属三阴阴证显，苟能用者称医术茵陈附子汤。

---

① 讵（jù 剧）：表示反问。《说文》："讵，犹岂也。"

第四十四卷　诸方

疝　霍乱

暖肝煎取当苓枸，小茴乌药桂沉偶。相偶阴寒治肾肝，疝疼小腹堪容手暖肝煎。

木香金铃小茴附，乳香没蝎参玄胡。酒丸酒下平疝气，睾_{音高}丸肿痛报言除_{睾丸疝方}。

荔核散合古沓切，_{音蛤，合集也}于枨柍_{音真央，两楹间}，大茴小茴沉木香。二盐川楝肉为末，阴丸肿痛热酒荡_{音汤，突也}，酒调末如相突也。荔核散。

胡芦巴丸茴香纽_{音狃，系也}，巴戟乌头川楝友。茱萸六物胥炒锅，酒丸散坠制时守胡芦巴丸。

冬葵子汤白滑石，止此香薷木之瓜。人干霍乱二便闭，热烦而渴服犹划_{音华，拨进船也，言连服犹划也}。冬葵子汤。

自汗　盗汗　阴汗

玉屏风散肺经虚，多汗恶风此剂居。芪术又将防风入，相畏岂真得力与玉屏风散。

当归六黄阴汗剿，阴虚表虚而火扰。二地与归滋其阴，倍用黄芪以固表。或麻黄根引诸药，至卫固腠亦更好。但柏芩连泻火甚，胃虚气弱也当晓当归六黄汤。

柏子仁丸参白术，左顾牡蛎麻黄根。更加半夏五味子，阴虚盗汗枣肉为丸吞柏子仁丸。

青蛾丸将阴汗止，杜仲骨脂合半斤。胡桃三十研之烂，蜜作砂仁汤以吞。床子陀僧往外扑，阴汗要无方渐闻。若夫虚损之腰痛，盐水炆汤待以传青蛾丸。

呃　逆

橘皮竹茹人参甘，赤茯枇杷冬半夏。胃虚呃逆枣姜烹，虚而寒者竹冬罢。旋而换过丁香来，实者人参休劝驾橘皮竹茹汤。

大便不通

蜜煎导法微火煎，频搅勿令焦待凝粘。捻奴牒切，指捏也作挺子长二寸，一头之锐如指尖。些微皂末涂其上，乘热纳于谷道堪。手来抱定便时抽去，润肠行气蜜能任。通窍更凭皂角末，此药津枯喜不嫌蜜煎导法。

猪胆导法醋略兼，竹管插肛倾胆汁。寒胜热兮滑润燥，苦可降兮酸善入。至于冷秘不通者，削酱姜亦通呼吸猪胆汁导法、削酱姜导法。

半硫丸子硫半斤，末实猪肠线扎炆。肠烂出之滚水洗，数回已净日中干。等分生夏生姜益，捣姜成泥汁调丸半硫丸。

斩关丸方硫五两，十钱肉桂此项难。蔻椒附术俱生用，萸半腿胫各五钱。虚寒便闭胸痰塞，饭杵而成小小丸斩关丸。

开闭巴霜神曲糊，硫黄生附半夏蔻。五者共为丸子衣，淡煎茱萸汤喉口溜开闭丸。

麻仁苏子粥之方，主治老人风秘病。麻专大肠除风燥，苏子润肺通肠并。洗净合研再水研，取汁烹糜大便应麻仁苏子粥。

小便闭　小便不禁

大分清饮即五苓，去术去桂不留停。木通枳壳车前子，栀仁屈曲小肠行大分清饮。

桑螵蛸散鹿茸芪，牡蛎人参赤石脂。阳虚小便不能禁，为末粥汤调服裨桑螵蛸散。

淋 遗精 白浊

清心莲子石莲参，地骨柴胡赤茯苓。麦门芪草车前子，烦躁
消渴浊崩淋局方清心莲子饮。

导赤生地与木通，草梢竹叶四般攻。口靡①舌疮尿赤痛，降泻
丙小肠丁心小便中钱乙导赤散。

八正通瞿栀子扁，大黄草梢滑车前。上焦清彼心与肺，下利
小肠肾膀肝。达茎缓痛甘梢用，肝脉络于阴气前所关。黄通大便偏
有助，灯草几茎入内煎。湿热上壅口干渴，湿热下注小旋堙音因，
塞也。小腹膨膨势已急，痛淋无奈自然蠲局方八正散。

萆薢分清蒲乌药，益智草梢盐煎瓢。胃湿肝风成白浊，去浊
分清固下焦萆薢分清饮。

茯菟石莲北五味，先以菟丝酒浸焙。即将此酒煮山药，同气
糊丸原非伪。赤浊灯心汤下白浊苓汤下，漏精盐汤有取义。消渴强
中谁作汤，米泔一项擎于甄切澄母，音缒，瓶也。局方茯菟丸。

惊悸健忘 狂 脏燥悲哭

归脾汤乃参术芪，归草茯神远志随。酸枣木香龙眼肉，煎加
姜枣益心脾。体热心烦汗作贼，怔怊音征忡，恐也恍惚救其危。惊
悸健忘皆可却，肠风崩漏总能医。景岳言气虚血动，木香香燥殊
不宜。远志味辛气升散，多汗烦躁须除之。方出宋人严子礼，初
无远志人参归。加入柴胡山栀子，产门不闭靡零畸靡，无也；畸，
音羁，亦零也。谓非多加柴、栀而零畸之也。归脾汤，［附］加味归
脾汤。

---

① 靡（mí弥）：通"糜"，糜烂。《庄子·胠箧》："子胥靡。"

天王补心人参茯，五味二冬柏用仁。玄丹桔梗归酸枣，远志生地若蝉联。惊悸健忘心家损，神虚以烦夜不眠。灯心竹叶煎汤下，蜜丸朱衣①服三钱梦授天王补心丸。

朱砂消痰饮主胆星，朱砂一半麝香行。临卧姜汤调钱末，能定怔忪与悸惊朱砂消痰饮。

灵苑神砂一两飞飞，取一两，乳香酸枣折半为各五钱。痰痫忽僵吐津戴眼，哭歌妄言走东西。酒吞末子恣纵之也沉醉，熟睡几朝弗遽疑。去风散瘀堪狂病，惊醒早时不可治平声。此宋孙兆颠僧案，先以咸物尽食之。待其发渴才投药，方中更有人参兮灵苑神砂散。

发斑

玄参甘草升麻汤，能散能和制火不腾骧音裏，举也。潘岳《籍田赋》：龙骧腾骧。一入阳明一少阴，发斑咽痛起徜徉徉，音常。徜徉，戏荡也。韩愈《送李愿归盘谷序》：终吾生以徜徉。玄参升麻汤。

小麦奴丸釜底煤，梁上倒挂尘灶突墨硝黄陪。麻黄苓蜜煎头弹，服后汗出弥弥稍稍或利微。麦为新谷将成实，湿热熏蒸故上霉音枚，物中久雨青黑也。火化从治有妙义，狂斑大渴信良规小麦奴丸。

肺痈

射干麻黄汤半细，紫菀枣姜款五味。先煮麻黄上沫除，诸药投煎平声吞且睡射干麻黄汤。

葶苈大枣泻肺汤，葶炒色黄打弹子如。水烹大枣十二个，水三分煎干一分枣将除。弹子入炊干又半，取汁服之肺病驱葶苈大枣泻

---

① 朱衣：谓以朱砂为衣。

肺汤。

肺痈神汤苡贝陈，甘梗银花芪白及。甜葶苈微炒锅中，煎时一片生姜入。新起抽芪插防风，溃后留芪人参急。不敛邀来合欢皮，一名合昏一夜合肺痈神汤。

癥　积

三物备急张文仲，大黄巴豆仁干姜。蜜和瓶封比大豆，三丸苦酒并温汤。腹中满痛猝然死，气冲口噤毒厉伤。三物相须可荡邪，秽气分消吐泻阆音郎，门也，吐泻于阆。三物备急丸。

丁香去盖，五钱积脾青皮，去白，醋煮，五钱良姜醋煮，五钱，百草霜，四钱棱莪并煨广木香各三钱。巴霜二钱五分牙皂烧存性二钱，醋面糊丸麻子方比也。积痛有时呕酸腐，积泻气恶臭不芳丁香脾积丸。

脚　气

李杲当归拈痛汤，四君四苓未有苓。升葛苦参知柏芩，风活茵陈苍术逐。湿热脚气肩背重，以及生疮红肿在双足当归拈痛汤。

金匮乌头汤川乌，蜜煮半干贮在盂。水煎麻黄芪芍炙甘草，去渣和前蜜烹徐徐。以饮寒湿脚气病，疼痛屈伸口便呼金匮乌头汤。

虎潜即朱①大补丸，知柏地龟为粉末②。锁阳芍药川牛膝，虎胫归陈姜附选。损在肾肝腰脚疼，骨痿筋缓难移转虎潜丸。

---

① 朱：即朱丹溪，虎潜丸出《丹溪心法》。
② 末：原作"本"，据文义改。

第四十五卷 诸方

瘟 疫

普济消毒参荠勃，黑参蚕芷板蓝根。升柴翘草连芩黛，梗以浮之心肺边东垣普济消毒饮。

既济解毒黄连芩，升柴甘桔总相寻。连翘当归都妙佐，使以大黄其意深。芩连酒炒大黄浸，泻其上热沛甘霖。散结消肿连翘到，和血止痛当归临既济解毒汤。

清震汤治雷头风，升麻苍术恰相逢。荷叶一枚升胃气，邪从上散不传中。头面疙瘩隆隆起，雷声隐隐乱其聪河间清震汤。

雄黄丸服疫能御，赤豆丹参鬼箭羽。炼蜜和为梧子大，空心温水吞丸五雄黄丸。

辟瘟总在辟其气，明亮雄黄为粉碎。浓点鼻之两陷中，病人同榻亦无忌。已经邪中觉头昏，瓜蒂散方忙取嚏。闲时贯众浸水缸，日饮其水疫神避辟瘟法。

第四十六卷　诸方

杂　治

升麻葛根汤钱氏，再加芍药甘草是。阳明发热与头疼，无汗之证均堪倚。亦治时疫与阳斑，痘疹已出进退使升麻葛根汤。

平胃散是苍术朴，陈皮甘草四般握。除湿散满驱瘴岚，此方人世受优渥①轧角切，音握。局方平胃散。

上清丸乃薄荷叶一两，蓬砂三钱芎五钱梗二钱甘二钱脑子二分。肺心有火生痰嗽，酒毒鼻齆音衮，窒鼻也。《礼·月令》：季秋行夏令，民多鼽嚏皆以此。若问大细比天圆，蜜调临卧舌端舐上清丸。

藿香正气宋神宗置和剂惠民局，桔甘术朴陈大腹皮。神苏夏芷枣苓姜，内伤外感瘴风斯药谷②藿香正气散。

局方五积何人辟，气血痰寒脾食积。麻黄直向太阳走，苍芷阳明是所适。四物损挥其地黄，二陈枳桔乃全璧。肉桂干姜生姜朴葱，纷纭众垛专向一方射。前人谓彼两头忙，变化用来宁可掷五积散。

利膈散治上焦热，虚烦咽疮兼痛切。薄荷芥穗炒牛子，参桔草风俱等垿。上热辛凉轻清好，证若剧者僵蚕列本事利膈散。

清胃散升麻二钱，六分归地与黄连。牡丹一钱石膏入，面烧肿痛颊腮唇。上下齿牙痛引脑，龈音银肿流血热在血分焉东垣清胃散。

选奇汤治真风火，防草酒炒芩羌活可。清涕鼻流两目疼，眉

---

① 优渥（wò 卧）：优裕，丰厚。

② 谷（gǔ 古）：善，良。《尔雅》："谷，善也。"

棱骨痛头如裹选奇汤。

理中汤主理中乡，甘草人参术黑姜。中焦证具下焦涉，烈寒加附喜扶阳理中汤。

参苓白术扁豆陈，山药甘莲砂苡仁。桔梗上浮并保肺，枣汤调服益脾神局方参苓白术散。

六味回阳熟地归，姜附桂参阳自回。阴阳将脱真元败，无已但用此方儿景岳六味回阳饮。

镇阴之煎意精良，镇坠于下以收藏。熟地炙甘牛膝泻，附桂追陪大命昌镇阴煎。

人参养营汤麦归，芍药甘草地黄齐。知母陈皮五味子，下后夺气不语时局方人参养营汤。

大黄附子细辛汤，胁下满痛发热阳。脉弦紧为阴上逆，温药下之传闻芳大黄附子汤。

许学士制温脾汤，草朴干姜肉桂附。五品之多各二两，大黄四钱便足数。沉寒锢冷胃肠间，泄泻腹疼先取去。后乃调治莫畏虚，下法仲景大黄附子汤有先路温脾汤。

本事椒附二钱附子末，二十粒椒白面填。生姜七片煎入盐服，项筋之痛背髀连。谓是肾气攻背强，诸药不除以此蠲椒附散。

四顺清凉大黄芍，酒洗当归草加薄。阳陷阴中夜作潮，躁烦便闭大肠着。病之虚者治难同，四物二连汤可作四顺清凉饮、四物二连汤。

灵枢秫夏汤双物，久病不寐神效必。秫米一升半夏五合千里流水，扬之万遍扬已毕。煮药炊以苇薪轻，一朝三饮起斯疾。此证尤烦外治方，不眠门中作诗述灵枢秫夏汤。

天麻丸子细辛荷，白附芎甘防蝎伴。甘松白芷草川乌，苍术雄黄十四串。寒食之天打面糊，小豆之形法最善。恰三十个饮葱汤，风火湿痰怕见面。头痛眉疼两目旋，鼻塞嚏多耳鸣乱。肤顽

瘰疬肉蠕蠕音软，动貌。马融《广成颂》：蠕蠕蟫蟫。蟫，音寻，都
欲于斯成妙算。上证或因杨梅疮，误治成毒结亦当选天麻丸。

天麻半两四倍芎，头旋眼黑心烦怂。项急背拘多昏睡，偏正
头疼多汗恶风。疼其支①节皮肤痒，风痰消化利头胸。蜂蜜弹丸食
后嚼，一任茶瓯及酒钟天麻丸。

千金独活寄生芃，防辛喧众声如铙。四物人参国老，桂心
仲膝满箕筲②。寄生减损来芪续，三痹风、寒、湿名方就此谋音抄。
独活寄生汤、三痹汤。

羌活汤因瘾疹攒，世言作痒发风丹。薄前梗壳天麻蜕，芎芷
草参姜不难羌活汤。

一笑丸儿统治牙，七个花椒一粒巴。去皮研饭绵包了，咬于
痛处吐涎嘉一笑丸。

肾热汤治肾经热，耳流脓血不闻声。慈蛎术冬甘芍药，地汁
葱白枣相成。镇养真阴慈聪耳，软痰破结蛎之能。亦以肺虚冬必
用补肺清金，亦由肝涸芍难停益肝和血。因制肾邪特补土，肾气上
通葱引行肾热汤。

奇授藿香枝叶连，猪胆熬膏末为丸。脑漏黄流头目眩，此药
真能已鼻渊奇授藿香汤。

半夏厚朴汤茯苓，生姜苏之叶五味。咽中如有炙脔③肉，吞之
不下吐翻伪。凝痰结气喉间阻，梅核气者今人谓半夏厚朴汤。

济生乌梅丸止血下，大遗下血实无假。乌梅炒僵蚕共五分去
声，梅肉一五朵之分蚕一朵犹一股。济生姓名严用和，醋粘空腹醋
汤堕上声，落也。乌梅丸。

---

① 支：通"肢"，肢体。《易·坤卦》："美在其中，而畅于四支。"
② 筲（shāo 梢）：古代盛物用的竹器。
③ 脔（luán 孪）：切成小块的肉。《正韵》："脔，块切肉。"

本事川芎参肉枣，山药地归菊花神。暖酒三钱调将去，肝虚血少眩运人本事川芎散。

断痫黄连泻心邪，夏实行痰乃次之。再加朱砂寒水石，镇坠安神之所为。方中行人为使甘遂麝，神曲打如天圆兮。獖音焚，牡猪去势曰獖猪心用竹刀剖，纳丸水煮熟为期。一心一丸连汤饮，服完七个拔根基断痫丸。

薏苡仁汤栝楼仁，牡丹桃仁杭白芍。小肠生痈尿成淋，腹中胀痛随宽绰薏苡仁汤。

返魂麻黄杏甘草，葱白三寸中恶好。鼻收毒气塞清道，握手厥逆忽而倒返魂汤。

太乙紫金丹慈姑洗去皮毛净，焙，二两，大戟去芦根，洗净，焙，一两五钱千金子，即续随子，研白仁去油，一两川文蛤即五倍子，去虫、土，二两。用雄用砂各水飞，原无雄、砂用麝香研极细，三钱，诸药同来石臼合甘入声。糯粉浓糊少用，切不可多粘作槫音团，楚人谓圆为槫，木杵连连千下插。每药一钱木陷中，印成块子方寸恰。试看何病磨何汤，轻一块重去声则须重平声沓。连磨二块取通利，温粥随投宜补接。

年久头痛，太阳痛极，偏头风及杨梅疮愈后毒气攻注，脑门作胀者，俱煎葱酒磨服，仍磨涂太阳穴；新、久疟临发，东流水煎桃、柳枝汤磨服；心气痛及赤白痢，淡姜汤磨服；痢证脱肛，米汤入醋磨服；泄泻，薄荷汤磨服；牙疼，酒涂及含药少许吞下；水肿皮薄而光，按之没指，红枣或生姜煎汤磨服；诸腹鼓胀，麦芽汤化下；悬饮，咳则胁下引痛，姜汤磨服；口眼歪斜，筋脉挛缩，酒磨热服；骨节风肿痛，酒磨服；惊痫猝倒，口角流涎，姜汤磨服；霍乱，绞肠沙，姜汤磨服；妇人经闭，腹内结块作痛，酒磨服，或以红花煮酒化服；女子为邪所交，腹中作痞，雄黄煎水磨服，随下恶物，更烧三锭，药气满屋，邪不再至；小儿中痰，牙关紧急，磨擦牙上及姜汤下；小儿父母杨梅疮遗毒，肌肤先出红点，次成烂斑，甚者口角、谷道、眼眶、鼻面皮肉俱坏，用新汲水磨涂诸患处，又用薄荷汤下；赤眼翳眼，肿痛烂弦，胬肉侵睛，滚汤磨服；便毒痔疮坚硬苦痛，大小便难，醋汤磨服；发背疮如粟，重若负石，淡酒磨服，外涂日夜数次；疔疮，葱白煎酒磨服；瘰疬，姜枣汤磨服；温疟，姜汤磨服；瘟疫，烦乱发狂，喉痹喉风，煎薄荷汤，待冷磨服；打跌伤损，松节无灰酒磨服；破伤风，肿痛，水磨涂之；汤火伤，东流水磨涂，仍服之；恶蛇、疯犬、蝎、蜴诸虫伤，遍身发肿，甚者毒气入里，昏乱无状，用酒磨灌，再吃葱汤一碗，被盖出汗即苏；阴房被魇，喝叫奔走及神坛、荒冢猝中鬼气，石菖蒲或生姜煎汤磨服；缢死、溺死、惊死、压死、鬼迷死心头微温者，煎生姜、续断酒磨服；中蛊毒、瘴气、恶菌、河豚、六畜肉毒、饮食药毒，昏乱猝倒者，水磨灌服，或吐或泻，立苏。

凡家居远出，行兵动众，切不可无此丹。考其药味，虽不言补，今羸瘦之人，服之至效，诚济世卫身之宝也百一选方太乙紫金丹。

阴阳二气麦天冬，玄参一并捣膏烂。柏味黛甘人中白，枯矾泽泻朱砂片。加蜜再捣即砂衣，童便乳汁堪下咽。丹石阳亢肾水干，虽饮冰雪不知远去声，离也。阴阳二气丹。

雄黄二钱五分解毒郁金二钱五分香，巴豆肥白者四十粒为霜三品彰。醋打米糊绿豆样，每三五粒吃门墙。凡消阳痈无不效，内毒胀闭任何疮。风痰闭证牙关急，调灌须以酒炆姜。食停痞闷胀且痛，宿食积虫蟠胃肠。喉涎肿痹内连外，茶下七丸吐利昌。极而昏冒关其口，醋化鼻门灌到吭。若夫饮膳中其毒，先以通关散嗅鼻扬鼻嚏则毒气扬。喷嚏之余毒气出，斯丸嚼咽话房厢雄黄解毒丸。

立消膏磨研也庋音诡阁盐，大灯草蘸点浮翳三次。忽然没矣无疼痛，云洗眼光任北南立消膏。

冰玉散中生石膏，脑子蓬蚕四味交。心肾脾家有一火，能将舌上血泡泡音庖，涌也。冰玉散。

金锁双单蛾子堪，牙硝三钱蓬一钱片脑五厘明雄四分蚕二分。吹喉肿消如或否，利膈薄荷、荆芥穗、牛蒡子、玄参、桔梗、甘草、防风内投恶血外针三因金锁匙。

冰五厘蓬五分散子玄明粉，五分砂六厘，口齿舌咽肿痛病。久嗽痰火失音人，皆为含药堪投赠冰蓬散。

熨痹陈醋五大盂碗也，煎翻滚葱白一斤落。再煮再翻葱白烂，布包患上旋旋烙熨痹法。

蚕砂熨法是外科，只为偏枯受折磨。内治猪肚入姜兼晚米，豉花椒葱白母敌爹仇匹相当。煮烂崇朝餐一具，止须十日起沉疴蚕砂熨法、服猪肚法。

瓜蒂散炒甜瓜蒂如无甜瓜，丝瓜蒂可代，赤小豆儿同小细。熟水调下即吐之，紧束肚皮还目闭。服后良久不吐者，令以沙糖含一块。吐而不止法如何，葱白作汤解一剂。老人产妇亡血家，气虚脉微皆莫试瓜蒂散。

丹溪吐法莱菔子，莱菔子以半升擂。一杯浆水和之讫音吃，毕辞也，泌音秘汁炆温执一杯。少入猪膏蜂酿蜜，比瓜蒂散重轻推丹溪吐法。

纳鼻有方甜丝瓜蒂君，猪牙皂角北细辛。雾露清邪中于上，头痛鼻塞知所因。表静里和无别病，药搜黄水出鼻门纳鼻方。

孔圣枕中丹幻名，龟龙菖志酒覆翻酒调。龟板酥炙入肾补精志，龙骨研末，入鸡腹煮一宿奠魂镇压肝。一阴一阳皆灵物，借其阴阳气均匀。读书易忘心血欠，痰之与火扰乱神孔圣枕中丹。

固齿鼠头骨与牙，略傀提过净盐花。火煅以研擦动齿，即能收上不歪斜固齿散。

苏风丸子忆堂张望居室暇，二陈枳桔苏防霸为君。前胡干生姜易茯苓，杏仁神曲做长夏六月。表邪挟食攻打城，痰气行时阻放驾忆堂苏风丸。

第四十七卷　诸方

妇　人

决津煎是当归地，膝泽肉桂台山乌。月经能利死胎下，用补为泻是神符决津煎。

脱化煎兮归与桂，川芎以及牛膝车。难产死胎均有用，死胎更入红蓝红脱化煎。

黑神散里生地黄，归芍甘草桂炮姜。蒲黄黑豆童便酒，消瘀下胎痛逆忘。胸腹甚疼痰血壅，闭证血晕不须慌局方黑神散。

失笑散果堪血晕，五灵脂外用蒲黄。两者均平炒做末，三钱入罐酒为汤局方失笑散。

诃梨勒方朴陈皮，桐丸酒服阴吹药。谷气下泄阴正喧，胃实肾虚转安乐。猪油八两发拳大，煎化而投效相若诃梨勒丸、猪膏发煎。

矾石丸方北杏仁，杏仁一而矾煅三分。炼蜜和之枣核大，纳在阴中坐药闻。妇人闭经知宿血，久而坚癖血凝干。蓄泄不时胞宫湿，血从湿化白物看音刊。矾石丸。

小　儿

烧针矾石煅砂朱砂国丹并水飞，枣丸黄豆等量观。针刺丸儿灯焰上，烧之存性庶其研。凉米泔汤调和吃，却除吐泻如神仙。以白鸡子粉绿豆，和成膏子贴外边。吐涂两脚涌泉穴，泻则掩于儿囟门烧针丸、涂止吐泻法。

宣风散里橘陈皮，槟榔黑丑炙甘草。末子调之以蜜汤，以治梦中其齿咬宣风散。

天保采微柴葛羌，升麻独活芎劳苍。前胡橘朴苓甘草，枳桔半夏芍藿香。表病认惊将邪闭，作搐昏沉救命亡天保采微汤。

沆瀣沆，音杭，上声；瀣，音谐，去声。北斗夜半所降之甘露也大黄酒蒸芎酒洗柏枯芩并酒炒，各九钱，槟童便洗，晒，七钱五分芍赤芍，炒滑水飞翘去隔牵炒，取头、末各六钱壳麸炒薄各四钱五分。蜜揉芡实大化茶汤，乳娘妇良切，俗称母切将油腻却。微泻药行病即减，如不泄者日三药。胎热胎黄面似丹，舌重舌木乳蛾恶。丹肿癣疮塞两门，手搐无停病势虐。又主身热肿高屎尿难，躁烦时欲把杯勺。以五皮汤吞沆瀣，小小下之如发钥①集成沆瀣丹。

集成三仙五灵脂一两，木香五钱巴豆四十粒，将仁焙热，纸包椎油，且焙且椎，以成白粉为度取霜为。醋面丸如绿豆大成朱砂在外，五丸七丸茶送之。小儿纵唉脾难转，发热昏迷眼不开。四肢摊软若虚极，大实有赢状者兮。沆瀣丹同一两颗，下后立见其生回。又宜积泻兜②收早，因而发搐两方齐集成三仙丹。

金粟胆星二两天麻姜汁炒附，蝎去尾、足，滚汤渍，去盐泥，曝干，炒乳净末赭火煅，醋淬七次，水飞，曝干蚕直者，炒，去丝。以上各一两金③五十张麝冰各三分。丸犹皂子先熬蜜，金贴一丸姜饮行。咳而面青痰何夥，喘急不能转音声。眼又翻而手又搐，此为肺病兼肝经集成金粟丹。

---

① 发钥：犹启钥，开锁。谓二便立时通畅。
② 兜：此处乃固涩之意。
③ 金：即赤金箔。

第四十八卷 诸方

痈疽内

忍冬大解痈疽毒,瓶酒糠火煨一宿但饮酒亦可。晒干忍冬甘草
入些微,药酒打面丸而服。不特消痈能止渴,《外科精要发挥》,
朱震亨著几间读忍冬酒丸。

仙方活命饮谁纂,初起未成脓将成脓即溃须此准。消毒止疼号
圣汤,古言如是朝朝音潮允信也。穿山甲珠防芷陈皮贝母,皂刺忍
冬天花粉。赤芍归尾甘没乳香,一壶白酒炉头滚仙方活命饮。

拓里护心散绿豆粉一两,乳香五钱制法灯心碾尼展切。甘草一
钱,煎浓汤调口尝,发背痈疮毒不笕洁上声,药阻,无有引之者。
乃医服丹石发疽方,虚者豆补愁不腆天上声,不多也。初兴外治陈
名询世,单单绿豆噍烂背中展开也。拓里护心散。

五通广木麻黄灵脂,乳香没药粟米饭丸之。芎归赤芍连翘草,
汤送五钱每若斯。红痈要紧穴道如杯碗,发威之际效能期五通丸。

白茅针即丝茅初生之苗也酒溃痈疽,一针一孔快何如。此其效
比公雀屎,又与天丁①不少殊白茅针酒。

代刀皂角刺草黄芪,三物生用炒乳香。乳香甘草本为佐,末
子三钱酒进房代刀散。

矾当为正君蜡为偏臣,黄蜡熔化温温投白矾。酒吞痛定生肌
肉,托里排脓功有年。蛇虫毒害兼之附,内服通神乃亦然。又闻
酒炖②黄明胶,四两吃完毒外传蜡矾丸、黄明胶酒。

大枣去皮捣绝烂,羊屎晒干炒成炭闷熄其烟。成丸仍是枣汤

---

① 天丁:中药皂角刺的别称。
② 炖:原作"顿",据文义改。

服，久溃如窥内腑焉大枣丸。

炙粉草膏甘四两，流水浸透炭烘干。如此三度才切片，加归轻重等齐观。水煮稠厚渣漉去，再炼成膏渐渐看。烹热浊醪一大碗，化膏三钱服之安。悬痈首次末皆用，生海底穴两阴间炙粉草膏。

高生梅疮结毒遗于初生儿，儿肾囊红斑溃烂啼。复正姓陈细思泄精后，毒灌冲脉如虎负嵎兮。窜毒丸方因自制，鳞鲤甲走穿山透穴无处不宜。刺猬皮取刺为臣子，蝉蜕蛇蜕脱佐所为。芩连栀柏能清火，皂刺槐花与仙遗粮，即土茯苓。七味不久留精窍，领毒外出为使齐。复加人参护胃气，药未尽而臁疮奇。疮愈所生之子女，梅疮之发不闻之窜毒丸。

痈 疽 外

头疮灸法炷宜小，壮数亦嫌多用之。疼痛如其全不觉，壮多艾大变常规头疮灸法。

发背灸法独头蒜，三壮换一大蒜片。起初赤肿欲知头，贴之湿纸先干看即于干上灸之。发背灸法。

冲和附药紫荆独，赤芍白芷菖蒲逐。消肿软坚气血行，热酒葱汤随所欲冲和膏。

铁桶明矾二分与胆矾一分五厘，及二分五厘麝一厘五毫铜二分五厘轻一分五倍微炒，五分摊。杯醋灯盏内慢火熬至一茶匙，候起金色黄泡，药末一分搅周环。将溃已溃疮开大，顿温新笔蘸疮根铁桶膏。

神灯照法没雄砂，血竭各二钱麝香四分未有他。末药三分绵纸裹，麻油润透喜多多。离疮半寸周围照，火头向上莫敧斜。初起大疮须着意，毒气外传果法家。用此宜当饱食毕，甘汤先饮入腹些神灯照法。

煮拔筒方羌独苏，芷荷艾草葱连须。新竹内藏沉水煮沸，拔
提毒气圃犁锄煮拔筒方。

猪蹄汤草赤芍羌，归芩白芷露蜂房。诸药末之合一两，先煮
前蹄水沸扬。彻①蹄取汁滤油去，合投微火浓煎汤。滤清帛蘸缓淋
洗，轻手挹脓净其疮猪蹄汤。

生肌黄柏明矾煅，轻粉木香都折半。胆汁匀之须晒贮，决腐
搜脓已握算生肌散。

象皮散用猪身骨，厥名扇骨在前蹄。扇骨象皮都烧炭，扇骨十
两象皮一两有高低。烂如掌大撒其上，不愁毒恶如蛟螭②象皮散。

---

① 彻：犹撤，撤去。
② 蛟螭（chī吃）：蛟、螭，皆龙属。此处谓毒势恶甚。

第四十九卷　诸方

瘰　疬

散肿溃坚知柏连，花粉黄芩草龙胆。升柴翘葛生甘桔，归芍棱莪昆布揽东垣散肿溃坚汤。

疔

回疔散者土蜂窠，蜂窠有子者一两。蛇蜕一两以泥包火煅，研和二钱汤首仰。疔疮发肿而神昏，乃谓走黄司命掌。少刻大疼云有救，化流黄水令人爽回疔散。

疔毒复生荛地骨，牡蛎银翘通乳没。山栀花粉大黄皂角刺，走黄漫肿势汩汩魂入声，涌波也。疔毒复生汤。

疮科内

消风散止疥疮痒，归地苦蝉知母风。胡麻膏芥苍荛子，略用生甘草木通消风散。

当归饮子本四物，防风蒺藜荆芥列。首乌黄芪粉甘草，痒风血燥由风热当归饮子。

防风升麻汤葛根，栀子芥冬参用玄。木通翘薄牛荛草，灯心总为赤游丹防风升麻汤。

荆防提毒独羌荷，干葛连翘枳壳麻。栀子通芩银炙草，川芎等分无殊差。病因疮疥洗涂后，逼毒内归腹胀疴。若肿上身葱更入，下肿灯心来合和。证轻此药惟升散，重而沉瀒略疏他。疮出胀消方是吉，如疮不出命如何荆防提毒汤。

搜风解毒重用土苓，薏苡防木瓜通草银。白鲜之皮皂荚子，二旬之一凡药均。酒肉面茶房事禁，梅疮久服自离身。即其毒已发轻粉，痈漏骨挛亦可因搜风解毒汤。

结毒紫金龟板炙，炙之以酒再三滴。何物九孔石决明，煅红童便渍一刻。决明朱砂皆略使，饭丸麻子真准的。结毒骨疼温酒下，烂穿土茯作汤液结毒紫金丹。

医统杨梅痈漏法，仙遗粮忍冬皂刺椒。郁金恶实即牛蒡子黑铅汞，黑铅一两泻银罐销。提净渣滓每铅一钱，化开汞一分六厘入与相遭。一分六厘汞之数，搅匀乘热擂粉粗者再化，以成粉为度在研槽听用。粮十二两冬四两，余药各八钱数减消。上药分为二十贴，每贴葱取一茎同罐熬。略干一半入铅粉，煎得八分饮逍遥铅粉煎后仍可取起。杨梅岂遽成痈漏，盖因轻粉服大鳌。椒汞黑铅同际会，收引粉毒类相招。初服一贴要取汗，五贴一行相间高。每次取汗先以忍冬一两椒防芥各五钱，水熬密室熏而浇。月深年久惟此效，徐君春甫得之得此方也劳杨梅痈漏法。

仙遗粮汤解结毒，每咽椒红三十粒。轻粉含在椒囊中，转从大便利之急。洗粪视椒嗟妙方，粉尽而痊不再呷呼甲切，饮也。仙遗粮汤。

疮 科 外

人中白治走马疳，黄柏儿茶青黛参。薄荷冰片要精细，牙龈黑烂此能堪。先将柏草煎汤洗，翎管吹疮日再三人中白散。

隔纸膏须片五厘，轻粉松香、银朱百倍各五钱之。一齐作末香油湿，用夹纸将一面以针密刺孔兮。将药调于夹纸内，葱汤洗净在先时。将有孔纸一面紧向臁疮贴，夏月一天一换宜隔纸膏。

蜈蚣钱灸臁疮法，多年臭恶鼻嫌闻。最好桐油称二两，蜈甘白芷一钱均。煎药须臾要退冷，水调白面作高圈。圈倒臁疮之四面，圈外布物护肉安。将脚放平休要动，挑油满圈圈内屯音豚。鸡骨炭烧一头赤，手执一头岂是蛮。灸油到热堪止痛，未瘥再灸非其顽蜈蚣焠灸臁疮法。

黄蜡焠灸法黄蜡屑，铺满圈中灸一团。熔化痛甚乃去火，少水微浇蜡渐寒。乃将黄蜡揭开了，几度脓肿尽消完黄蜡焠灸法。

狼毒膏子槟硫黄，倍子大枫椒蛇床。香油大杯先煎滚，皮硝等分下匆汇音茫，急遽也。《庄子·天地篇》：汇若于夫子之言。次下胆汁即取起，调和末药涂于囊狼毒膏。

椒粉花椒轻粉归，麻黄蛇床猪苓狗脊红花桂。末盐前阴之湿痒，内服煨蒜去皮入豆豉。丸子为衣煎头砂，灯心汤下一钱剂椒粉散，[附] 蒜豉丸。

银杏散者轻粉雄，杏去皮尖一钱同。铅制水银铅得半，和诸细末以待庸。每用五分枣一个，丸就丝绵裹密缝。线长三寸联丸上，洗净以药丸入阴中。其丸一日一取换，止四五枚尽其虫银杏散。

藜芦雄黄煅鳖头，轻粉冰片共相求。早晚二次涂阴上，蛇菌鸡冠渐渐收藜芦雄黄散。

硫黄散有海螵蛸，北五味子共相邀。子宫不收惟坠下，干涂患处信超超硫黄散。

石珍盐药品最高，一两轻粉与石膏。青黛黄柏末三钱，痛疮或烂或如烧。湿者甘汤先煎洗，干疮猪胆汁堪调。除却青黛加蛤粉，黄水肥疮莫或逃石珍散。

三白散中轻石膏，杭粉亦以其类招。必须调涂生韭汁，漆疮敷上即时消。蟹黄滑石又调蜜，锯杉取屑煎汤浇。白菜寻常行处有，捣涂一味不须饶三白散、蟹黄散、杉屑汤、白菜汁。

顽癣之方川槿皮，大黄轻粉海桐皮。百药煎雄蝥巴豆肉，水取阴阳调末兮顽癣方。

解毒雄黄硫是君，油涂三日一换妙。此主血风流水痒，若疮紫黑针砭神灯照先砭、照，后搽药。解毒雄黄散。

　　香附之苗花汤浸浴，风名脚坳叫于俗。瘾音隐疹发作痒皮肤，浸浴汗流风赶逐。余妻李氏感邅即原住，有人疲走肿痛足。问方聊放医藩石，果然气郁行气速香附苗花汤。

第五十卷　诸方

跌打　努伤　折骨　破肉

太乙救苦牙硝雄各一钱五分，砂九分珀九分麝冰各五厘六味供。热痰迷心喉塞窍，及打跌气存一线凶。水搅三分从口灌，咬紧牙门吹鼻中。设以数厘点内眦，少时苏醒亦奇功太乙救苦丹。

复元活血首柴胡，粉甘草当归全用。栝楼根山甲红花桃，酒浸大黄已毕，诸药同入酒煎送。坠下血流于胁间，不觉其人昏晕痛复元活血汤。

乳香趁丑刃切，音疢，逐也痛自然铜，火煅，醋淬七次没，骨碎补，炒桂归苍耳子，微炒风。白芷白附炮赤芍竭各三钱，虎胫骨龟板各酒炙，二钱必须庸。天麻椰膝五加羌活各一钱，酒末一钱腰打坠疼音同。乳香趁痛散。

芎归引血归经总，饱食用力或持重。努破脉络血如泉，瘀疼参仓含切，错杂也以桃黄竦①音竦。芎归汤。

一阵散蟅音蔗虫名土鳖去胸，以钱数者六钱为节。将生半夏炒同锅，半夏旋而分手别拣去半夏。煅好自然铜二百分，接骨两钱温酒掇端入声。饶州瓷罐密藏封，瘀血攻心死即活。别方土鳖五铢钱，服一分奇应汗随出。顷阅晓岚纪昀《槐西杂志》，交河黄俊生有说。则以唐开通元宝武德二年己卯初行此钱，欧阳询所书。其旁微有偃月形，乃进蜡样时，文德皇后误掐一痕，因而未改也。其字当回环读之，俗读为开元通宝，以为玄宗之钱，误矣！火煅，醋淬七次，及服法同，铜末结圈束其折一阵散、五铢钱法、开通元宝钱法。

---

① 竦（sǒng耸）：犹驰，马疾驰。

一样生姜汁自然，调敷轻粉破无痕。还原益母山中叶，卵白同擂方愈贤一样丹、还原丹。

还颜音抗，喉也散出舒名诏慎斋，花蕊石四钱，硫黄一两六钱，各为粗末，入销银罐煅烟尽降香二钱冰麝各五厘偕。刺破咽喉管吹入，此方却有鬼神差还颜散。

接骨麻药芍地汤，二椒两乌及苏方国木。南半俱生兼使麝，除麝椒苏余俱酒炒帮。末子酒服一钱五，接后甘汤浓煎旁在旁等也。接骨麻药芍地汤。

第五十一卷　诸方

杂　科

玉真^①散列天南星，白芷羌防火炉铠初庚切，铁器。带入天麻白附子，破伤中证不谖名不谖，不愧也。玉真散。

独圣散医破伤风，蝉蜕酒烹进一钟。手背强直牙关紧，方名独圣见奇功独圣散。

急风散内君草乌，丹砂乌头麝香扶。每服五分滚酒下，破伤成痉立时苏。箭头入肉服法同，箭头之上并可敷急风散。

葱白甘草汤浸渍疪去声，切从母，浸也。《史记·货殖传》：渐渍以失教，人咬伤脓血嫌腥秽。每日常将频洗之，消瘀散肿讙于阛讙，音欢，欢嚣而鸣也。《史记·陈丞相世家》：诸将尽欢；阛，回去声，市门也。葱白甘草汤。

糯米散医疯犬咬，斑蝥大者廿一枚。糯米止须取一撮，入蝥七个慢熬之。莫待其焦即拣去蝥，又入如之七个焦炒焦色变可挥挥而去之也，又拣去蝥。再炒之数仍七个，米出赤烟以为期。去蝥研米沃寒水，少入香油调服宜。此料可能分二服，须臾又进法无违。利下恶物斯便了，腹中急痛又当医。凉水调化益元散，冷服甘汤并和怡。终身禁食犬之肉，犯而作者莫扶危。先须审得疯狗毒，食生绿豆不吐兮。不行试法恐大误，狗非疯狗咬腹疼凑一时。必红头上一茎发，却老先生唐·王僧虔号铜摘镊曰却老先生假借伊糯米散。

追风外傅散防风，草乌川乌芎薄荷雄。白芷细辛苍术等，疯犬伤敷酒气秾音浓，华木稠多貌。《诗·召南》：何彼秾矣。追风外傅散。

---

① 真：原作"珍"，据《外科正宗·卷之四·杂疮毒门》改，下同。

第五十二卷

辨 河 间

　　张景岳曰：刘河间《原病式》原出自《内经·至真要大论》，盖本论言其纲，而此中有虚实之异。如《五常政大论》"火之平气曰升明，火之太过曰赫曦，火之不及曰伏明"，是虽火而虚实分矣。河间采十九条中一百七十六字，演为二百七十七字，悉以实火言病。自《原病式》出，而丹溪得之定城，遂目为至宝，因著《局方发挥》及"阳常有余"等论。即如东垣之明，亦因之曰火与原气不两立。此后如王节斋、戴原礼辈，则祖述相传，遍及海内。今之医流，则无非刘、朱之徒，动辄言火，莫可解救。间有一二明哲，惜人阳气，则必有引河间之说而群吠之者矣。

张棕坛曰：古今通弊。

　　辨河间论吐酸曰：酸者，肝木之味也，由火盛制金，不能平木，则肝木自甚，故为酸，俗医主于温和脾胃。景岳谓：吐酸吞酸等证，总由停积不化而然，则脾胃不健可知，而尚可认为火耶？借曰肝木自甚为酸，何以火盛不口苦？必待不能制金，又必待金不能平木，而肝木始自甚为酸，理有如是之迂曲乎！

　　辨河间论泻谓：白色为寒，青红黄黑皆为热。又曰：小便黄涩、口干心烦者为热。景岳曰：泻白为寒，人皆知也，而青挟肝邪，脾虚者有之；红因损脏，阴络伤者有之；正黄色浅，食半化者有之；黑为水色，元阳衰者有之。凡若此者，岂皆热证乎？

　　辨河间论痢证一出于热，景岳曰：痢无不本于脾胃，脾胃之伤，以五气皆能犯之，故凡其兼赤者，脾心证也；兼青者，脾肝证也；兼白者，脾肺证也；兼黑者，脾肾证也；正黄者，本脏证也。若以脾兼心，火乘土也，其土多热，言火可也。以脾兼肝，土受克也，其土多败，非火也；以脾兼肺，母气泄也，其土多虚，非火也；以脾兼肾，水反克也，其土多寒，非火也；本脏自病，脾受伤也，其土多湿，非火也。

河间《药性论》曰：诸苦药多泄，惟黄连、黄柏性冷而燥。景岳曰：《内经》言以苦发之，以苦燥之也，以苦温之，以苦坚之，以苦泄之，以苦下之，其用有六。盖苦之发者，麻黄、白芷、升麻、柴胡之属也；苦之燥者，苍术、白术、木香、补骨脂之属也；苦之温者，人参、附子、干姜、肉桂、吴茱萸、肉豆蔻、秦椒之属也；苦之坚者，续断、地榆、五味、诃子之属也；苦之泄者，栀、柏、芩、连、木通、胆草之属也；苦之下者，大黄、芒硝之属也。夫气化之道，惟阳则燥，惟阴则湿，此不易之理也。岂以沉阴下降有如黄连、黄柏之属者，以至苦大寒之性而犹谓其能燥，有是理乎？

辨 丹 溪

丹溪论"阳常有余，阴常不足"，专以抑火为言。景岳曰：丹溪止知精血皆属阴，而不知生精血者先由此阳气，倘精血之不足，又安能阳气之有余？且知、柏止堪降火，何足补阴？苟任用之，则戕伐生气而阴愈亡矣。

丹溪《相火论》曰：五行各一其性，惟火有二：曰君火，人火也；相火，天火也。火内阴而外阳，主乎动者也，故凡动皆属火。天之生物故恒于动，人有此生亦恒于动，其所以恒于动者，皆相火之所为也。景岳曰：《易》曰天行健，岂天动即火乎？又曰君子以自强不息，岂人动即火乎？使天无此动则生机息，人无此动则性命去，若谓凡动皆属火，则岂必其不动然后可乎？此或因情欲之思动火者，止有一证，如欲念不遂或纵欲太过，致动相火而为劳、为瘵者，诚有之也。此外而五志之动皆能生火，则不然也。经曰：喜伤心，怒伤肝，思伤脾，忧伤肺，恐伤肾。五脏既受此伤，则五火何由而起？又曰：喜则气散，怒则气逆，思则气结，忧则气闭，恐则气下。此五者之性为物所感，不能不动，动则耗伤元气，元气既耗，如此则火又何由而起？

丹溪曰：气有余便是火。景岳反之曰：气不足便是寒。丹溪《夏月伏阴论》曰：四阳浮于地上，燔灼焚燎，流金烁石，何阴冷之有？景岳曰：据此则夏日止宜寒凉矣。夫春夏有阴寒之令，秋冬有温热之时，所谓主气不足，客气胜也。丹溪止知有主气，而客气之循环胜复，又何以不知耶？设以夏月得阴证而忌用温热，冬月得阳证而忌用寒凉，则其人能生乎？

丹溪《局方发挥》曰：经言暴注下迫，皆属于热。《局方》专主涩热，何也？景岳曰：《内经》言泻痢之寒者不一，如曰阴受之则入五脏，下为飧泄，久为肠澼。然肠澼言久，岂同暴注之下迫而为热乎？又曰长夏善病洞泄寒中。夫以泻痢为火本出河间，而丹溪、戴原礼皆宗之，通作湿热论治，不复知有寒湿矣。至若《局方》虽云多用涩热，然于实热新邪，如太平连①、芍戊己连、茱、芍香连木香、黄连等丸、薷苓汤香薷、连、朴、扁豆、猪苓、泻、术、苓之类，又岂非以寒治热？

丹溪《痢疾门·附录》曰：不可补住寒邪，邪得补而愈盛，故变证作，日夕淹延而不已也。景岳曰：若实证不宜补而补之，则随补随见，何反有补住之理？又何有变证之说？

辨五志之火

景岳曰：五志，喜、怒、思、忧、恐也。凡人之生，莫不以

---

① 连：原作"莲"，据文义改，下同。连，即黄连。

五志为用，用则必动，而未闻以五志之动皆为火也。第或以用志失宜则未免有伤脏气，故在《内经》则但言五脏之伤，各有所属，各有所病，亦未闻以五志之伤皆云火也。而五火之说，乃始于刘河间云五志所伤皆热也，丹溪祖述河间，刘宗厚复从而衍之曰：大怒则火起于肝，醉饱则火起于胃，房劳则火起于肾，悲哀则火起于肺。心为君主，自焚则死矣。自三子之说行，则似乎五行悉化而为火，理岂然乎？

第五十三卷

论大秦艽汤

景岳曰：大秦艽汤自河间、东垣而下，俱用为猝倒之要药矣。方用四物加熟地、术、苓、甘草、防、芷、独、羌、辛、艽、芩、膏等药，方下云：外无六经之形证，内无便尿之阻隔。以子之矛当子之盾，何如？

论东垣补中益气汤

原方云：治劳倦感寒，或阳虚疟疟，及脾气下陷等证。实有不散而散之意，若全无表邪寒热而但有中气亏甚者，大非所宜。何也？盖升、柴之味皆兼苦寒，升、柴之性皆专疏散，今无邪而升散之，不愈耗其中气乎？如表不固而汗不敛者，外无表邪而阴虚发热者，阳气无根而格阳戴阳者，脾肺虚甚而气促似喘者，命门火衰而虚寒泄泻者，水亏火亢而吐血衄血者，四肢厥逆而阳虚欲脱者，皆非所宜也。且凡补阳之剂无不能升，正以阳之升也，用其升而不用其散，斯得补阳之法。寇宗奭极言五劳七伤之大忌柴胡，是诚绝类之真见，而李时珍顾非之，何也？

景岳论用药佐使

参、芪所以补气，而气虚之甚者，非姜、附之佐必不能追散失之元阳；归、地所以补精血，而阴虚之极者，非桂、附之引亦不能复无根之生气。寒邪在经而客强主弱，非桂、附之勇则血脉不行，寒邪不去；痰湿在中而土寒水泛，非姜、附之暖则脾胃不健，痰湿不除。今人谓附子有毒，多不敢用，不知制用得宜，何毒之有。

喻嘉言论附子理中汤

理中汤，古方也。仲景于伤寒证微，示不用之意，故太阳误下协热而利、心下痞硬、表里不解，用理中汤加桂枝，而更其名曰桂枝人参汤。及治霍乱证始仍理中之旧，此见理中非解外之具矣。然人身脾胃之地总名中土，脾之体阴而用则阳，胃之体阳而用则阴。理中者，兼阴阳体用而理之，升清降浊，两擅其长。若脾肾两脏阳虚阴盛，本方加附子，又以理中之法兼理其下，以肾中之阳较脾中之阳关系更重也。后人更其名曰附子补中汤，换一补字，去兼理之义远矣。《宝鉴》复于本方加芍药、茯苓、厚朴、草豆蔻、陈皮，名曰附子温中汤，治中寒腹痛、自利完谷、少食懒言等证，反重健运之阳，不用蛰藏之阳，爚①音药，《庄子·胠②箧篇》：外立其德而爚乱天下乱成法，无足取也。夫既重温脾，附子可以不用。既用附子温肾，即不当杂以芍药之酸寒。况完谷之化，亦岂厚朴、陈皮、豆蔻所能胜哉？

论八味丸

古方崔氏八味丸，《金匮》取治脚气上入，小腹不仁，其意颇微。盖地气上加于天，则独用姜、附之猛以胜之。地气才入小腹，适在至阴之界，无事张皇，但用阳药加于阴药内治之，不必偏于阳也。后人于脚气上入、小腹不仁而见上气喘急、呕吐自汗，不识其证地气已加于天，袭用此方不应，乃于本方加桂、附各一倍，终是五十步笑百步，不达猝病大关。朱奉议治脚气，变八味丸为

---

① 爚（yuè 月）：犹炫，炫惑。
② 胠（qū 曲）：原作"张"，据《庄子·胠箧篇》改。

八味汤，用附子、干姜、芍药、茯苓、甘草、桂心、人参、白术，其义颇精，于中芍药、甘草、人参临证更加裁酌，则益精矣。而无知妄作之辈复于此汤去桂心，加干地黄，以阴易阳，奚啻千里，宁不为奉议之罪人乎？

论防己茯苓汤

防己茯苓汤治皮水，四肢肿，水气在皮肤中，四肢聂聂动者。皮水内合于肺，金郁泄之；水渍于皮，以淡渗之；四肢聂聂，风在营卫，触动经络，故加桂枝以解外。沈明宗曰：经曰无阳者肿四肢，是皮水见证也。

论三化汤

按：此乃攻里之峻剂，非坚实之体，不可轻用。盖伤寒证胃热肠枯，不得不用大承气以开其结，然且先之以小承气、调胃承气，恐误用不当即伤人也。在此病多有虚气上逆、关隘阻闭之候，断无有用承气之理。

论大秦艽汤

按：此方既云养血而筋自柔，何得多用风燥之药？既欲静以养血，何复用风以动之？是其方与言悖矣。查三化汤及大秦艽汤并出《机要方》中，云是通真子所撰，不知其姓名。然则无名下士，爝乱后人见闻耶。

论东垣升阳益胃汤

恶寒不尽表虚也，俗子但曰外感遵仲景，内伤法东垣，取升阳益胃等汤为表虚恶寒之治，不知与此方迥不相涉矣！升阳益胃者，因其人阳气遏郁于胃土之中，胃虚不能升举其阳，本《内经》

火郁发之①之法，益其胃以发其火也。方中半用人参、黄芪、白术、甘草益胃，半用独活、羌活、防风、柴胡升阳，复以火本宜降，虽从其性而升之，不得不用泽泻、黄连之降以分杀其势，制方之义若此。夫阳火郁于胃土之中，其时寒必兼时热，其脉必数实，其证必燥渴，与有寒无热、脉微不渴之恶寒相去天渊矣。

论东垣补中益气汤

东垣所谓饮食劳倦，内伤元气，则胃脘之阳不能升举，并心肺之气陷入于中焦，而用补中益气汤治之。方中佐以柴胡、升麻，一从左旋，一从右旋，旋转于胃之左右，升举其上焦所陷之气，非自腹中而升举之也。其清气下入腹中，久为飧泄，并可多用升、柴从腹中而升举之矣。若阳气未必下陷，反升举其阴气，干犯阳位，为变岂小哉！更有阴气素惯上干清阳，而胸中之肉隆②耸为膜音嗔，胀起，胸间之气漫散为胀者，而普施此法，天翻地覆，九道皆塞，有濒于死而坐困耳。后人相传，谓此方能升清降浊，有识亦咸信之，医事尚可言哉！夫补其中气以听中气之自为升降，不用升、柴可也，用之亦可也，若以升清之药责其降浊之能，岂不痴乎！

论宝鉴桂附丸

方用川乌、黑附、干姜、赤石脂、川③椒、桂六味为丸，疗风邪冷气入乘心络令人猝然心痛。猝病宜用汤以温之，岂有用丸之理？且邪在经络则治其经络，邪在腑则治其腑，邪在脏则治其脏。

---

① 之：原无，据《医门法律·中寒门·论东垣升阳益胃汤》及文义补。
② 隆：原作"龙"，据《医门法律·虚劳门·附论李东垣补中益气汤》改。
③ 川：原作"以"，据《医门法律·中寒门·论宝鉴桂附丸》改。

此方即变为汤，但可治脏病，不可治腑及经络之病。盖脏为阴，可胜纯阳之药；腑为阳，必加阴药一二味以监制之。

论得效荜茇丸

虚寒泄泻，宜从温补，固矣！然久泻不同暴病，且有下多亡阴之戒。方中用附子胜寒，当兼以参、术，如理中之例可也。乃用干姜复用良姜，用荜茇复用胡椒，用丁香复用豆蔻，唯恐不胜其泻。曾不思五脏气绝于内则下利不禁，其敢以一派香燥坐耗脏气耶？后人复制万补丸，虽附子与人参、当归、白术同用，而仍蹈前辙。丁、沉、乳、茴、草蔻、肉蔻、姜、桂、荜茇既无所不有，更加阳起、钟乳、赤石脂性之悍，冀图涩止其泻，而不知尽劫其阴，徒速人脏气之绝耳。

论清燥救肺汤

此方自制，大约以胃气为主，胃土为肺金之母也。其天门冬虽能保肺，然味苦而气滞，恐反伤胃阻痰，故不用也。其知母能滋肾水、清肺金，亦以苦而不用。至如苦寒降火正治之药，尤在所忌。盖肺金自至于燥，所存阴气不过一线耳，倘更以苦寒下其气伤其胃，其人尚有生理乎？

李杲论滋肾丸①

李杲曰：滋肾丸治小便癃闭而口不渴者。夫渴而小便不通者，热在上焦气分，无阳则阴无以生，宜用气薄淡渗之药；小便不通而不渴者，热在下焦血分，无阴则阳无以化，宜用气味俱厚之药。故处以知母、黄柏大苦大寒之剂，肉桂为之引，服之须臾，前阴

---

① 李杲论滋肾丸：原无，据原书目录补。

若刀刺火烧，溺如涌泉。

李中梓论二陈汤①

李中梓曰：二陈汤治肥盛之人湿痰为患，喘嗽胀满者。肥人多湿，湿挟热而生痰，火载气而逆上。半夏之辛利二便而去湿，陈皮之辛通三焦而理气。茯苓佐半夏，共成燥湿之功；甘草佐陈皮，同致调和之力。成无己曰：半夏行水气而润肾燥，经曰辛以润之是也。行水则土自燥，非半夏之性燥也。吴琨曰：证虽有口干溺涩，此湿为本、热为标，所谓湿极而兼胜己之化，非真象也。

汪论黄连解毒汤当归龙荟丸②

汪昂曰：黄连解毒汤泻心、肺、肾三经之火，而心经见证为多，故以黄连为君主，加栀子通泻三焦，使诸火毒从膀胱而出。不用大黄者，以其大便尚通，下焦热结未实也。若当归龙荟丸，则以肝木为生火之本，肝经火盛而心、肺、肾、大肠、三焦之火相因而起，故以归、芦、胆、黛直入本经气血两途，先平其甚；佐以连、芩、柏、黄、栀子，备举大苦大寒而直折之，以治诸实证；加以木、麝，取调气而开窍也。

程论阿胶散③

程应旄曰：阿胶散治肺虚有火，嗽无津液，咳而哽气者。此证痰带红线，嗽有血点，日渐成痿。缘肺处脏之最高，叶间布有细窍，气从此出入，呼吸成液，灌溉周身，所调水出高源也。一

---

① 李中梓论二陈汤：原无，据原书目录补。
② 汪论黄连解毒当归龙荟：原无，据原书目录补。
③ 程论阿胶散：原无，据原书目录补。

受火炎，吸时徒引火升，呼时并无液出，久则肺窍俱闭，喉间或痒或疮，六叶遂日焦枯矣。今用阿胶为君者，消窍瘀也；用杏仁、大力子，宣窍道也；马兜铃者，清肺热也；糯米以补脾，虚则补其母也。

柯论六味地黄丸①

柯琴曰：六味地黄丸治肾精不足，虚火炎上，而尺脉虚大者也。肾虚不能藏精，坎宫之火无所附而妄行，下无以奉肝木升生之令，上绝其肺金生化之源。地黄禀甘寒之性，制熟则味厚，是精不足者补之以味也，用以大滋肾阴，填精补髓，壮水之主。以泽泻为使，世或恶其泻肾而去之，不知一阴一阳者天地之道，一开一阖者动静之机。精者属癸，阴水也，静而不走，为肾之体；溺者属壬，阳水也，动而不居，为肾之用。是以肾主五液，若阴水不守则真水不足，阳水不流则邪水泛行。故君地黄以密封蛰之本，即佐泽泻以疏水道之滞也。然肾虚而借以固封蛰之用者，又在补其母与导其上源矣。山药凉补以培癸水之上源，茯苓淡渗以导壬水之上源。加以茱萸酸温以收少阳之火，而以滋厥阴之液；丹皮辛寒以清少阴之火，还以奉少阳之气也。

论黄连阿胶汤②

柯琴曰：黄连阿胶汤治少阴病，心中烦不得卧，乃少阴病之泻心汤也。凡泻心必借芩、连以直折心火，用阿胶以补肾阴。鸡子黄佐芩、连，于泻心中补心血；芍药佐阿胶，于补阴中敛阴气。斯则心肾交合，水升火降，而心烦不得卧除矣。

---

① 柯论六味地黄丸：原无，据原书目录补。
② 论黄连阿胶汤：原无，据原书目录补。

论天王补心丹①

柯琴曰：天王补心丹治心血不足，神志不宁，津液枯竭，健忘怔忡，大便不利，口舌生疮等证。用生地黄为君，取其下足少阴以滋水，主水盛可以伏火。此非补心之阳，乃补心之神耳；凡果核之有仁，犹心之有神也。清气无如柏子仁，补血无如酸枣仁，以其神存耳；参、苓之甘以补心气，五味之酸以收心气，二冬之寒以清气分之火，心气和而神自归矣；当归之甘以补心血，丹参之寒以生心血，玄参之咸以清血中之火，血足而神自藏矣；更加桔梗舟楫，远志向导，所以和诸药入心也。

论补中益气汤②

柯琴曰：补中益气汤治阴虚生内热者，头痛口渴，表热自汗，不任风寒，表证颇同外感。盖劳倦伤脾，形衰气少，谷气不胜，阳气下陷阴中而发热。补中益气者，劳者温之、损者益之之义也。四肢困倦，懒言气喘，参、芪、白术扶元气以补脾；其脉洪大，心烦不安，炙草之甘以泻心火，当归以和心血；气乱于胸，清浊相干，用陈皮以理之，且以散诸甘药之滞；于是遂用升、柴之气轻味薄者接引胃气上腾，便能升浮，以行生长之令矣。

陆丽京曰：补中益气汤为清阳下陷者设，非为下虚而清阳不升者设也。倘其人之两尺虚微者，或是肾中水竭，或是命门火衰，若再一升提，则如大木将摇而拨其本也。

---

① 论天王补心丹：原无，据原书目录补。
② 论补中益气汤：原无，据原书目录补。

论地骨皮饮①

柯琴曰：阴虚者，阳往乘之则发热也，当分三阴而治之。阳邪乘入太阴脾部，宜补中益气汤以升举之，清阳复位而火自熄也；乘入少阴肾部，宜六味地黄丸以对待之，壮水之主而火自平也；乘入厥阴肝部，宜地骨皮饮以凉补之，血有所藏而火自安也。四物汤为肝家滋阴调血之剂，加地骨皮清志中之火以安肾，补其母也；加牡丹皮清神中之火以凉心，泻其子也。二皮凉而不润，但清肝火，不伤脾胃，与四物加知、柏之湿润而苦寒者不同也。故逍遥散治肝火之郁于本家者也，木郁达之，顺其性也；地骨皮饮治阳邪之乘于肝部者也，客者除之，勿纵寇以遗患也。

论圣愈汤②

柯琴曰：圣愈汤取参、芪配四物，以治失血过多，阴亏气弱，烦热燥渴，睡卧不宁等证。经云：阴在内，阳之守也；阳在外，阴之使也。故阳中无阴，谓之孤阳；阴中无阳，谓之死阴。盖阴阳互为其根，阴虚则阳无所附，所以烦热燥渴；气血相为表里，血脱则气无所归，所以睡卧不宁。方中不用甘草者，以其味甘，不达下焦；不用白术者，以其性燥，不利肾阴也。

叶论虎潜丸③

叶仲坚曰：虎潜丸治肾阴不足，筋骨痿软，不能步履。《内经》云：五脏因肺热叶焦，发为痿躄。又曰：阳气内伐，水不胜

---

① 论地骨皮饮：原无，据原书目录补。
② 论圣愈汤：原无，据原书目录补。
③ 叶论虎潜丸：原无，据原书目录补。

火，则骨痿髓虚。骨痿者，生于火热也。虎秉金气，肺取象焉。其潜之云者，金从水养，母隐子胎，故生金者必丽水，意在纳气归肾也。龟应北方之象，秉阴最厚，首常向腹，善通任脉，能大补真阴，深得夫潜之意者。黄柏味厚，为阴中之阴，专补肾膀之阴不足，能使足膝中筋力涌出。故痿家必用二者为君，恐奇之不去，则偶之也。熟地填少阴之精，知母清太阴之气，牛膝[①]舒之，归、芍濡之，陈皮疏之，健以虎骨之驱风，佐以锁阳之温肾，补以羊肉之丸，下以盐汤之速。

金鉴论六味加药[②]

金鉴论：六味加附子、肉桂治两尺脉弱，相火不足，虚赢少气。盖阴盛阳衰，阳畏其阴而不敢附，王冰所谓益火之源以消阴翳者，而火自归元也；加黄柏、知母治两尺脉旺，阴虚火动，午蒸骨痿。盖阴衰阳盛，阴难藏阳而转无可依，王冰所谓壮水之主以制阳光者，而火自归元也。经曰：阴平阳秘，精神乃治。

论黄芪五物汤[③]

金鉴曰：黄芪五物汤治风痹身无痛，半身不遂。夫虚邪贼风之中人，偏客于身半，若其人营卫实则其入浅，即作经脉偏痛、风痹之病；若营卫虚则其入深，真气去，邪气独留，发为偏枯、半身不遂。是方补营卫之虚以治风痹者也，君黄芪以补卫，臣芍药以补营，佐桂枝、姜、枣又以调和营卫者也。盖此乃小建中汤之变制，加黄芪，减甘草、饴糖者，是其意在补外而不在补中也。

---

① 膝：原作"漆"，据文义改。
② 金鉴论六味加药：原无，据原书目录补。
③ 论黄芪五物汤：原无，据原书目录补。

若左半身不遂则加当归，右半身不遂则倍黄芪，手软倍桂枝，足软加牛膝，筋软加木瓜，骨软加虎骨，元气虚加人参，阳气虚加附子。在临证者消息①之，久服自见其功。

论泻青丸②

金鉴曰：泻青丸治肝经风热，不能安卧，惊怒抽掣，目赤肿疼。龙胆草直入肝经以泻其火，佐栀子、大黄使其所泻之火从大小二便而出，是治火之标也；肝主风，风能生火，治肝不治风，非其治也。故用羌活、防风散肝之风，即所以散肝之火，是治火之本也；肝之情欲散，故用芎䓖之辛以散之；肝之质喜滋，故用当归之濡以润之。是于泻肝之中寓有养肝之意，盖所以悦肝神而畅，阳升发动之始也。

论五淋散八正散③

金鉴曰：五淋、八正二方，皆治膀胱气热。轻者有热未结，虽见淋涩、溺赤、豆汁、砂石、膏血、癃闭之证，但其痛则轻，其病不急，故用五淋单清水道，以栀、苓清热而输水，归、芍益阴而化阳，佐以甘草调其阴阳，而用梢者，意在前阴也；重者热已结实，不但痛甚势急，而且大便亦不通矣。故用八正兼泻二阴，于群走前阴药中加大黄直攻后窍也。

舒论逍遥散④

舒慎斋曰：女子无故经不调者，多起于七情。七情为病，不

① 消息：犹消长也，谓增减变化。又指体察斟酌病情。
② 论泻青丸：原无，据原书目录补。
③ 论五淋散八正散：原无，据原书目录补。
④ 舒论逍遥散：原无，据原书目录补。

必穿凿于所因，统而言之，皆为抑郁愤懑之气阻遏胸中，以致饮食渐减，则生化之源渐窒，因而经水渐自不调。法主宣畅胸膈，条达脾胃，收摄肾气。方宜黄芪、白术、茯苓、远志、砂仁、白蔻、半夏、桔梗、故纸、菟丝，更当相其本气而为加减。

客问：忧郁成病，逍遥散可用乎？曰：不可，名虽善而药不通。凡忧愁愤懑，则胸中郁结，其气消沮主乎静，静而生阴则为病。能受人劝，则情怀舒畅；其气发扬主乎动，动而生阳病故愈。斯时不为宣畅胸膈，条达脾胃，而反用柴胡、薄荷重耗其阳，更加当归、白芍愈滋其阴，而不死者亦罕矣！

跋[1]

医于张闰樰先生为绪余，而泛览黄帝以来各家之书，提要芟繁，约为韵语，成《古今医诗》五十三卷，藏弆箧中。孝感屠公述濂观察云南，始刊其书以行世，海内士大夫于是又知闰樰之能医。后四十年，河南吴公沦斋来为江西学使，按临南昌，暇尚遣人走三百里收取是书十数册以去。盖远近知有《医诗》一书而宝之也，计六七十年于兹矣。咸丰八年，邑罹兵燹，版藏城中亦毁，求其书之仅存者，率多残缺失次。友人方君济臣肆力于医有年，大惧其书之泯灭于后也，幸家所藏本尚完数，谋重梓，自惟力乏，不果。得其从弟永庄告之家公燠生先生，又得郑君域恬、张君实畴，皆素高闰樰之人品、文章而仰之如天际者，各出其力以资之，已复得诸慕义辈相次输金，以蒇[2]厥事。版成，方君属[3]予序。予念医之为术甚尊，能补贤宰相燮理[4]之所不及，而卑者苟且沿习，高者偏守一家，又皆足为生民之大害。是书采撷简要精严，业医者得此，可以知所持循而不至儿戏夫人命。又幸刊而存之，后先有人平阴阳人事之患而流福于天下，后世不且无已时也用，缀[5]数语以劝来者。

同治十二年八月棠村后学陈昌言谨跋

---

① 跋：本文原无，据同治本补。

② 蒇（chǎn 产）：解决，完成。《方言》："蒇，解也。"

③ 属：通"嘱"，嘱托，托付。范仲淹《岳阳楼记》："属予作文以记之。"

④ 燮（xiè 谢）理：协和治理，又指宰相的政务。

⑤ 缀：即缀文，写文章。

校注后记

一、作者生平考述

张望（1738—1808），字棕坛，别字时获，号闰榻，清代江西南昌府武宁（今武宁县）人。张氏本为江西名儒，工于诗文，品学俱佳，深得时人推崇。

张望于 12 岁失怙，奉母至孝，能安贫读书。科举失意后则一生不仕，发奋著书讲学，"既不得志于有司，遂茅屋清流，坐于棕山之下，讲道论学，啜菽饮水晏如也"，终成江西名儒，尤精于文字、音韵之学。时南丰谭古愚中丞巡抚云南，尝请望修订己书，书成，酬以玉章端砚以比其德；钱塘费文恪公称其"尝披手著，又佩躬行，不特文追唐宋以前，人尤不在秦汉以后"。可见时人对其人品文章的推挹之至。其著作有《闰榻文集》《淹戊》《七觚》《嗅花冈诗抄》《声韵母子图》《井下制艺》《古今医诗》等。

二、版本流传考证

《古今医诗》有 3 种版本，即清嘉庆八年癸亥（1803）云南刻本、清同治十二年癸酉（1873）刻本和清刻本（年份不详）。

1. 清嘉庆八年癸亥（1803）云南刻本（底本）

《联目》中记载的该版本的收藏单位有中国中医科学院图书馆、中国中医科学院中国医史文献研究所、南京图书馆、河南省图书馆、天津图书馆、四川省图书馆以及辽宁中医药大学图书馆。其中以中国中医科学院图书馆收藏的刻本保存最完好，且应为足本，计有两函，十册，五十三卷。书衣上钤有"业园爱竹亭主"阴文藏书章，封面刻成 3 行，中间一行刻书名，上栏以上横排刻有

"嘉庆八年刻"字样。序言第一页上有"成之氏鉴藏医书章"长方形和方形两方阳文印章。序言部分每半页6行，每行15字。正文每半页8行，分大小字，大字单行，每行20字，注文小字双行，行字数同。左右双边，版心花口，单黑鱼尾，上记书名，中间记卷次，下记页次。序言部分有5篇序言，分别为谭古愚（尚忠）序、屠南洲（述濂）序、张春田（度）序、王子音（心莘）序及张望（棕坛）自序，每篇序文末均有作序者姓名、字号的阴、阳文印章各一枚。序言部分之后是"纂、梓、校、缮姓名"页，记有屠述濂、张度、赵世模梓；屠之申、张日珩校以及修缮者姓名。

我们比较分析后认为其余6种藏本的版式、内容、字体特征都与上述藏本基本相同，而且7种藏本的版框尺寸也基本一致。清嘉庆八年癸亥（1803）云南刻本的外围尺寸有两种：即纵19.3厘米、宽12.4厘米和纵18.8厘米、宽13.1厘米。单边内黑框尺寸一致，即纵13厘米、宽10厘米。因此可以确定这7种藏本应出自同一刻版。根据序言记载，该书的刊刻始自于孝感屠南洲（述濂），时间在清嘉庆三年（1798）。屠氏时任云南迤南兵备道，一日在同僚王子音处偶见该书稿本，决定将其锓版行世。而参与付梓的还有夏邑人张度，其为该书作序是在清嘉庆七年（1802）。据此推测，该书刊刻过程并非一帆风顺，而是历时数年乃成。而由中国中医科学院图书馆藏本封面上的"嘉庆八年刻"字样可知，该书版最终完成于清嘉庆八年（1803），并且是初刻本。而河南省图书馆的馆藏目录称其为"清嘉庆年间刻本"，南京图书馆馆藏目录则将其注明为"清嘉庆七年（1802）刻本"，皆因藏本封面部分残缺而单据序言内容而定。

2. 清同治十二年癸酉（1873）刻本（主校本）

江西省图书馆藏本残缺，原书的书衣和封面部分已佚，计有四册、二十三卷（一至四、十六至三十四卷），缺五至十五卷、三十五至五十三卷，总缺三十卷。

序言部分与初刻本同。经查，该藏本的体例和版式与初刻本基本一致，版框尺寸与初刻本极为接近（每半页纵13厘米、宽10厘米），字体极力模仿初刻本，但刻工较为粗糙，笔画略显臃肿。我们确定其为清同治十二年癸酉（1873）刻本的依据有三：①书中附有签条"古今医诗五十三卷/武宁张闰榻纂/清同治十二年重刊/八册。②该书卷四末附有陈昌言的一篇跋文，详细记载了该版本的刊刻过程，而陈氏之跋文也作于清同治十二年。③该版本虽极力仿刻，但在正文中却有脱、讹、衍、倒之处，而且书中插图的画法也不尽相同，显系不同时期的刻本。

我们经过仔细比较后认为，清同治十二年（1873）刻本较初刻本内容改动不大，仅在第一卷卷末增加了一条引据，在第四卷卷末增加了一篇跋文，而其在正文中却有数处明显的错误，例如将"蒋士吉"误作为"蒋土吉"等，显然是因为刻工粗糙所致。据陈昌言跋文记载，初刻之版于咸丰八年（1858）毁于兵燹，后方君济臣（事迹不可考）在众人的捐助下才刻成此版，可以推测此版很可能是出自于坊刻，因而质量较差，错讹脱漏较多。

3. 清刻本（参校本）

浙江省中医研究院及上海中医药大学图书馆的藏本均只存第六至五十三卷，书中又没有能借以判断其版本情况的跋文、刻章、牌记之类信息，因而难以判断其版本情况，《联目》仅称其为"清刻本"。其版式每半页8行，分大小字，大字单行，每行20字，注文小字双行，行字数同。左右双边，版心花口，单鱼尾。这些特点均与上述刻本完全一致，而其字体特征又更接近于清同治十二年（1873）刻本。在认真比对刻本的内容后我们又发现，该刻本的正文部分与清同治十二年刻本几乎完全一样，上述存在于清同治十二年（1873）刻本中的明显错误之处也同时存在于该刻本中。如果说该刻本是以清同治十二年（1873）刻本为底本所刻，那么上述明显错误之处为什么没有被订正？因此，我们认为这两种清刻本均应该归为清同治十二年（1873）刻本。

三、学术思想及对后世的影响

《古今医诗》从整体上呈现出了综合性、系统性、文学性以及实用性的学术思想特点和文献价值。其内容全面涵盖了中医本草学、基础理论、诊断学、脉学、针灸学、方剂学等学科的综合知识以及伤寒、内、妇、儿、外、杂等各科疾病辨证及治法，同时又收录了大量的经方、时方、验方，并附有中医名家方论。在内容的编排上则是融中医理、法、方、药于一体，每述一方，往往兼论理法及药，其余亦然，同时又有大量的中医医案贯穿始末，使得全书各个部分的内容保持了良好的系统性。其在行文上则是采用了七言诗歌等韵文的形式，芟繁就简，通俗易懂，而在小字注文中又包涵有大量的文字学、训诂学以及经、史、诸子、阴阳五行、天文地理等各类传统文化知识，使该书增添了浓郁的文学色彩。该书具有了上述的学术思想特点，加之其又能采摭精严、去伪存真，因此颇便于初学者及非医学专业人士的学习和使用，对当前我国中医药学的普及和发展大有裨益。《古今医诗》自成书之日起便产生了一定的影响，时人多有以其为检方索剂之用，之后经过多次刊印，遂得以流传于世。清末王邦傅的《脉诀乳海》、雷少逸的《灸法秘传》等医学著作即引用了《古今医诗》的部分诗文。1999 年，由中国文化研究会组织编纂的、集历代本草文献大成的《中国本草全书》也收入了《古今医诗》卷二至四本草部分的全文以及卷六与本草相关的部分内容。

可以肯定地说，该书是古今中医学理论和临床医疗经验的汇编，便于初学者及非医药专业人员的研习和应用。正如中国中医科学院图书馆藏本扉页宜韫藏家跋：《古今医诗》"出自滇南，论医论药，皆集成诗，令初学者易于记诵"。该书对中医药学的普及和发展大有裨益，具有一定的学术价值和文献价值。

总 书 目

I

本　草